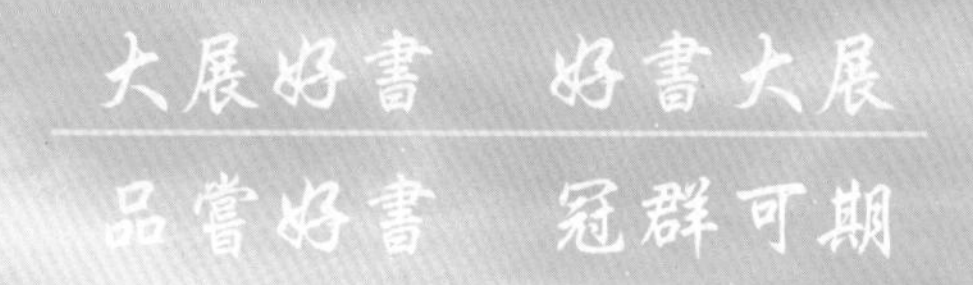
大展好書　好書大展
品嘗好書　冠群可期

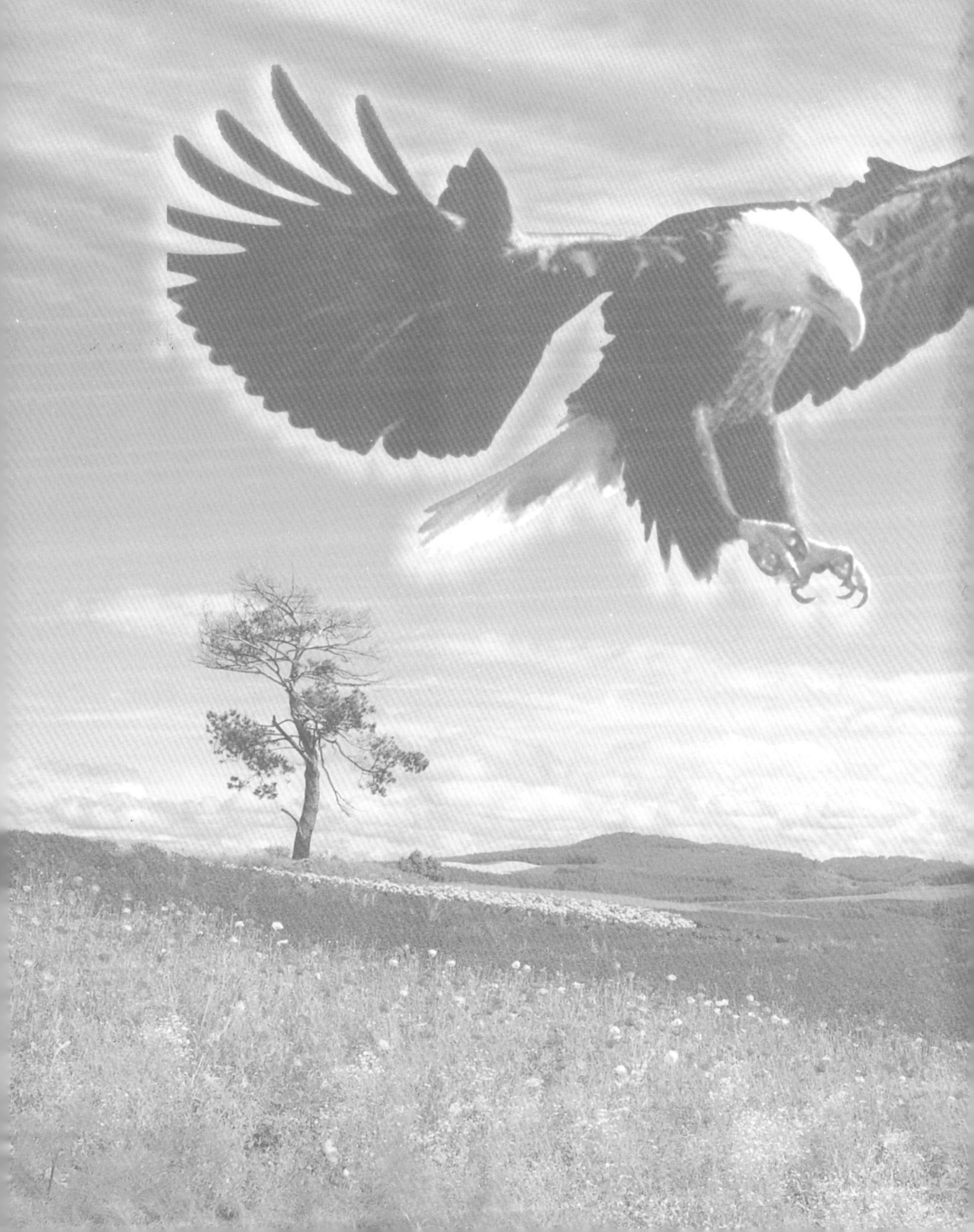

健康加油站46

崔毅 主編

腦中風

復健與護理

Health

大展出版社有限公司

前 言

中風是指突然昏仆，不醒人事，半身不遂，口舌歪斜，語言不利，偏身麻木，或不經昏仆僅以歪僻不遂為主證的一種腦病。本病好發於年齡四十～六十歲，由於發病急變化快，症見多端，猶如「暴風之疾迅，矢石之中的」與自然界風邪「善行而數變」的特性相似，故古人稱其為「中風」，又名「卒中」。

中風的病證主要有兩大類。一為邪實氣逆，閉塞清竅，五臟受累，六腑皆搖，而出現吐血、便血、喘促、昏憒、全身抽搐、兩目上視、唇甲紫暗等；另一類為元氣敗脫，神散亂，而出現高熱驟退，體溫不升，面色蒼白、四肢厥冷、冷汗淋漓、目合口開、氣息低微等。

日常重視先兆症的觀察，本病在未發之前，如果有中風先兆，必須積極防治，這是預防中風病發生的關鍵。

預防中風的發生，要防止情緒的劇烈波動，保持心情的舒暢。飲食宜清淡，忌辛香燥熱、肥膩厚味醇香之品，以免生痰化熱動風。生活起居要有規律，寒溫要適宜，勞逸須結合，適當進行體育活動，使氣血調和，關節疏利。

病發後加強護理是提高治癒率，減少合併症，降低死亡率的重要環節。急性期病人宜臥床休息，同時密切觀察病情，若體溫超過攝氏三十九度，可物理降溫，並警惕變證的發生。保持呼吸道通暢，防止肺部、皮膚、口腔等部位感染。

待病人神志清醒後，適當地進行患側肢體功能的康復鍛鍊，從日常生活的必須動作開始，循序漸進，有利於促進癱瘓肢體功能的恢復。

腦中風，一是腦血管阻塞不通（腦梗塞），一是血管破裂，導致腦部周圍的組織喪失正常的功能（腦溢血）。台灣十大死因，連二年腦血管疾病排第三名，佔百分之七，國人不可等閒視之。

目　錄

第二章　各種症狀的護理和運動療法……四一

第三章　護理者須知

第四章　自助用具……二二七

第一章

何謂腦中風

Health

Health

腦中風患者的心境與身體狀況

什麼叫做腦中風

中風是在兩種情況之下所產生的，一是腦血管阻塞不通（腦梗塞），一是腦部血管破裂，導致腦部周圍的組織喪失正常的功能（這就是所謂的腦溢血）。

腦梗塞又可分為腦血栓與腦塞栓，腦的動脈內腔變窄，血液的流通受到妨礙時是腦血栓；身體其他部份輸送而來的血塊或脂肪，阻塞了腦動脈時，稱為腦塞栓。其他諸如天生的動脈瘤，或由於血管畸形所引發的蜘蛛膜下出血等等，都會引起腦中風。

患者身體狀況

發生中風的時候，大抵都會引起左右某一邊身體的運動麻痺。人腦區分為左右兩個半球，右邊的半球控制左半身的運動，左方的半球控制右半身的運動。從左右腦中各自延伸而出的神經，在「延髓」的部位交叉，然後各自朝相反的一側往下伸展（其中也有並不交叉而直接往下延伸）。當右側腦的半球發生腦溢血時，左半身則引起感覺麻痺，變成肌肉無法依照意志來活動的運動麻痺，這稱為單邊麻痺。

運動麻痺是由於在腦中的神經已經斷裂了，所以，即使肌肉處在緊張狀態時，也無法按照自己的意志使肌肉活動。因為肌肉繼續保持著緊張狀態，所以，很難像正常的肌肉那般使它鬆懈下來。這種過度地持續緊張狀態，稱為痙性麻痺。

另外一種狀況是神經在肌肉附近斷裂，絲毫無任何緊張感，力氣完全消失，這種症狀稱為弛緩性麻痺。

二種麻痺的恢復方法也大不相同。由中風所引起的運動麻痺，如要恢復到接近正常狀態，必須經過好幾個階段；但是，弛緩性麻痺則只需在「量」的方面增加肌肉的力氣，可以說是屬於「直線」式的復健工作。

罹患中風以後，皮膚的感覺或肌肉等方面的運動也變遲鈍，有百分之八十的中風患者，會有感覺麻痺的症狀出現。

患者的心境

中風者不但身體機能受到障礙，有時候也有精神上的機能面低落的情況，如果只能臥病在床，無法自在地活動時，那就更助長情緒的惡化。在精神方面的機能障礙中，最大的問題便是「痴呆」，也就是神智不清的患者。老人痴呆比普通的所謂痴呆能用於更廣的範圍。

第二個顯著的特徵是鬱悶。

●動脈硬化引發的痴呆

遺忘東西的名稱、人名或最近自己身邊所發生的事情，忘記自己所說過的話，或是不斷地重複某句話，這就是記憶力的減退。一方面完全答非所問不知所云，另一方面卻又能夠敘述正確的回答或意見等思路混亂的現象。

有時候也會產生無時間觀念、不認識熟人、場所，或是忘記自己到底身居何處等等意識上的障礙。

同時，更有無法做簡單的心算，雖然反覆地計算仍無法算出的計算力減退，或不能控制情感而經常哭泣，厭惡與他人接觸，也減低由自己動手做某些事的「發動性」，或陷於「被害妄想症」的恐怖心情等等的憂鬱狀態。但這些現象並非是人格崩潰，這類患者在日常生活的行動之中，仍然保有相當的判斷力。

●假性痴呆

有輕微的意識性障礙，多多少少有點迷糊的現象，注意力散漫，容易沈溺於憂鬱的狀態中，這類患者大都被一般人誤認為痴呆。但是，肉體上、精神上的條件是這類症狀的基礎，所以一旦上述的迷糊、散漫等狀態好轉之後，「痴呆」現象也會隨之消失，此種暫時性的痴呆狀態，稱為「假性痴呆」。

如長期臥倒在床，無法起身活動，沒有來自周圍的各種刺激，而被精神上、肉體上的憂鬱狀態所包圍時，就會變成這種「假性痴呆」的現象。如果痴呆再加上這種「假性痴呆」時，會令人感到其症狀比實際的痴呆更為嚴重。

此外，並非由於痴呆，而使得擁有智性行動的機能衰退；況且終日臥床，更加速了症狀的嚴重，成為和痴呆同樣的狀態。

●假性痴呆的症狀

⑴推理事物、解決問題的能力低落。

⑵判斷力衰退。例如，由於中風而導致腳部、腰部的力氣衰退，他本人也了解自己還無法站立或步行，但仍然不斷地想站立。

⑶記憶力減退。本來腦部負責記憶，並將安置於腦海的倉庫中管理，必要的時候卻無法回憶起來。但是，這只是無法記憶、回憶而已，千萬不可和「失語症」混為一談。

⑷意識衰弱。不知道自己身處的場所、時日或對方是誰。中風後也會引發此種症狀，但是，一般認為最長不會持續二～三星期。如果超過此一限度，患者可能尚隱藏有其他疾病。

⑸發生人格的變化。有憂鬱的傾向，討厭與他人接觸，欠缺活動身體或自我行動的發動性。當然，並非所有的中風患者都具有這種症狀，大部份的人都能夠恢復

正常。

⑹拒絕承認自己生病。患者本人對疾病有某種程度的認識，但是，卻不承認自己的半邊身體無法活動（單邊麻痺）。

⑺編造假話無中生有。這是為使不符現實的事物合理化，而自我隨意編造故事。

⑻無法克制感情。由於些許的言詞、會話而在某種場合中縱聲哭泣。這是情感、情緒的控制暫時失禁，所以無法抑制情感而哭泣。

預備家庭護理的注意事項

⑴患者在許多方面需要他人的照顧

因為無法給予妥善的照料，而視如兒童般對待，則更加強了患者需求照料的心理，以及凡事想要依賴他人的心理。

許多中風患者，因疾病而引起的障礙，而有強烈的自卑感和羞慚等心理作用，若視如兒童般地對待時，將使患者的依賴心更高張。家人有必要將患者當作一個正常的社會人看待。

(2)不可把患者視為病人

渡過中風所引發的急性期後，會留下諸如單邊麻痺等的後遺症。在急性期之間，可把患者當成一個病人看待，一渡過危險期之後，則必須以全付精神努力地協助患者，使他克服肢體上的障礙，直到完全康復為止。

(3)患者絕不是變成痴呆狀態

千萬不能把患者當成白痴般地看待。

(4)絕不可認為患者神智不清而視為聾子般對待

尤其在言語表達方面引起障礙時，更易使一般人誤把患者當成聾子般看待。因為無法與患者溝通意見，常使用大聲的命令口氣。通常，中風後並不會引起聽力的障礙，所以，即使大聲地說話也沒有任何益處。

中風的併發症

●語言障礙

社會生活之中，除了以語言作為互相傳達彼此意見的手段之外，尚有表情、手勢、文字、繪畫等等，但在日常生活裏，言語扮演相當重大的功能。

聆聽語言而能夠了解，由音韻構成字彙，用言語的形態發之於外，所有這些關於言語方面的部份，都是由腦部的側面來支配的。

如果中風後引發此部份的腦部受損，則造成語言上的障礙。左右各大腦部都有支配與言語有關的領域，但是，認識語言、理解語言、發出語言、構成字彙等方面的能力而言，左側的腦（半球）要比右側的腦（半球）還更優秀，所以，要是中風引起左腦的側頭部位損傷時，則併發右半身的麻痺，以及失語症等症狀。

中風引起的言語障礙，最主要的有失語症、麻痺性構音障礙、構音失行。

① 失語症

所謂失語症，是指喪失言語的能力而言。一般來說，失語症的主要症狀是喪失了交談、閱讀、耳聞，且了解、手勢、書寫、計算等能力的一部份，或完全喪失這些功能。在言語的功能之中，交談、書寫能力等，都是自己向他人表達訊息時所不可或缺的。相反地，耳聞而理解、閱讀，則是我們接受訊息所必備的能力。

通常失語症就是指表達訊息或接受訊息的能力有所障礙。但是，大多數的中風患者，卻是這兩方的障礙都混合在一起。雖是混合障礙，但也須視哪一方受害的情況較為嚴重（圖1）。

傳送（表達）訊息的失語症狀計有以下數點：

㈠由於語彙的減少，因此，病人雖然知道自己想說什麼，但卻說不出來。這是因為有許多困難的字彙是他們所無法記起的。

㈡調換字彙。例如，香菸說成火柴，桌子說成椅子等。

㈢不斷重複。也就是一直反覆著一個語彙或一個字音。

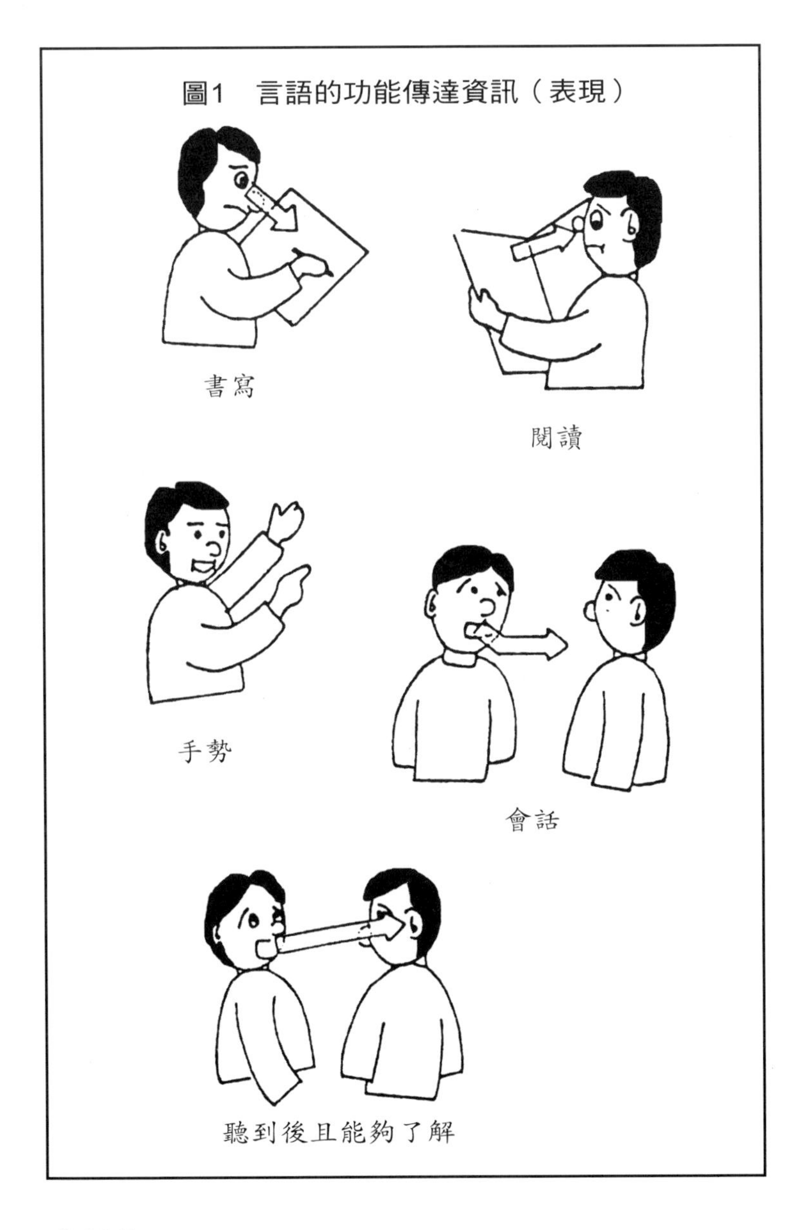
圖1　言語的功能傳達資訊（表現）
書寫
閱讀
手勢
會話
聽到後且能夠了解

㈣說毫無意義及不實在的語彙。因此，就變成終日胡說八道或說些前後矛盾的話。換句話說，患者只是把一些發音聚在一起而已。

㈤有時會使用相反的言語。

㈥以迂迴的表現才能說出目的的語言。

還有和交談方面的失語症相當類似的症狀也會出現。例如：能夠模倣他人寫字，但自己卻無法寫出來；或只能寫出自己的名字。

接受訊息的失語症狀之中，耳聞而難以理解，或閱讀後無法明白等症狀，似乎也不少。

②構音失常

這是與失語症經常同時出現的障礙，雖然會話上必須使用的唇或舌頭等肌肉功能正常，但是，一旦想要交談時，舌頭、嘴唇卻無法很自由的活動。因此，說話時需要相當艱苦的努力，同時會變得生硬而緩慢。

一般認為，腦部內的某些組織有整理言語功能，因而組織成單語或文章的能力，這種能力會因腦的部分受損而無法發揮功能。

③麻痺性構音障礙

麻痺性構音障礙與構音失常類似，也是語言的發音上有所障礙，但是其原因卻完全不同。麻痺性構音障礙是構成「音」的器官，諸如舌、唇、軟口蓋、咽、喉等的肌肉，有一部份或數部份有障礙而形成的現象。結果發音不清、模糊緩慢、發聲過大、過小。也就是說喪失語言的韻律和節奏感。

④聲音障礙

聲音障礙是指音質有所變化，其原因和構音障礙有密切的關係。聲音障礙有鼻音（像呼吸時空氣從鼻孔呼出一般）、努力聲（喉頭用力的聲音）、氣聲音（像嘆息般地聲音）、嘎聲（因聲帶麻痺而引起的音質變化）等等。但一般認為，中風之後，上述這些聲音障礙出現的情形並不多見。

像這方面的語言障礙的患者，須接受以治療語言障礙而受過專門訓練的語言治療人員的治療。失語症患者即使服藥，或按摩發聲器官部位，或施行物理治療也仍然沒有效果。也不能因為失語症就是不會說話，而自己在家裏反覆地施予注音符號的訓練，如此一來，ㄅㄆㄇ就會變成患者的語言表現了。

例如「您早」變成ㄅㄆㄇㄈ，台北變成ㄉㄊㄋ等等，這樣反而使情況更加複雜，所以，想以外行充內行的方式在家庭中克服語言障礙，是非常困難的。一定要先行檢查語言、發音的狀況，接受專家適切的指導、治療才是正確的途徑。

●語言障礙的家庭訓練

(1)如果患者厭惡語言治療，也不必要勉強患者硬要接受治療。

(2)有失語症的中風患者，也會經常閱讀報紙或書本，這可能是從前閱讀的習慣還存在，所以，才會看著報紙或雜誌。但患者到底能夠了解多少還是個問題，不過千萬不能因此而剝奪患者的這種興趣。

(3)想以身體的姿勢來表達他的思想時，千萬不可做出令患者感到挫折的舉動。

(4)與失語症的患者說話時，速度應較平常慢。同時也用不著大嚷大吼的說。因為患者的聽覺並無異狀。此外，可使用簡單的單語或文章，但不能改變說話的韻律。也就是說，要像跟常人說話一樣，絕對不可以像對小孩子般地說話。

⑸看到患者一時無法回答而心浮氣躁時，應親切地告訴對方：「沒關係，你慢慢地說！」像這種心平氣和的態度是相當重要的。

●失認、失行

不知道物品的名稱或使用方法，衣服顛三倒四地穿，或日常行動宛如只剩下一隻手般地等等失認、失行，經常可在中風者身上看到。當我們發現患者出現了簡直不可思議，或無法說明的行為時，如果不是由痴呆或其他心理上的原因造成的，那麼，很有可能就是失認或失行。

家人們或許過度擔心這種情況，甚至嚴厲斥責患者。但如果家人了解患者的行為是屬於失認、失行等症狀，就會消除不安，也能解除對患者的誤解，而且或許能因此而找出建設性的態度來應付這些障礙。

①失認症

失認症，是指平日熟知的物品、身體，以視覺、聽覺即可分辨或區別這些物品的特徵，或確定這些物品的方向位置到底是垂直，或是傾斜。這方面的能力引起障礙時就有失認的現象出現。

例如，可以看到東西，如有障礙物阻擋住視線時就能避開，但卻無法分辨什麼是時鐘、鎖匙、刀子、茶杯等物品，必須以手觸及物品，或聞其聲音才能確認該物品是何物；或明明是平日熟悉的朋友，或臉上的表情都忘得一乾二淨，身體傾斜卻誤認為挺直，分不出左右的方向，忘記身體某部位的作用，情況惡劣時，甚至無視已無法動彈的半邊手腳。

在日常生活中，幾乎從來不正視麻痺的部份，衣服從麻痺的手上掉下時，患者也不會想要把它撿起來。漫不經心、遺忘物品的名稱、麻痺的手腳碰撞物體等等現象，就是失認的行為。

圖2　接受訊息（理解）

認識的障礙

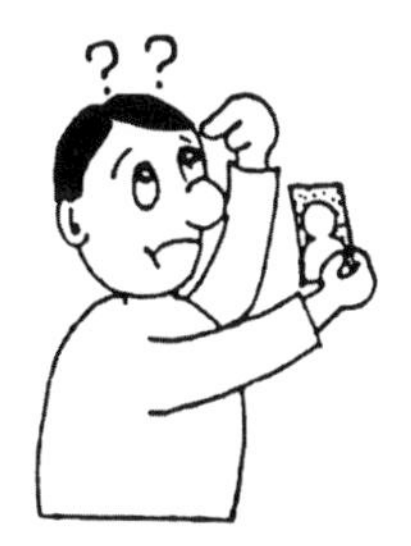

這到底是誰
呢？
連熟識的人也
不認識了。

這又是什麼東
西呢？
連杯子的名稱
都不知道。

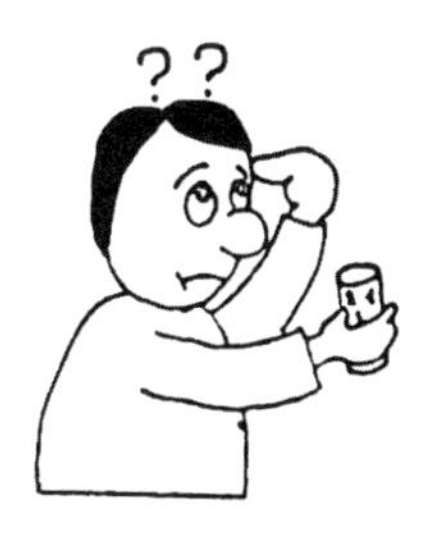

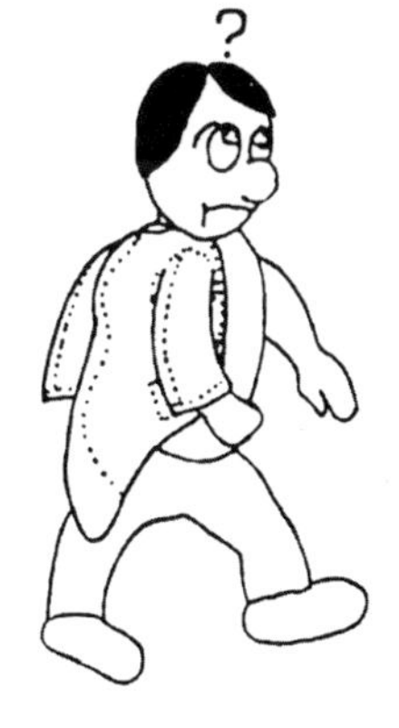

衣服倒著穿，
或痲痺的那一
邊不穿進去等
等。

② 失行症

失行症，是患者雖然深知某一物品的性質，以及其作何種目的使用，但是卻無法將該物品正確地應用。在無意識之中雖也有日常性的動作，但無法依照他人所指示的去實行。

不過，沒有顯著的智能低下或麻痺，也沒有物品方向等的認識障礙，也沒有辨識時間、場所的困難，手足不會有疾患性的震動等，都是失行症的特徵。

失行症的症狀，舉例來說，「擦火柴、點燃香菸」，或點頭打招呼等，無法實行由過去的經驗而學習的行為、行動，從前所熟知的「動作」，如果遠離日常生活場面、狀況而施予測驗，可以發現連熟悉的動作也會有所偏差，甚至無法作出該動作。

換句話說，在日常生活中，順應場面和狀況，在無識之中做出的正確行為，一旦被命令施行測驗時，不是做錯，便是無法做出。

失認或失行的種類不少。例如，不明瞭身體某部份器官的身體失認，或無法穿衣服，或即使穿衣也只能穿一半等穿衣失行，觀察物品而無法組成完整體系的構成失行等。

●其他的併發症

中風的併發症狀之一是有視覺性的障礙。相信約有百分之二十的患者有這種視覺性的障礙。經常見到的視覺性障礙，是無法看到眼中所見視野的周邊的某一部份的視野狹窄。

①半　盲

這是指右眼或左眼任何一方的一半看不見東西。所謂看不見東西，並不是右眼或左眼完全看不見，而是如圖3所示，由視野的缺陷所造成的現象。

日常生活中，如用餐時，忽略了置於左方或右方的物品，或碰撞物體等。遇到這種狀況時，先要確定到底是哪一邊眼睛看不見，然後施予讓頭部和眼部朝該一方向轉動的訓練（例如，右眼視力不佳時，頭、眼朝右轉動，見圖3、4）。

圖3　半盲——視野狹窄之例，只能見到一半

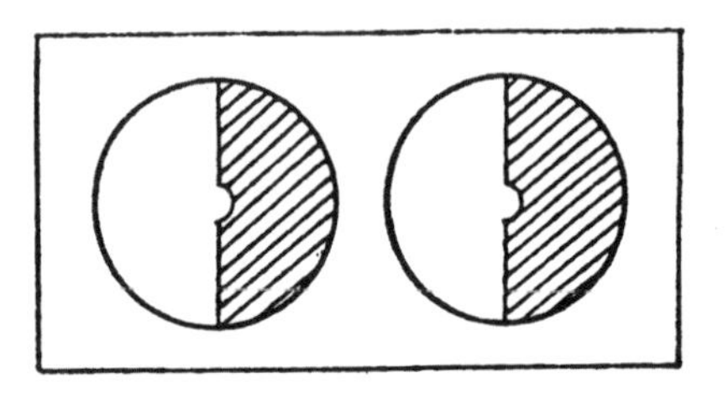

圖4　右側半盲者只能見到左側的物體

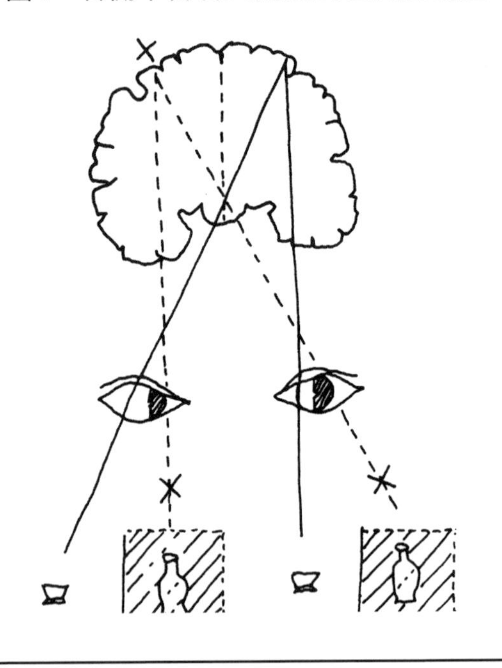

②複　視

第二是有複視的問題。正常的眼睛看物體時，兩眼同時把焦點置於同一對象上，然後把映於左右兩眼中的兩個映像變成一個影像顯現出來。

就像影像浮現在兩眼的中心一般，由於眼球能夠正確地活動，所以才能準確地觀察物體。但是，如果有一方眼球的肌肉痲痺或肌肉無力時，眼球就不能隨心所欲地轉動，所以，浮現在網膜上的映像就無法位於正確的位置上，一件物品就因此複視成兩件了。

這樣的複視，如在左右眼任何一方戴上眼罩、用單眼視物，就不會有複視的現象，但遠近感卻因此而消失。因為這是由眼球的肌肉調節惡化所導致的，所以，只要訓練眼球的調節就行了。

視野障礙不一定會演變成半盲。或許其障礙範圍只有四分之一，或許整個周圍都受到障礙等。

引起臥床的其他併發症

關節性風濕

關節性風濕是位於關節內的滑膜組織發炎，結果引起關節的破壞。在人體之中，有聯結器官與器官，位於組織與組織之間，協助其運轉的結合組織，滑膜也是結合組織的一種。

關節風濕病發作時，早晨手變僵硬、有脫力感，同時有體重減少或易於疲勞等現象出現。左右兩邊的膝關節紅腫、發熱、隱隱作痛，情況繼續惡化則關節受破壞而變形，活動困難。

心臟病

心臟病常見的有以下數種。心臟中的血液淤滯，血液無法順暢地供應身體的各個器官，這是淤血性心臟病；心臟部份、胸、胸背部疼痛的狹心症；由於血液無法充分地供給心臟的肌肉，而引起心臟的肌肉壞死，造成胸、背、肩、腹部、手腕等部份的疼痛，或呼吸困難、噁心、嘔吐等的心肌梗塞。這些是常見的心臟病。

腰痛、神經痛

不小心扭傷了腰，變成腰硬或椎間板疝氣，和老化的同時骨與骨的間隔變窄的變形性脊椎症等，都會引起腰部的疼痛。又由於這些原因壓迫神經，繼而引發神經痛等，也是造成患者臥床無法行動的原因。

事故引起的骨折

隨著年齡的增加，人的骨頭會變脆弱，稍不小心的摔跤或跌倒，也容易造成骨折。大腿根部的地方，有一處叫做「頸」的部位，這個部位最容易骨折，骨折後，血液就無法輸送到大腿的頭、頸部份，骨折不易治癒，如果再以石膏綁住固定，肌肉或骨骼會萎縮，關節固定不能活動時，則又再增加了臥床的可能性。

除此之外，尚有許多疾病可造成臥床的原因，這些疾病同時也是醫學中復健治療（Rehabilitation）的對象。當然，本書針對臥床可能性最高，同時也是復健治療最主要對象的中風提出說明。

第二章

各種症狀的護理和運動療法

Health

Health

萬一腦中風時

中風昏倒者，可分為意識不明的昏倒，與尚有意識的昏倒兩種。當中風倒下後，周圍的人千萬不能慌張，必須先請醫師，或送至醫院急救，以確定病因到底為何。同時也須牢記患者倒下時，其周圍的狀況是如何。

中風昏倒時，是突然昏睡倒下，臉色紅熱、脈搏增強。同樣是昏倒，有的情況是臉色發青，猛出冷汗，脈搏變得非常薄弱。中風時，如果小心移動，一般並不會導致多大的危險性，但是，讓患者在原地安靜臥著還是比較安全。不過，萬一倒在廁所、浴室或其他危險的場所時，應立刻移至較安全的場所。

移動患者時，頭部不可向前彎曲，應稍向後仰，以保持呼吸道的暢通。如使患者臥倒時，應把臉朝側面放。鈕釦、皮帶、領帶等物品應解下，使患者能夠順暢地呼吸。如患者意識不明時，最好讓患者咬住用紗布包裹的湯匙柄，以防止窒息。

不要慌張，一面安撫患者，一面靜等醫生的到來。同時為保持足部的溫暖，最好把熱水袋置於旁邊，但得留心燙傷。還有室溫也須保持在二十度左右。

安靜期、臥床期

非臥床不可的時期

(1)仰臥（仰臥、背臥姿勢）

中風的患者（如圖5），以枕頭或圓形背墊墊住。同時在腳底置一木板，使腳掌心能夠緊貼木板，腳脖子保持九十度的直角。腰痛的時候也採取與此相同的姿勢。風濕時則伸長雙腳（圖5），在頭、頸部墊上低枕頭。

此外，為使腳部不向外側傾倒，應在腳部外側置一枕頭或墊子。腳脖子保持直角的位置，同時，為避免棉被的重壓，最好使用「離被架」或波浪箱。心臟病時，在急性期間，為確保呼吸道的順暢，千萬不要使用枕頭（離被架……保護患部，使棉被不會直接接觸身體的保護器具）。

安靜期、臥床期　訓練步驟

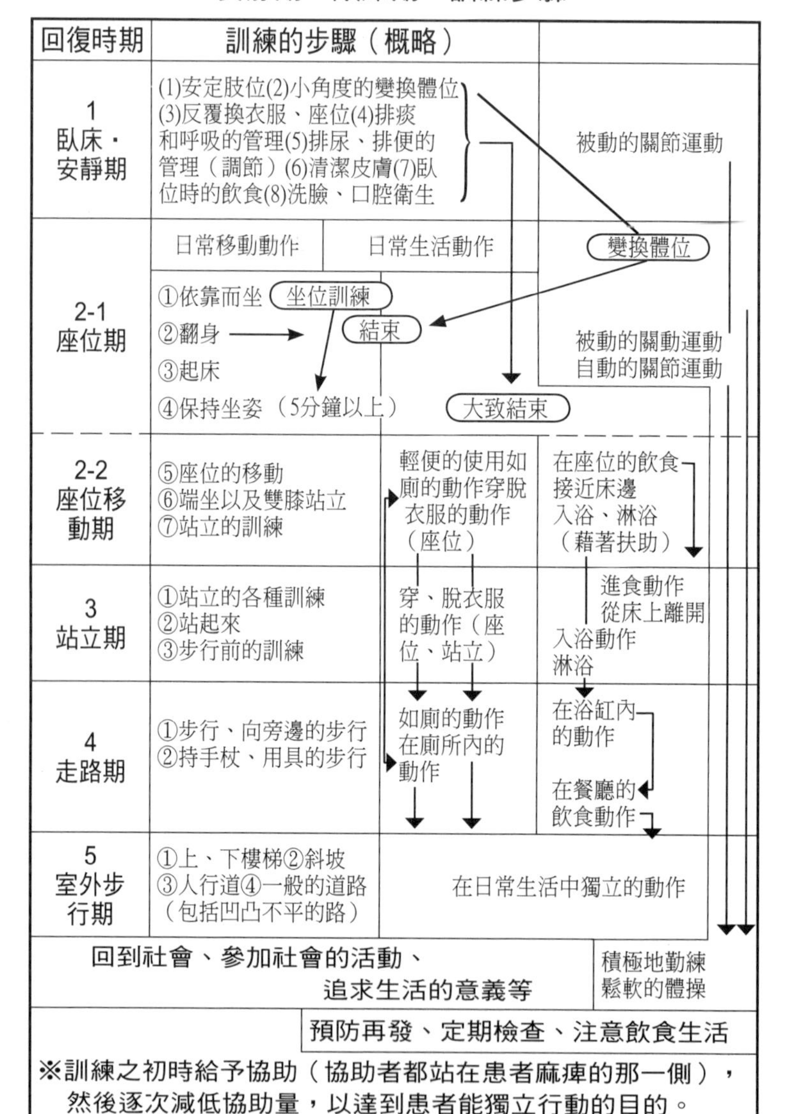
回復時期
訓練的步驟（概略）
1 臥床·安靜期
(1)安定肢位(2)小角度的變換體位(3)反覆換衣服、座位(4)排痰和呼吸的管理(5)排尿、排便的管理（調節）(6)清潔皮膚(7)臥位時的飲食(8)洗臉、口腔衛生
被動的關節運動
日常移動動作
日常生活動作
變換體位
2-1 座位期
①依靠而坐
坐位訓練
②翻身
結束
③起床
④保持坐姿（5分鐘以上）
大致結束
被動的關動運動
自動的關節運動
2-2 座位移動期
⑤座位的移動
⑥端坐以及雙膝站立
⑦站立的訓練
輕便的使用如廁的動作穿脫衣服的動作（座位）
在座位的飲食
接近床邊
入浴、淋浴
（藉著扶助）
3 站立期
①站立的各種訓練
②站起來
③步行前的訓練
穿、脫衣服的動作（座位、站立）
進食動作
從床上離開
入浴動作
淋浴
4 走路期
①步行、向旁邊的步行
②持手杖、用具的步行
如廁的動作
在廁所內的動作
在浴缸內的動作
在餐廳的飲食動作
5 室外步行期
①上、下樓梯②斜坡
③人行道④一般的道路
（包括凹凸不平的路）
在日常生活中獨立的動作
回到社會、參加社會的活動、追求生活的意義等
積極地勤練鬆軟的體操
預防再發、定期檢查、注意飲食生活
※訓練之初時給予協助（協助者都站在患者麻痺的那一側），然後逐次減低協助量，以達到患者能獨立行動的目的。

圖5　安靜的體位・仰臥姿勢

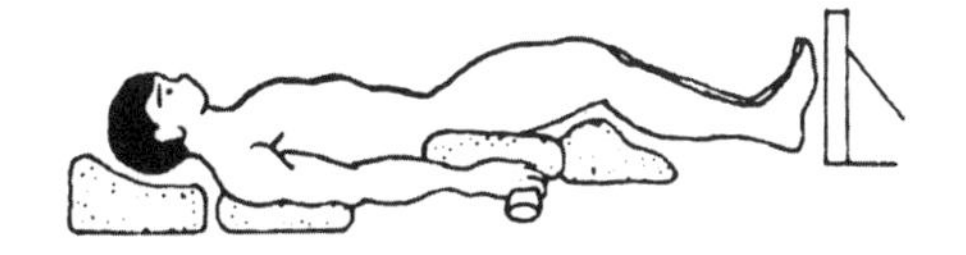

中風半身不遂時

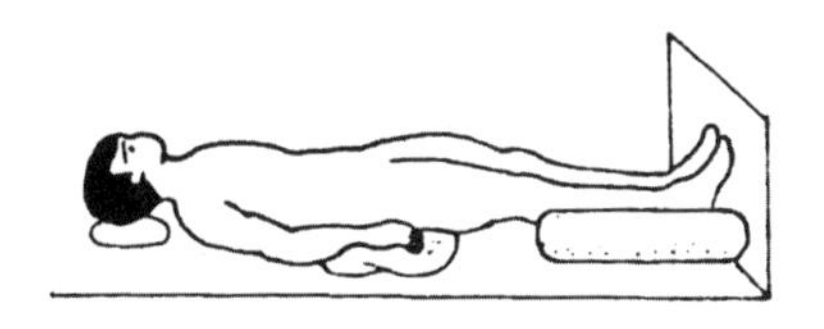

關節炎時

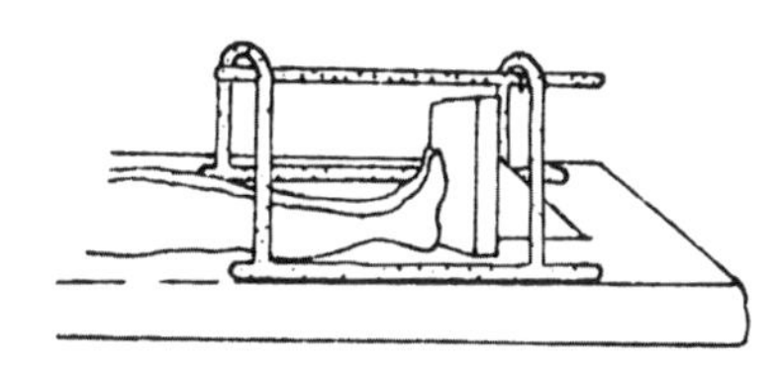

關節炎，半身不遂時，保護腳脖子的離背架。

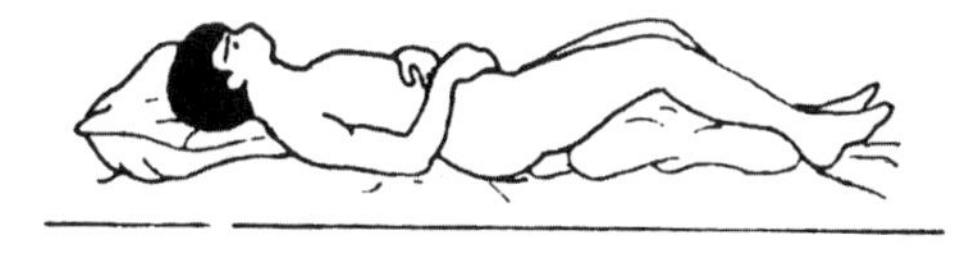

腰痛症

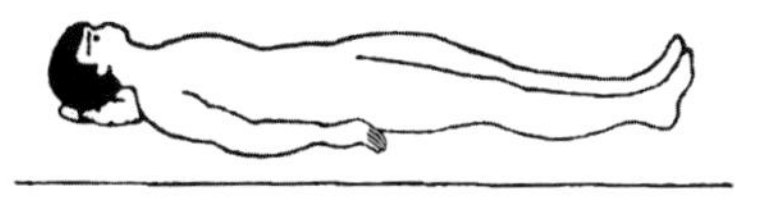

心臟病

圖6　安靜體位——腹臥姿勢

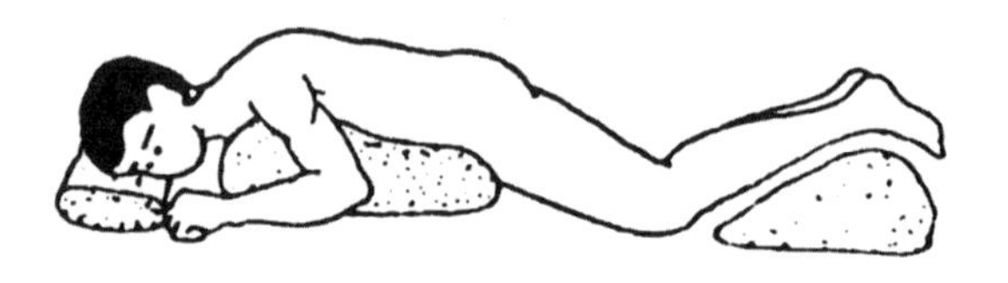

圖7　安靜體位——側臥姿勢

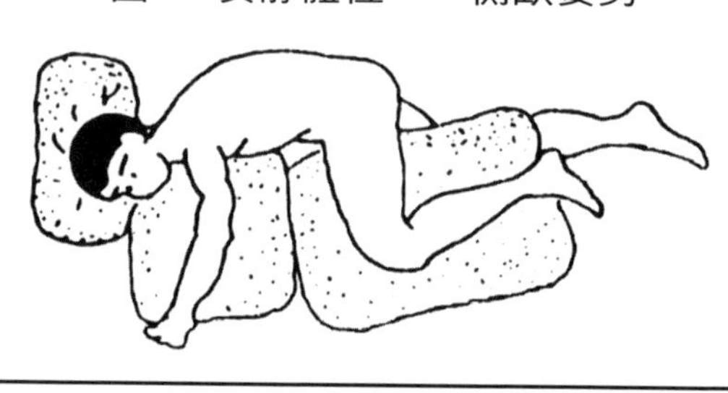

(2)俯臥（腹臥姿勢）

腹臥姿勢很少用，但是卻適用於腰痛或中風的位置上，臉部朝向情況良好的肢體那一方。腰痛時，腹部一定要使用枕頭，絕不可以腹部平坦地直接接觸床面。風濕病、心臟病當然也須避免腹部直觸床面。

(3)横向（側臥姿勢）

中風時，使情況較好的半邊身體向下方側臥，比較能夠穩定。側臥位也是腰痛的最好睡姿。心臟病者要採取右側向下傾斜的姿勢。風濕病

圖8　手指的狀態

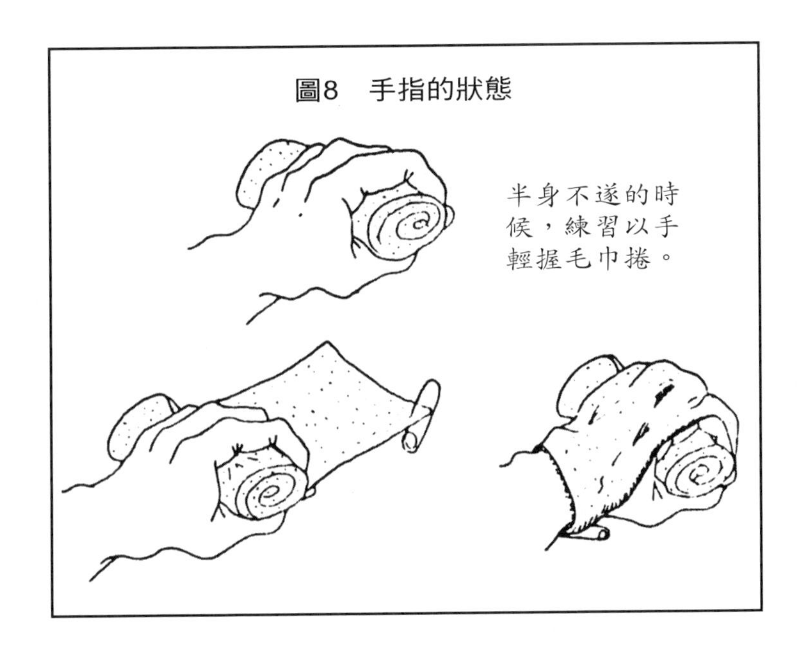

患者，採取接近仰臥的側臥姿勢。（圖7）

⑷手　指

像中風患者一樣，手指無法自已轉動時，應該要絕對小心。通常中風患者的手傾向於小指頭那一方，易於向掌心方向彎曲，手指經常呈彎曲握舉的狀態。

恢復運動如下：手腕稍傾向於大拇指方向，用手指甲下方的彎曲處，輕輕握住以毛巾捲成的橫軸（圖8），如果無論怎麼握都握不牢時，可如圖以別針扣住。

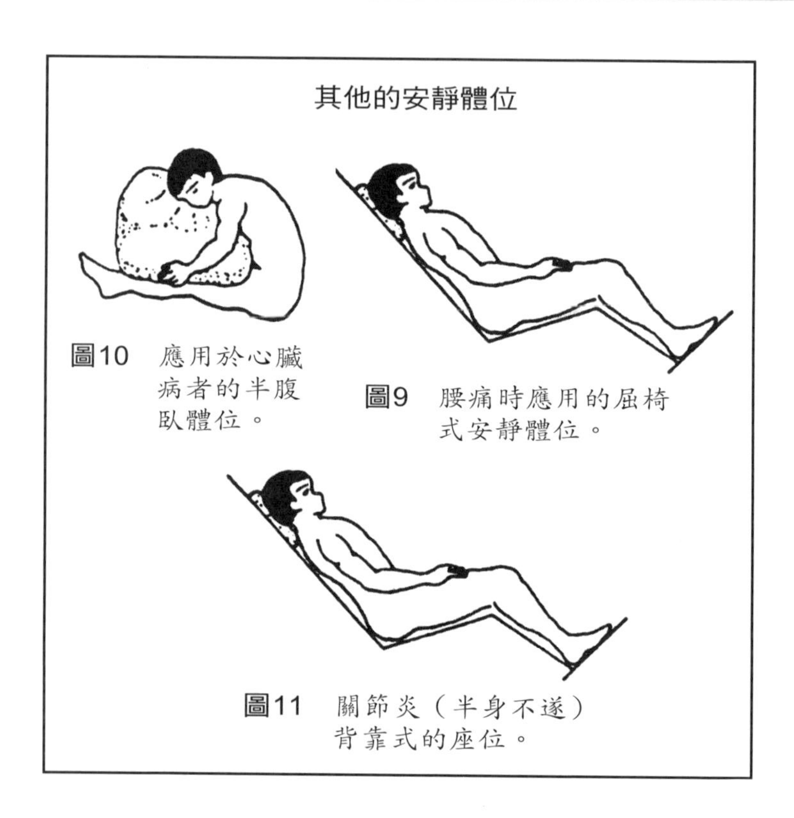

圖10　應用於心臟病者的半腹臥體位。

圖9　腰痛時應用的屈椅式安靜體位。

圖11　關節炎（半身不遂）背靠式的座位。

⑸其他的姿勢

安樂姿勢——利用坐臥兩用椅當日常的椅子或睡椅。這是腰痛或中風者常用的姿勢。（圖9）

半腹臥位——呼吸困難或心臟病患者可採取此種姿勢。（圖10）

抬起上半身的體位——這是風濕病適用的體位，當然也是其他疾病患者可活用的坐位。（圖11）

臥床前期的體位變換重點

體位變換是防止褥瘡或肺炎等傳染病所不可缺少的措施。普通是發病後立刻開始採取體位變換，但當全身狀況不安定的時期，例如，血壓變動激烈或活動，則會導致自身危險的危險期，應極力避免巨大的體位變換，以策安全。俟獲得醫師指示，可移動身體時，才積極地進行體位變換較佳。

(1) 體位變換的方法

【重　點】

・體位變換應有節奏性。
・從仰臥向橫臥改變方向，以此種小角度，每兩小時更換一次。
・皮膚保持清潔，保持乾燥狀態。
・衣服、被單應使用常保清潔，乾燥的棉製品。
・應藉用護理人員的力量，活動關節（風濕病的人，原則上在不疼痛的範圍內，自己活動）。

・為防止身體及四肢變形，手指常握住毛巾捲，腳脖子常保持直角（用腳底板抵住），為減輕棉被對腳脖子、腳趾頭的壓迫，應採用前述的「離被架」或波浪箱，用枕頭、浴巾、坐墊等墊住腿部，以免腳向旁邊倒下。

・營養補給、水份補給。

營養補給和水份補給，在防止併發症方面也是相當重要的措施。一定要隨時留意。

即使患者神智不清或昏迷不醒時，也非得施行體位變換不可，但也不可實施太過激烈的體位變換。可使病人採取較仰臥稍向橫躺的位置就可以了，但注意一定要動作輕緩。

首先變換頭部的位置，然後依肩、腰、臀部、腳部等順序，部分的施行。並須同時以枕頭或墊背物置於膝部、腳部下方及後背等處，以確保姿勢的正常。體位變換不分晝夜，每二至三小時變換一次。這種工作雖然非常辛苦，但是，如果想到萬一染上褥瘡等各種麻煩的併發症時的痛苦，兩三小時變換一次姿勢，就不覺得那麼

側臥姿勢的體位變換

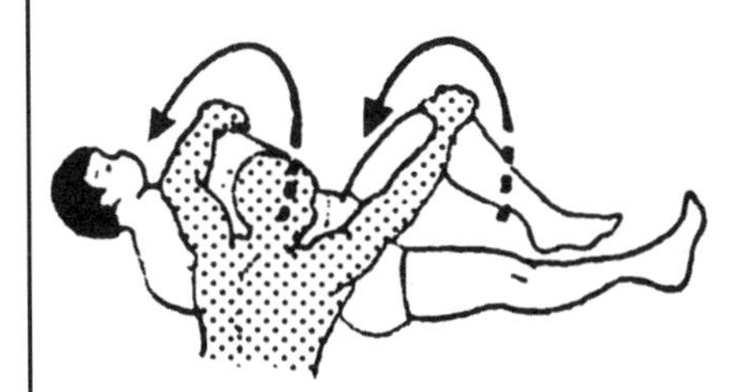

圖12
護理者使患者膝蓋曲起，將肩和膝往自己方向拉過來。

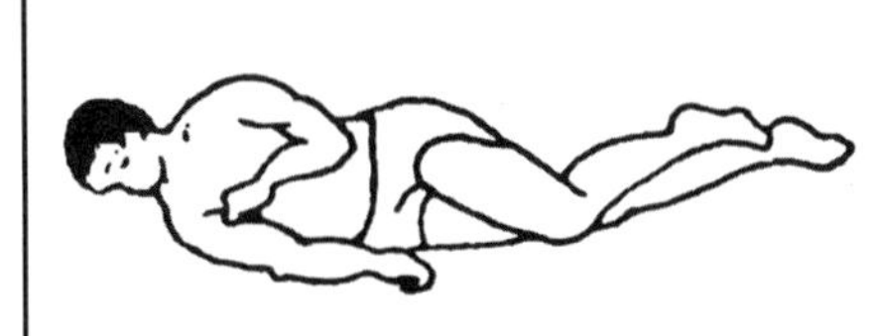

圖13
身體側向橫躺時，在胸部、腹部及位於上方的膝蓋之下，應墊上枕頭或墊物，以保持姿勢的穩定。

勞累了。當換被單或排尿排便時，最好也同時施行體位變換。

(2) 橫向移動的方法

如圖12、13所示，使患者的膝蓋立起（單腳），然後同時將肩膀和彎曲的膝蓋，緩緩的向橫方翻轉過來，以保持側臥的姿勢。此外，更有如圖14至17的翻轉姿勢。腦中風患者，要使狀況惡劣的一腳置於狀況良好的一腳上（圖14）。情況良好的一手往上舉，情況惡劣的一手置於身體上（圖15）。護理人員以單手從患者頭部下方伸入，將

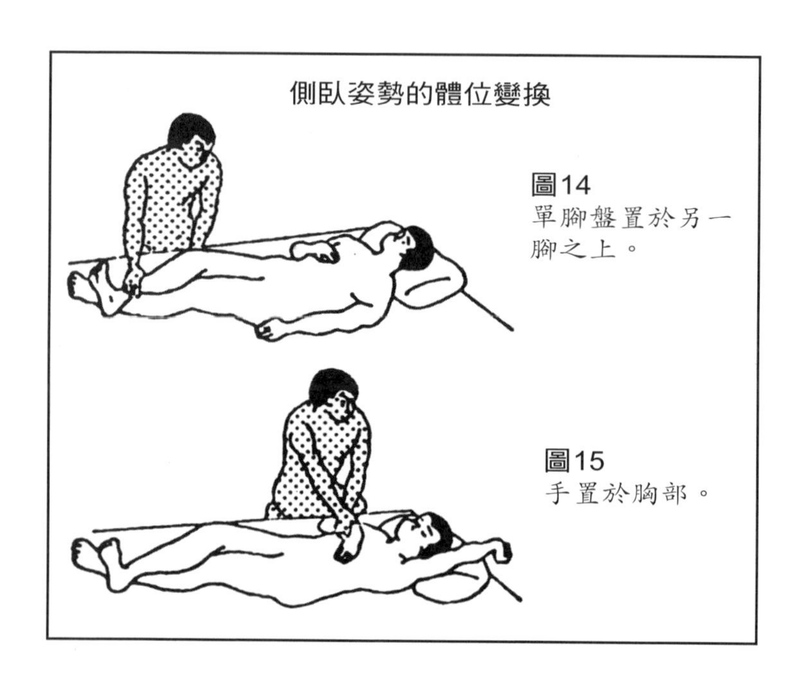

圖14
單腳盤置於另一腳之上。

圖15
手置於胸部。

手搭在良好的肩上，以另一隻手從膝下伸入，以頂住情況良好的一膝（圖16）。從頸下勾住肩膀的手輕扣住患者肩部，然後慢慢地將患者的頭、頸轉向側方，同時，另一隻手也同樣地將患者情況良好的膝部向護理者方向拉過來，然後把狀況較差的一腳置於相反的一側，呈側臥姿勢（圖17）。

本動作至此完全終了，動作不可過猛，應輕緩地進行。

如果以仰臥姿勢為〇度來計算，那麼二～三小時後的體位變換應傾斜三十度，接下去為六十度，

側臥姿勢的體位變換

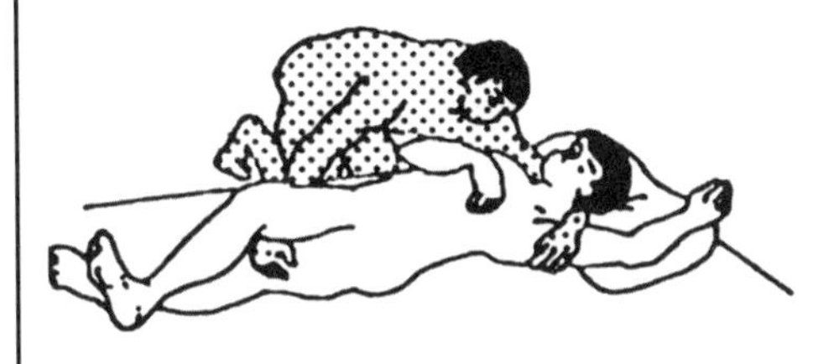

圖16
雙手從膝下、頸下伸過，抓住相反側的肩膀和膝部。

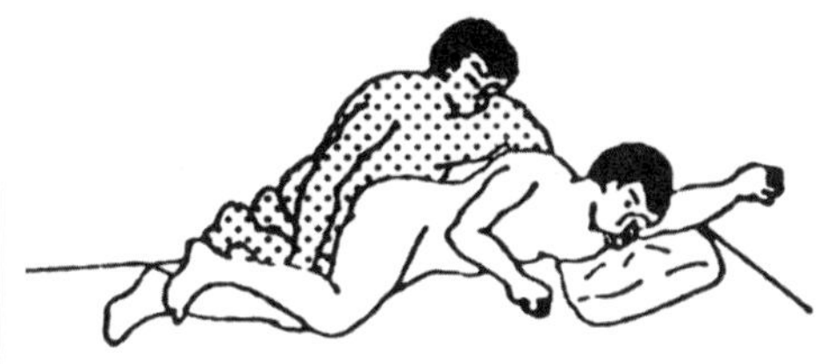

圖17
將肩與膝拉向己方，然後輕緩的推轉，使其向相反方向移動。

- 為要保持固定的姿勢，如為側臥位時，應在胸腹部、膝下等處，放置枕頭或墊物。如為半側臥位（近於仰臥位的姿勢）時，則從後背至腰部及膝蓋處放置墊物。

以此要領實施。像這樣由護理人員的協助下進行體位變換，俟病人自己能夠自力轉動身體時，即可停止實施，讓病人自己來做。

有時候，病人會不知不覺的漸漸往下滑，此時護理者如欲使患者回復原來的姿勢，而又無其他人在場協助時，可如圖18至22所示，先使患者暫時側臥，然後使患者曲起股部和膝部，護理者雙手從頸下、臂下伸入，將患者拉向上方，此時應把

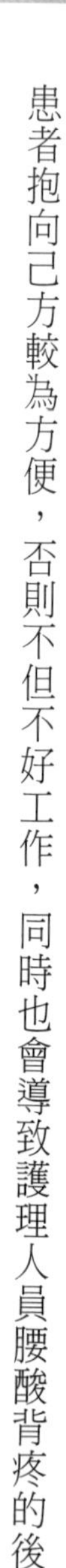

患者抱向己方較為方便，否則不但不好工作，同時也會導致護理人員腰酸背疼的後果。

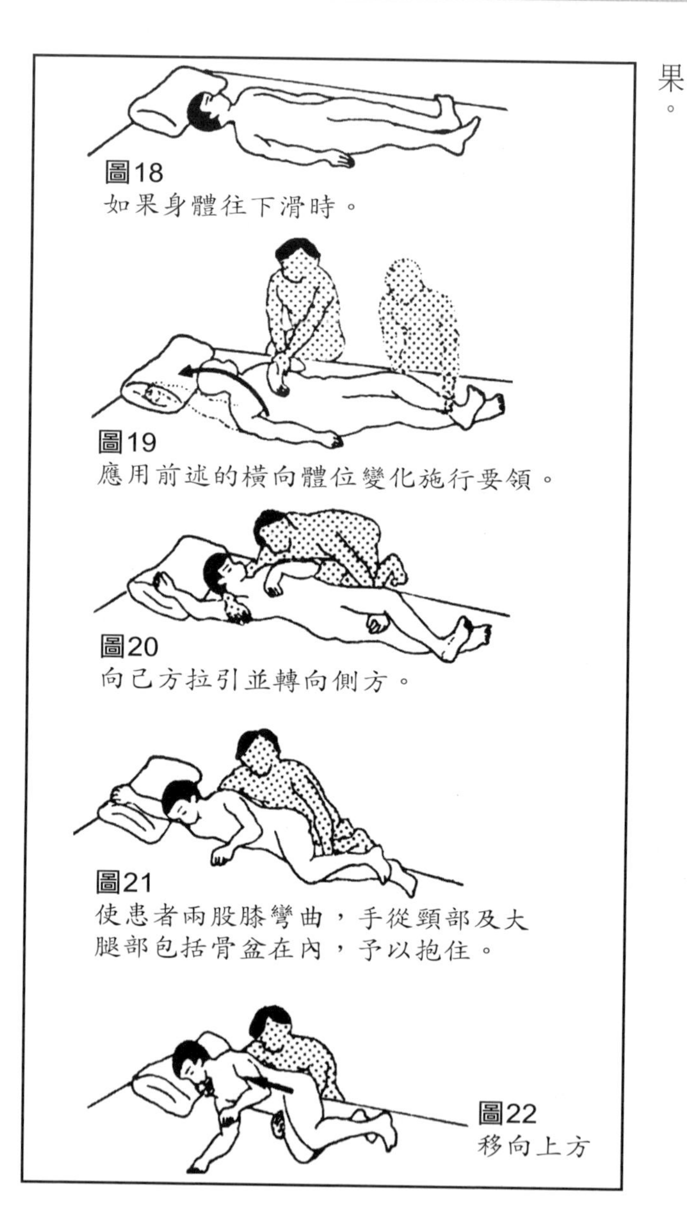

圖18
如果身體往下滑時。

圖19
應用前述的橫向體位變化施行要領。

圖20
向己方拉引並轉向側方。

圖21
使患者兩股膝彎曲，手從頸部及大腿部包括骨盆在內，予以抱住。

圖22
移向上方

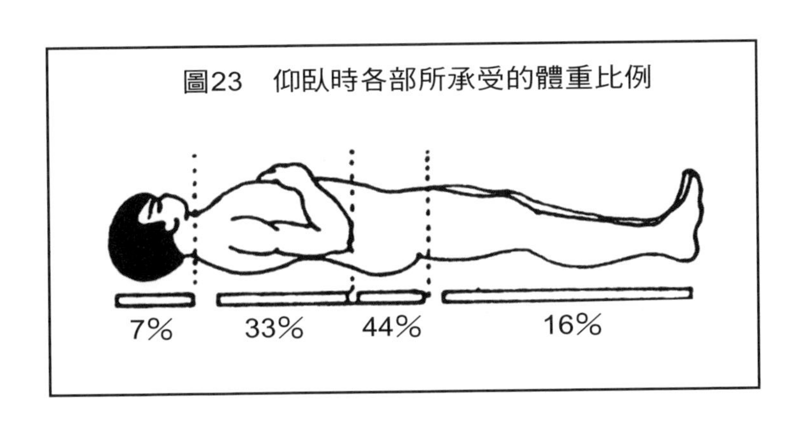

圖23　仰臥時各部所承受的體重比例

臥床前期引發的合併症

臥床初期最須注意的是併發症的發生。因為一旦引起併發症，身體麻痺的改善或恢復的進度則會減緩，也可能導致永遠臥床的悲慘後果。普通臥床無法行動後，會引起許多其他的併發症狀。因此，首先得防止此種惡性循環的產生，同時必須完全根除此種併發症。

所以，最重要的是，在早期就需一起解決所有的問題，也就是要早期離床、體位變換、起身或坐著等。下面就合併症做概略的敘述。

(1) 褥　瘡

大凡人類仰臥時，臀部的地方約承受著全身

圖24

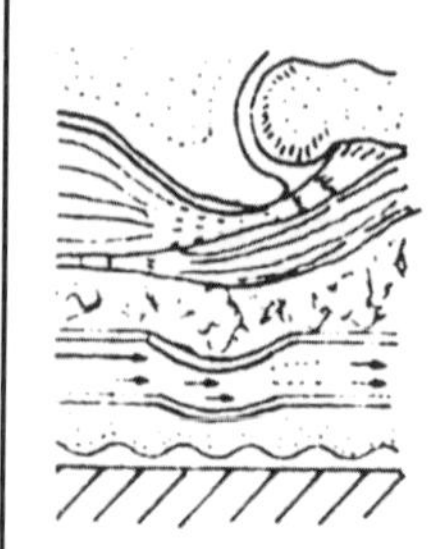

骨頭附近的輕微壓迫。血管的壓力近於零。

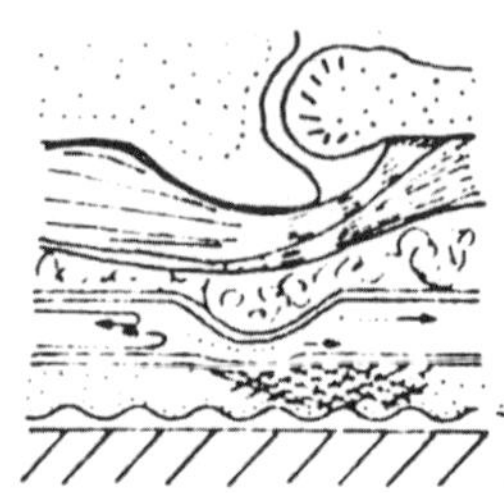

強烈的壓迫及持續性的壓力，血液循環受阻，長期繼續的結果，周圍的組織開始壞死。

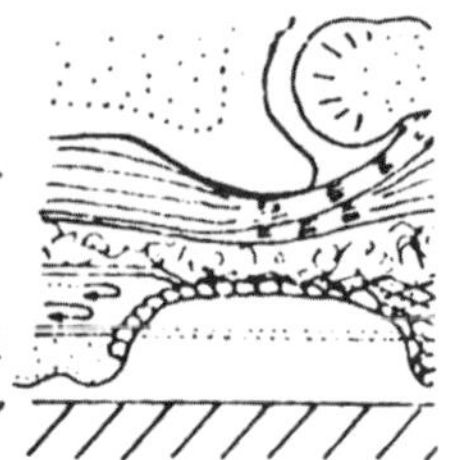

組織被破壞引起感染，形成褥瘡。

約一半的體重，如圖23所示，接觸床面的背脊部份的血管，也是最受壓迫的地方。而且與床鋪直接接觸的背面的脊骨突出部份，更是受壓迫。此處的骨頭突出部份，如果長時間以同樣的姿勢仰臥，那麼，就持續不斷地承受著壓迫力，血管因而被壓破，血液流通受阻，無法遂行其任務。

從此處血管承受血液供給的身體組織因此壞死，更因細菌感染而導致組織的破壞（圖24）。這就是所謂的褥瘡，褥瘡繼續惡化變成潰瘍性的壞疽時，就是所謂的壞疽性

圖25　易引起褥瘡的部位

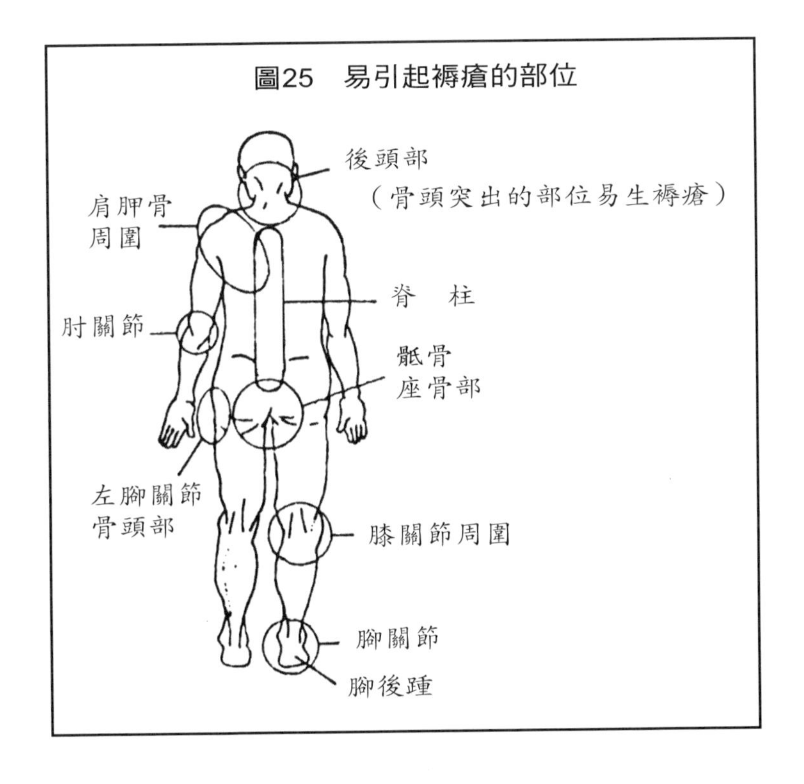

褥瘡。

健康的人在仰臥受壓迫而導致血液循環不良，血液供給不足而引發疲勞或疼痛時，會在無意識之中變換位置，解除壓迫，以防止血液循環不良。但像中風這一類的病人，不是喪失意識，就是無法自由地活動身體，所以很容易罹患褥瘡。在骨頭的突出部位上，常看到這種褥瘡（圖25）。

引起褥瘡的原因很多，諸如壓力、濕度、摩擦或瘡瘡受壓擠、濕度、尿液等化學物質、局部性的刺激等物理上的要因，皮膚的老化、萎縮、肌肉的萎縮或鬆弛、皮膚感覺遲鈍或欠缺等局部性的身體因素，甚至於一般性的營養不足、貧血、循環不全等的全身性身體因素，以及感染等，都是造成褥瘡的原因。由於褥瘡是由上述原因所造成，所以，除去這些因素就等於是預防褥瘡的發生。

如把褥瘡的症狀依其階段區分，有下列的幾個層次：

第一階段——骨頭突出部份的皮膚變紅，會有灼熱感，但腫脹原因不明，而且也不規則。

第二階段——皮膚變紅，變硬。出現腫脹，有時也會形成水泡。皮膚表面的潰瘍逐漸從表皮侵蝕至肌肉，逐漸擴張。

第三階段——皮膚受破壞，脂肪組織露出。也就是皮膚破裂，形成洞穴般窟窿的階段。

第四階段——連皮下脂肪組織都已壞死，露出肌肉，並逐漸形成更大更深的潰瘍。

第五階段——肌肉繼續壞死。

第六階段——骨骼波及發炎的狀況。

第七階段——引起骨髓炎、發炎擴張漫延至鄰近處的關節，併發症化膿性關節炎，並出現敗血症、死亡的危險等階段。

【預防與對策】

褥瘡的第一、二階段尚屬初期症狀，自己在家裏應該能夠妥善處理，如果一旦情況繼續惡化，處理就頗費周章了。

⑴消除壓迫與壓力

體位變換約二至三小時進行一次。購買床鋪的時候也須詳加選擇。最近市面上也有水晶床、空氣床出售，但如果患者有長期臥床的顧慮時，必須有適切的選擇，因此，無妨先請教專家再作決定。

⑵衣服、床單須常保清潔，也須使用乾燥的床單、衣服。應該選用百分之百的棉製品，尤其是床單，更應拉緊、扯平，固定在床上，不能有起皺的情況出現。

圖26　圓心墊、離被架

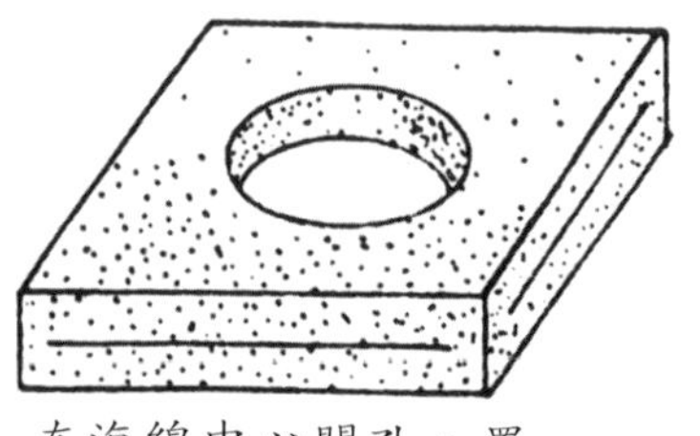

在海綿中心開孔，置於臀部下方。

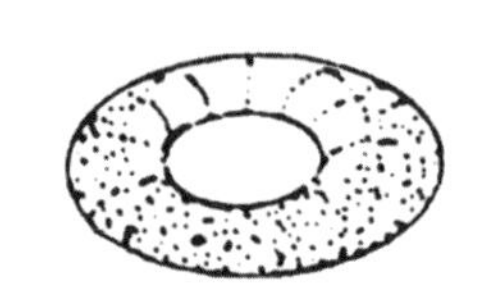

腳跟上則墊以圓心墊。用繃帶作成亦可。

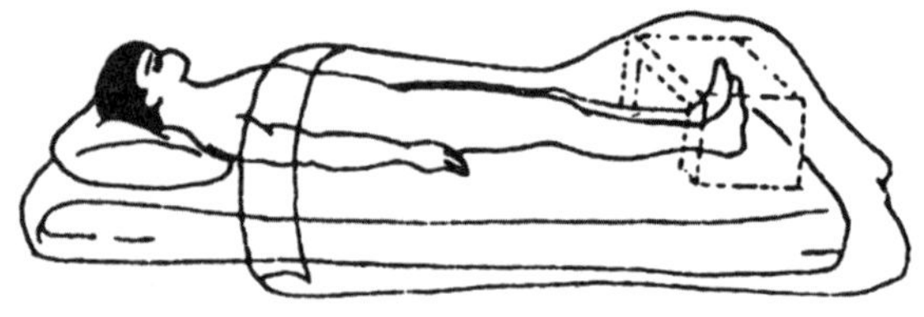

離被架可防止腳踵、腳跟、腳面等處受到棉被的壓力，可應用木箱或其他代用品。

(3)尿液等的化學物質沾染在皮膚上而不立即清除，會使皮膚受到局部性的刺激。因此，如沾上尿液時，應立刻洗淨，並擦拭乾淨，保持乾燥狀態。每次排便、排尿後，更要使用熱毛巾清拭乾淨。

(4)每隔兩小時左右，變換體位，並在骨骼的突出部位上，墊以圓形墊或有孔的海棉，以減少並避免體重的壓力（如圖26）。

(5)護理人員替患者實施體位變換時，在移動當中應避免引起皮膚的摩擦。

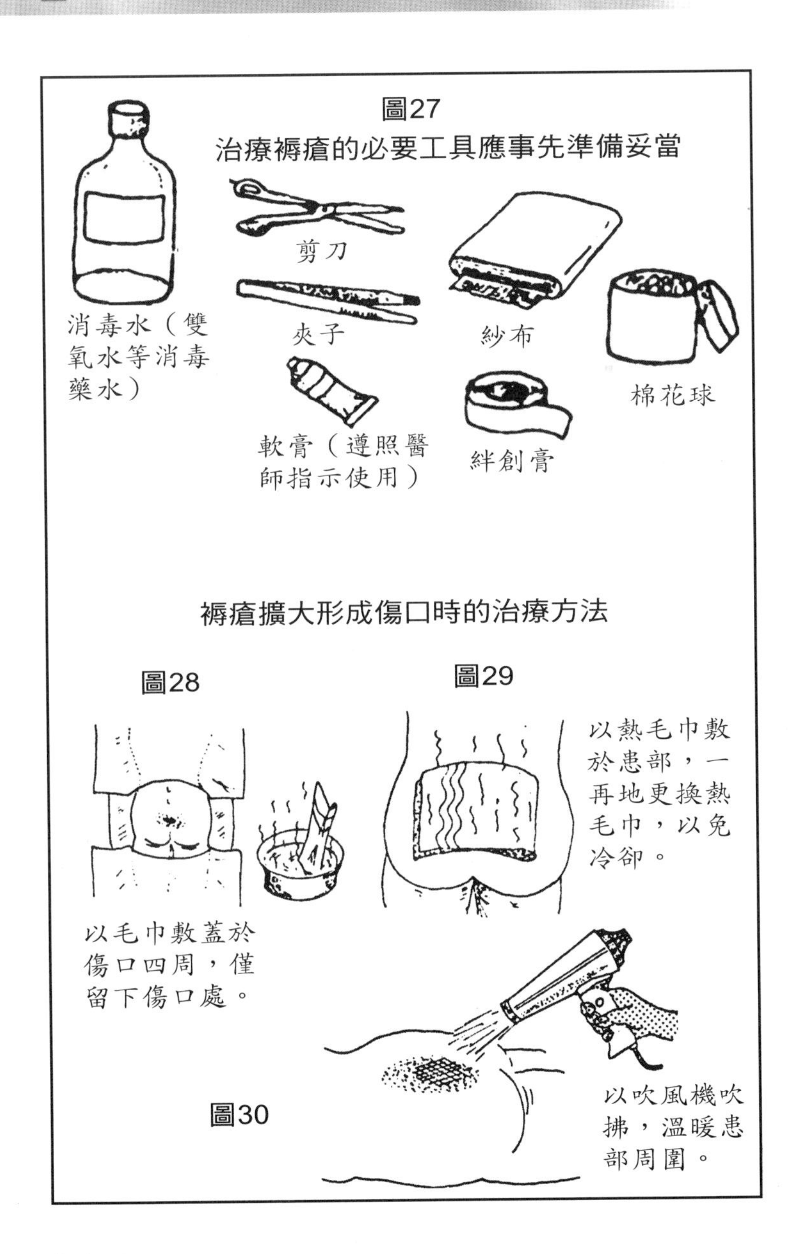
圖27
治療褥瘡的必要工具應事先準備妥當
剪刀
夾子
紗布
消毒水（雙氧水等消毒藥水）
棉花球
軟膏（遵照醫師指示使用）
絆創膏
褥瘡擴大形成傷口時的治療方法
圖28
圖29
以熱毛巾敷於患部，一再地更換熱毛巾，以免冷卻。
以毛巾敷蓋於傷口四周，僅留下傷口處。
圖30
以吹風機吹拂，溫暖患部周圍。

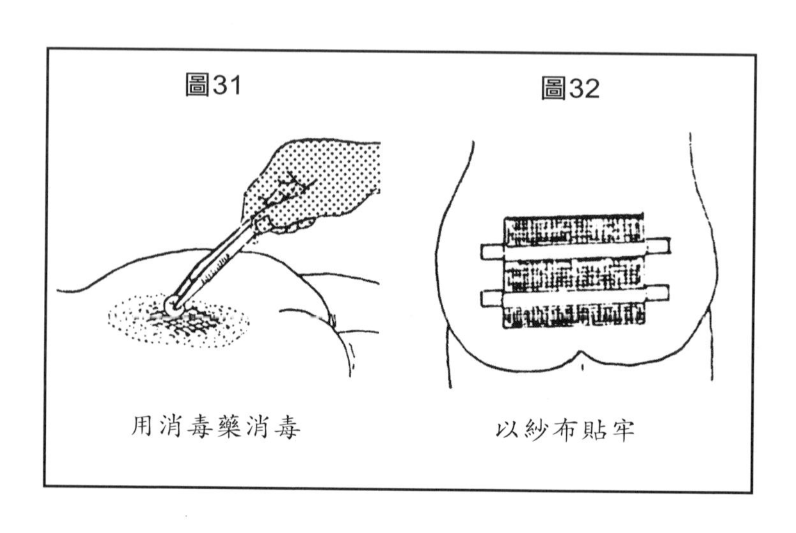

用消毒藥消毒　以紗布貼牢

一般在家庭護理時，必須預防的要項略如上述。再者注意營養的補給，可能的話，多攝取蛋白質或維他命含量多的食品。為不使患者導致於脫水狀態，更應隨時留意大量地供給患者茶、牛乳、果汁等流質飲料，以補充水份。

●皮膚破裂時的急救處理

⑴在傷口周圍以溫濕布滋潤，再用吹風機把皮膚吹乾，以促進局部的血液循環（圖27～30）。

⑵應用消毒藥品充分地消毒（圖31），再敷以清潔乾淨的紗布，並以膠布貼牢，在患部下墊以圓心墊或開洞的海棉，以避免患部與棉被直接接觸（圖32）。

圖33　殘尿與膀胱炎

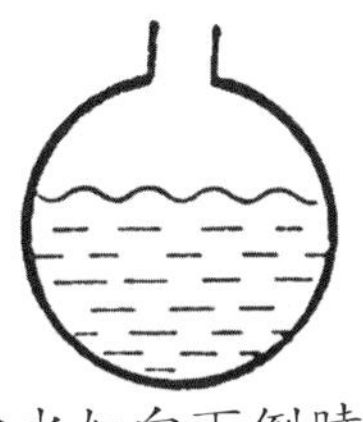

• 瓶內的水如向下倒時，所有的水皆會流光。但如果橫向倒下時，則出口線以下的水殘留，且被污染。

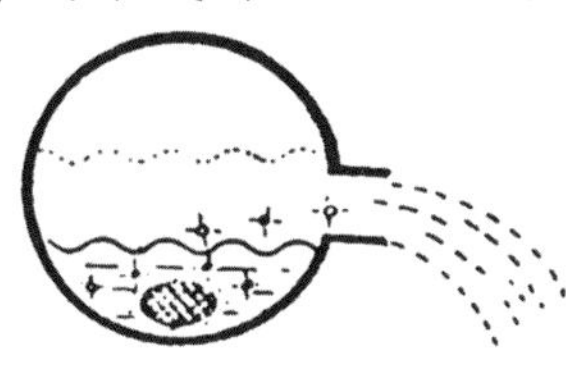

感染性膀胱炎

讓患部直接照射陽光，利用紫外線消毒也是相當好的方法，但須以陽傘或帽子保護頭部，以避免頭部直接暴露陽光下，陽光消毒時間約為二十分至三十分鐘較合宜。

(2) 感染性膀胱炎

如圖33，注水於圓形容器內，並向橫擺倒下時，容器口下方的水會殘留下來，且易受污染。腦中風等的發病初期或發病之後，常無法依照自己的意識排泄，雖有尿意但卻在無意識中失禁而排尿，或甚至於完全無尿意也無排尿感，在不知不覺中失禁而排尿且本人毫無所知。

這樣的情況就如同前面水瓶的例子一樣，尚有餘尿殘留在膀胱內，這些餘尿成為細菌感染的誘因，而引發膀胱炎。或是殘尿逆流再進入尿管回到腎臟內，形成腎臟炎，腎臟炎變成慢性化則成為腎機能不全，因此必須多加留意。

【預防與對策】

在發病初期的不得已情況下，可使用導尿管以排尿，或使用尿布，但須使用乾燥清潔的布。為改善失禁狀態或防止尿路感染，也必須使殘尿儘量維持最少限度。同時為杜絕由導尿管帶來的細菌傳染，也須把導尿管完全消毒，不可以讓患者養成常用導尿管排尿的習慣。如情況實在不得已，也盡可能在最短的時間內完成。當然，最好的方法是在發病的初期開始進行膀胱訓練。

- 膀胱訓練的方法

①訓練患者定期性的排尿。剛起床後，進餐前後，就寢前每三～四小時，把尿器放置好，使患者排尿。

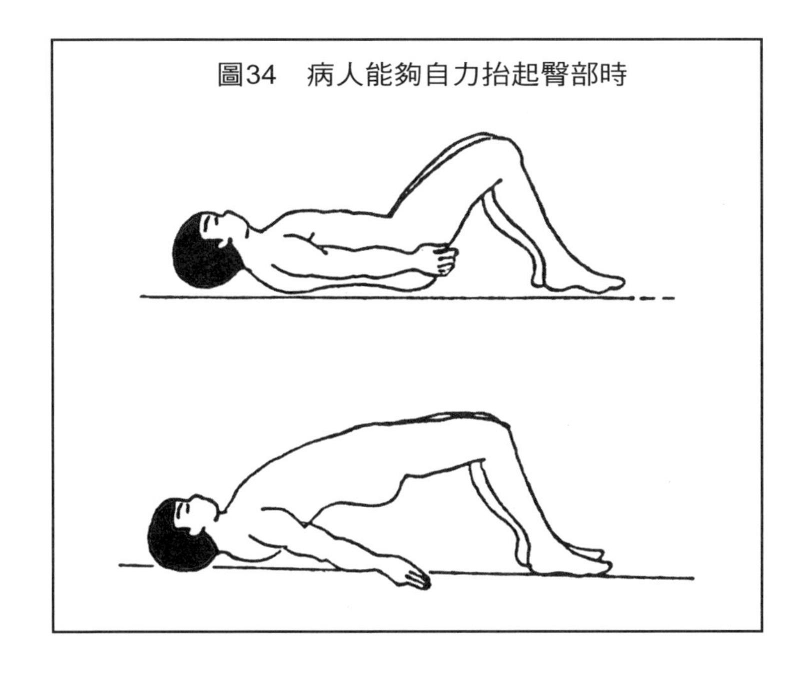
圖34　病人能夠自力抬起臀部時

②輕壓膀胱試試看其反應。

③每次在排尿的時候，訓練患者在排尿中途停止排尿。

④由於有引起痙攣的可能性，便器應使用溫暖的較佳。

• 尿便排泄的方法

⊙病人能夠自力抬起臀部時

把棉被或毛巾的下半部翻折起來。讓患者屈兩膝，兩足緊靠在一起，使患者自己挺起臀部，把便器的座墊部份，置於患者骨盆平坦的骶骨部正下方，如此即完成便器的安置，等待病人排便了(圖34)。

⊙病人無法自力抬起臀部時

病人無法自力挺起臀部時

圖35

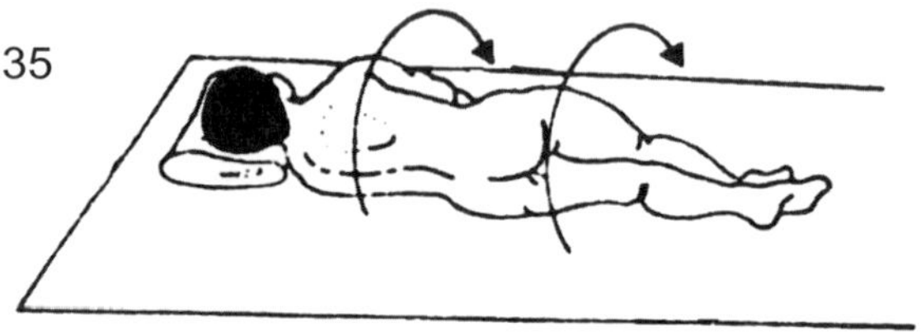

使病人側臥。

圖36

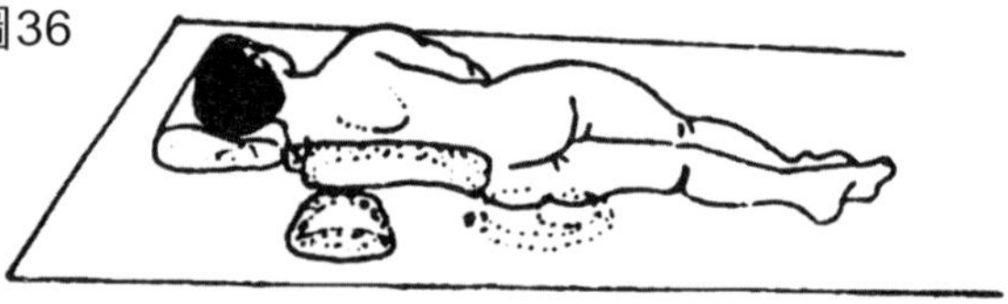

沿著背部墊以枕頭等物。
在兩肩下也同樣地預先墊好枕頭等。

①使病人側臥（圖35），將枕頭或其他墊著物，沿著患者的後背倚住，一直排列到便器的正上方為止。

②同樣地，在預定兩肩仰臥時的地方也事先墊以枕頭等東西（圖36）。

③放置便器在仰臥時骶骨的正下方位置上。

④使病人恢復仰臥（圖37）兩膝之下放置枕頭。以枕頭等物固定兩足，如有褥瘡時，須留意不可對褥瘡壓迫。

⑤排便後，視情形需要，以

病人無法自力挺起臀部時

圖37

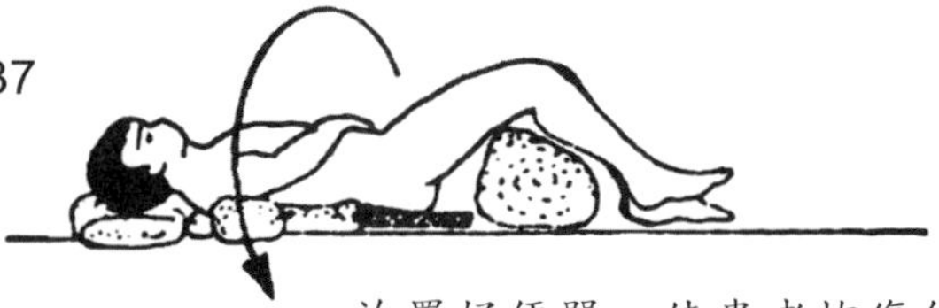

•放置好便器，使患者恢復仰臥的姿勢，在兩膝之下墊以枕頭等，為不使兩腳向外側傾倒，更應以毛巾等固定好。

圖38

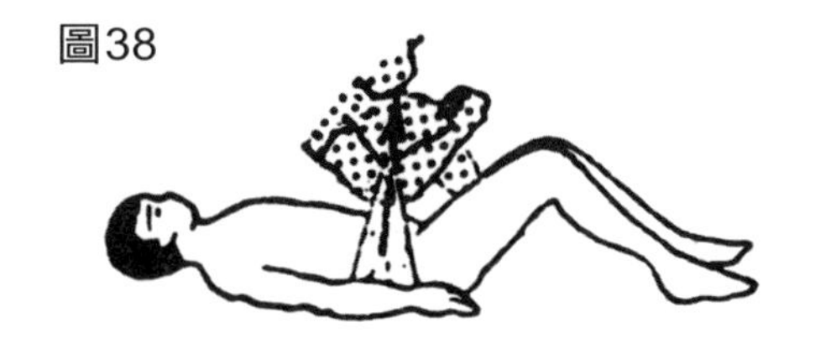

•使用毛巾或寬布以提起腰臀部的動作要領。

熱水和肥皂清洗臀部和肛門。

•使用毛巾提起腰部的方法

如圖38所示，以毛巾或寬長的布巾，將腰部提起，以便置入便器。

(3)肺　炎

患者因長期臥床無法行動，或過度不必要的靜躺時，殘存於身體內的污穢物會大量增加，造成細菌入侵的絕佳溫床，引發細菌感染。肺的部分也是一樣，例如痰等廢棄污物，在無法順利排出體外的情況下，凝聚於肺部或

圖39　基本呼吸訓練，雙手應放置的位置

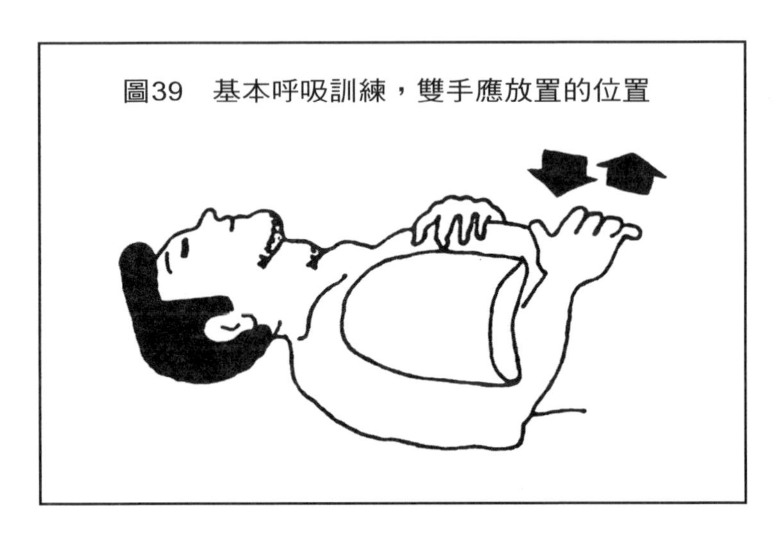

支氣管之內，細菌趁機侵入，引發感染，形成吸引性肺炎。或因長期仰臥，導致肺部背面的循環不良，血液形成淤滯，引起感染，變成沈積性肺炎等，也是常見的現象。

如果是高齡患者，因為身體各部機能的衰退，清除氣道內異物以清潔氣道的能力相當衰弱，所以，空氣常常無法充分進入肺內，甚至於有完全不能吸進清潔空氣的情況。這樣的症狀稱為無氣肺，是由於長期臥床所產生的不良後果之一。

【預防與對策】

上述的症狀，大都是由於長期臥床所導致的不良後果，所以早日離床，並練習上半

圖40

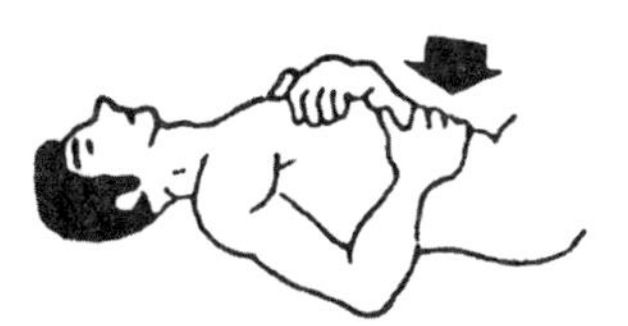

呼氣時：
輕壓腹部緩緩的吐氣。

圖41

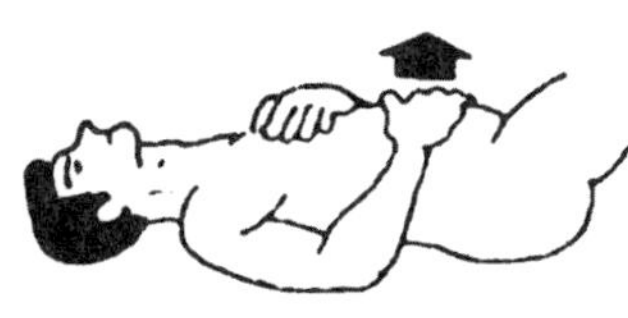

吸氣時：
同樣的輕壓腹部，但同時努力克制，務必吸入空氣如有護理者協助時，護理者的雙手也依圖解要領的位置壓住。切勿重壓，輕壓即可。

身坐起或站立等運動，是預防肺炎最有效的途徑。如果情況不允許，非得長期間臥床不可的時候，只好反覆進行前述的體位變換。

【呼吸及訓練】

呼吸訓練在於提高橫膈膜或肋骨的活動，並教導患者更有效率的呼吸方式，以便提高吸入氧氣進入肺部，以更換二氧化碳排出體外，減緩呼吸困難的程度，呼吸訓練的方法請參照圖39。

①吐氣時，用手壓住腹部（圖40）。②吸氣時，把手輕輕地放在腹部和胸部，宛如抗拒肺部的吸氣一樣，但患者一定要勝過兩手的壓力（圖41）。③呼吸訓練每次約三分

鐘左右就可以了。

⊙改變體位以排痰的方法

對於分泌物多的患者而言，肺部就如同一座貯藏庫，同時分泌物又凝結扭曲，要往外排除，是相當困難的。利用體位的變換，以排出肺部的分泌物（痰）之工作，就是排痰法。

肺在人體上身的左右兩側內，區分為許多的部份，我們應用各種方式，使這些部份位於上方，利用重力使痰下落，或以咳嗽的方法將痰排出體外等，所以，排痰法最重要的方式，是把各部位的肺置於上方的體位動作。

能協助因重力而下落的痰更加速排出的，就是護理者的手。如圖示在上輕輕的壓迫般地敲叩，使患者肺中的積痰逐漸排出體外。

此時，即使敲打凸出部份的骨頭也不會有什麼效果。這種排痰法每天約實施三至四次左右，每天早晨醒來之後、午餐以前、晚餐以前及就寢以前等時間施行（請詳見圖42～45）。一種體位約進行十五分鐘左右即可。用震動器使痰排出也是可行方式之一。

排痰法的體位

枕頭

輕輕地敲叩，或使用震動器。

圖42

10°～15°

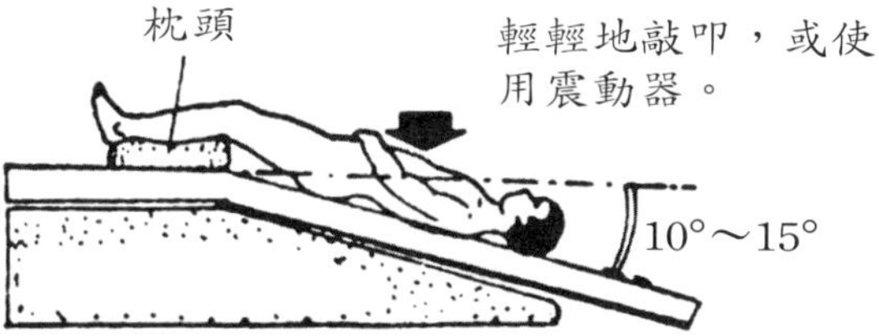

背臥位——前基底部的排痰

圖43

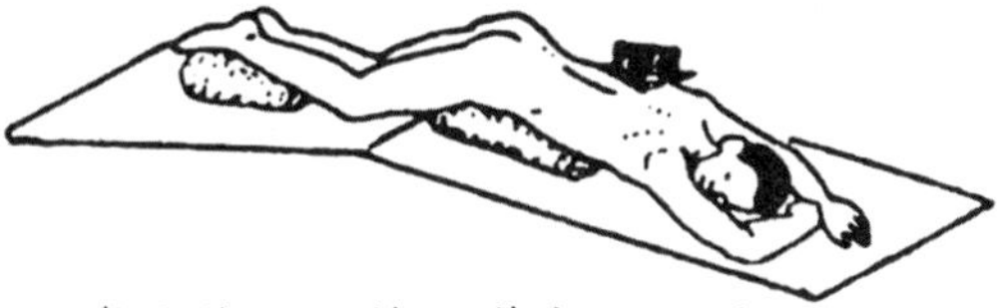

腹臥位——後下葉部的排痰

圖44

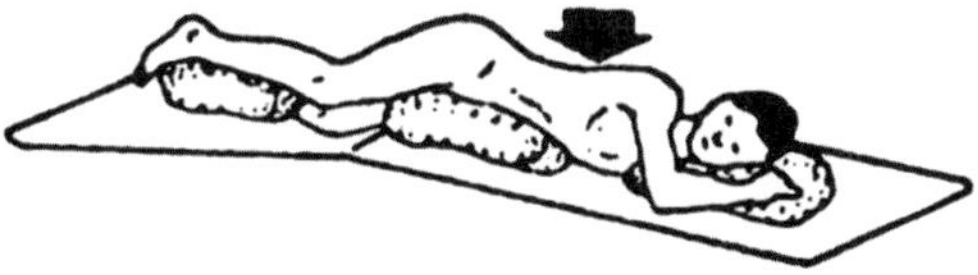

側臥位——右下葉部，右側的排痰基底氣管炎

圖45

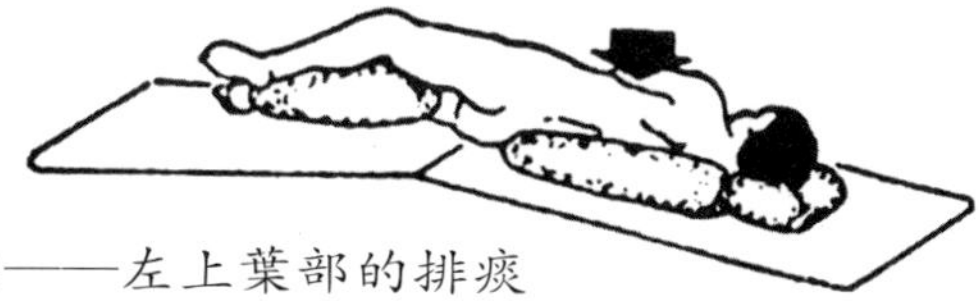

側臥位——左上葉部的排痰

- 依改變身體的位置，利用重力使積於肺內的分泌物下墜，從嘴裏排泄到體外去。因此，頭部必須比身體還低。

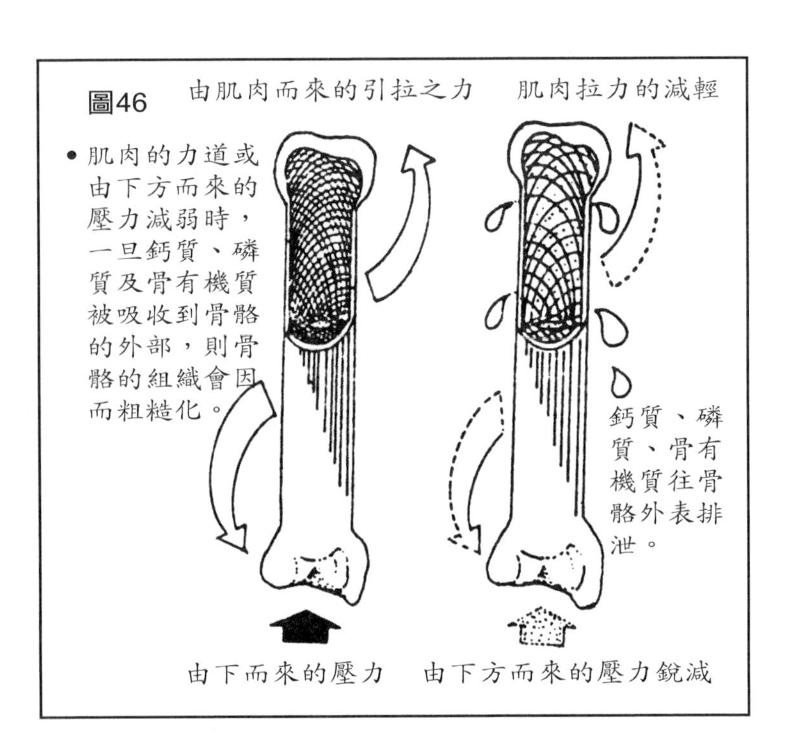

(4) 骨多孔症與骨折

正常人的健康身體，可經由站立、步行或活動手足等運動，對骨頭施予適當的壓力或引力，並保持及維護骨頭的彈性和強韌。

然而一旦臥床而無法行動時，身體對骨頭所施予的這種壓力或引力則遽然銳減，同時從骨骼中吸收鈣質、磷質等無機物質和骨有機質等有機質物，排泄到體外，形成骨骼棟樑的骨樑部份也相對地減少。

變成百孔千瘡般的狀態，骨頭本身的構造轉脆弱，或引起萎縮的症狀等狀態，稱為骨多孔症。大約從臥床的第六個月到一年左右以後，這種症狀的狀況將特別明顯。

患有骨多孔症的骨骼，即使外來的些許衝擊，也很容易造成骨折。像腦中風的半身不遂患者，也都在痲痺一側的手足骨骼中出現骨多孔症，從資料中也顯示百分之七十到八十的骨折案例，也都是半身不遂的患者，在痲痺一側的手腳中引發骨多孔症而造成的。

【預防與對策】

為防範骨多孔症的發生，必須對骨骼施予適當的刺激。及早進行體位變換運動，或藉助護理者的協助，或患者以自力盡最大的可能活動關節，都是相當重要的工作。同時努力克制、堅定意志及早下床活動，或站立一些時間，或坐一會兒，在能力的極限範圍內，不斷地克服困難等也是在所必行。當然，護理者或患者都需絕對注意安全，萬不可在訓練當中又再度跌倒。

⑸浮腫、循環障礙

患者有時候也會有手腳浮腫的現象。這與血液的循環有莫大的關係。血液的循環作用有兩種型式，一是像壓縮機一樣，由心臟向外輸送；另一種是靠血管壁的壓力，由血管末端再送回到心臟。

血液從血管逆流回到心臟時，是在肌肉活動的時候，壓擠血管，使之緊張、放鬆，像壓縮機的原理一般，使血液一再地循環回流。如長時間臥床，使用肌肉的機會減低，或身體麻痺，無法自由地運動肌肉的狀態下時，藉著因肌肉的動作而把血液回送的功能幾乎等於零。因此，血液轉流回心臟的速度比通常更為緩慢，血液中的水份因而向外滲漏，或進入身體組織中，形成了腫脹。

此外，由於水份是依照重力的定律，由高往低，由上往下流通，因此腳部、腳踵、手腕至手指頭的身體末端部份，都是水份易於停滯的處所。但是當血液向心臟逆流的時候，一旦血液流速緩慢，水份即向血管外滲透形成浮腫。浮腫的狀況逐漸向組織浸透，則結合組織增加，致使手腳的關節愈加硬化，手腳愈來愈無法活動，

圖47　往心臟返流的腫脹

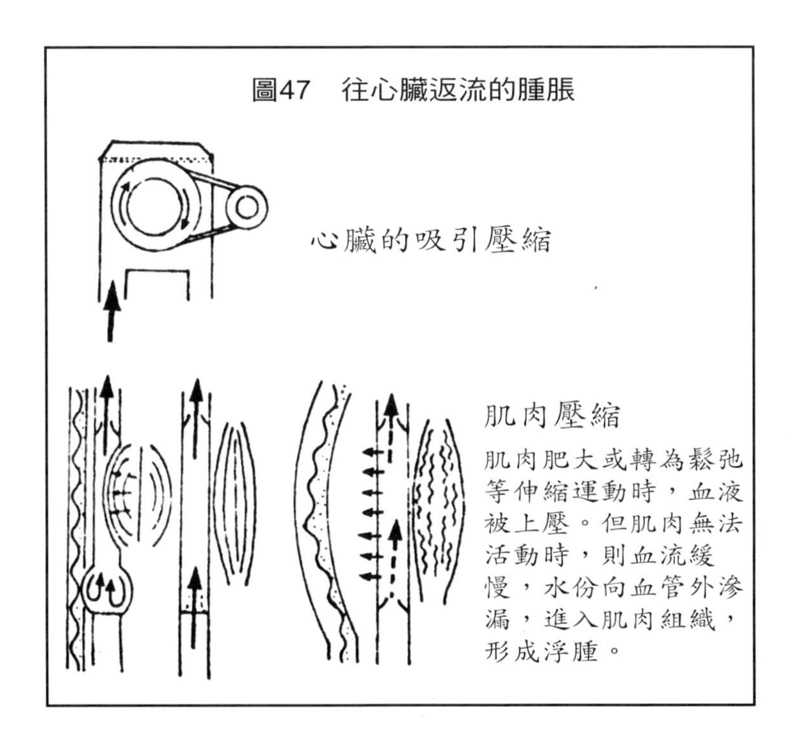

心臟的吸引壓縮
肌肉壓縮
肌肉肥大或轉為鬆弛等伸縮運動時，血液被上壓。但肌肉無法活動時，則血流緩慢，水份向血管外滲漏，進入肌肉組織，形成浮腫。

因此，早日消除關節的硬化也是非常重要的工作（圖47）。

【預防與對策】

①從重力的關係、肌肉壓縮等方面而言，無論是以自力活動肌肉，或藉用他人之力以活動，只要深切體認經常將手足置於比心臟更高的位置上，就有辦法預防（圖48）。

②施行返流按摩法。就像要把血液向心臟返壓般，以手指向心臟方向推拿。這時候可在手上擦些粉類或油脂類，以

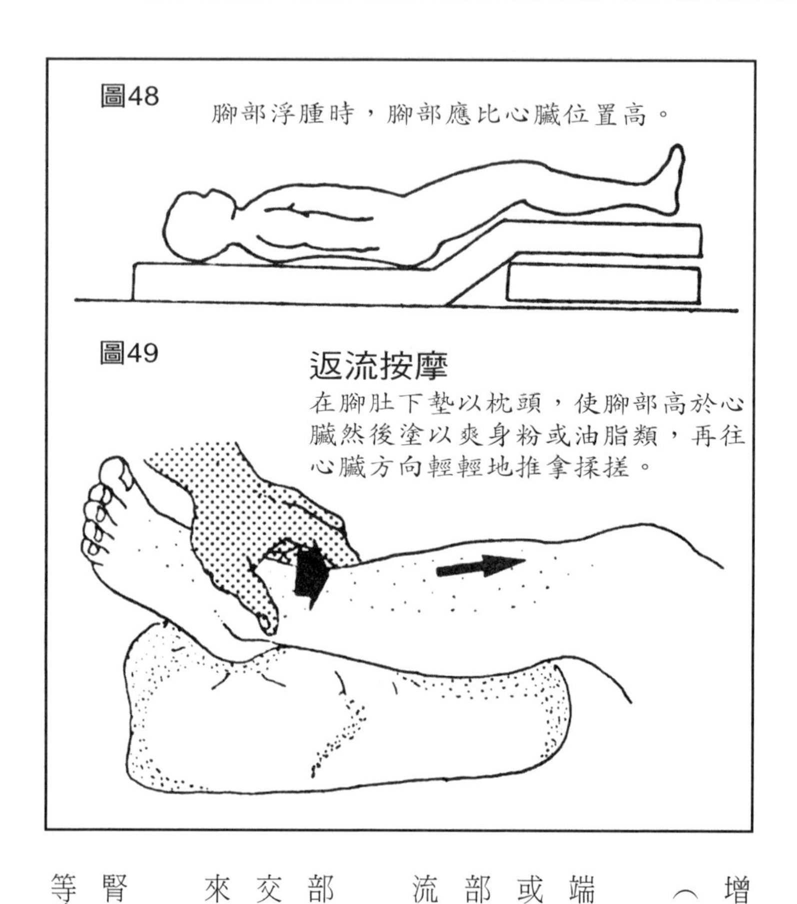

圖48
腳部浮腫時，腳部應比心臟位置高。
圖49
返流按摩
在腳肚下墊以枕頭，使腳部高於心臟然後塗以爽身粉或油脂類，再往心臟方向輕輕地推拿揉搓。

增加潤滑，減少摩擦力（圖49）。

③從患者手指頭末端開始，以細線（繩）或彈性繃帶逐漸向掌心部份包捲，促使血液回流（圖50）。

④利用石臘浴、局部性的沐浴療法，溫冷交替沐浴法等溫熱療法來促進血液流通。

有一點要注意的是腎臟障礙或心臟障礙等等疾病，也會導致浮腫，

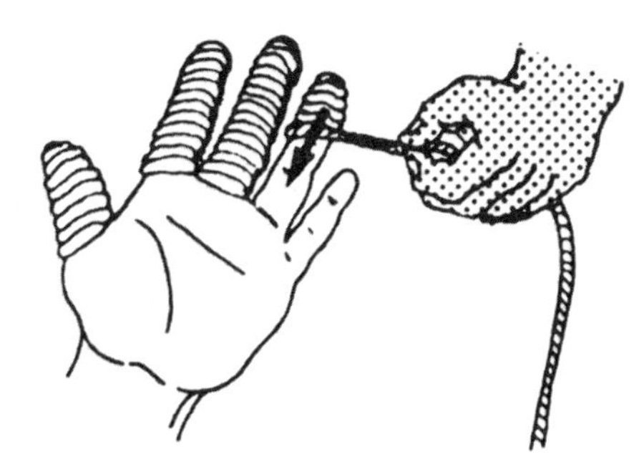

圖50

用細繩從手指尖往中心部份包捲，但注意不可捲紮過緊。

並非只是腦中風特有的症狀。尤其是腎臟障礙時臉部浮腫，心臟障礙時在身體下半部，特別是下肢更明顯，仰臥時在腰部也可清晰地看出腫脹，所以，最好能先找醫生證實到底屬於何種病症。

(6) 關節拘縮、變形

所謂關節拘縮，是指關節喪失了正常關節四周組織所應具有的柔軟性和彈性，而難以活動的狀態而言。但關節活動正常的時候，在關節或關節四周的組織，是被富於彈性、柔軟性的結合組織所包圍。關節之所以無法再轉動，是因為原本彈性的組織轉變成纖維性的結合組織，關節因此硬化而難以活動。因此，即使想藉助他人之手以活動關節也不太可能。

【預防與對策】

如果可能的話，儘量用自己的力量，如情況嚴重實在沒辦法時，無妨藉助護理者之手，以活動所有關節的範圍，每天約一兩次。活動的方法，在本章最後再詳細介紹。

⊙常見的肢體變形

常見的肢體變形，依所患疾病的不同其情況也各異。例如，關節風濕症患者的手指常見的天鵝頸式變形（圖51），鈕釦孔式變形（圖52），五指向小指側歪斜的變形（圖53），或手指的小肌肉硬化，短縮而形成的變形（圖54）等都是。腳掌方面，趾甲尖的部份往下彎曲是最常見的變形。

腦中風的半身不遂，也會出現許多具有特徵的變形。最常見的變形是腳掌整個向內歪斜，有時候也會扭曲歪腳內側，這種變形叫做尖足。

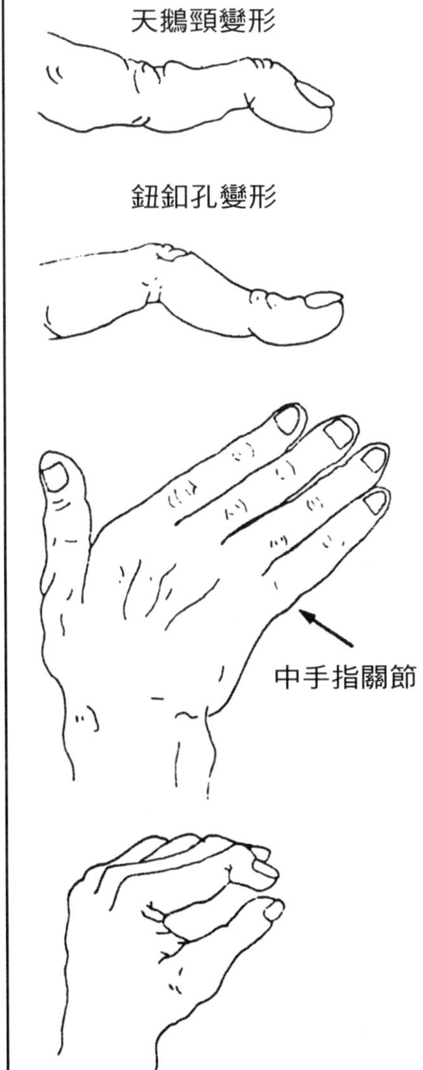

圖51

第二關節僵硬與第一關節扭曲的變形，從側面看非常像天鵝的脖子，因此稱為天鵝頸變形。

圖52

與天鵝頸變形恰恰相反，這是第一關節僵硬第二關節扭曲的變形，就像釦鈕的釦一般。

圖53

小指側歪斜。指頭向小指側傾斜。第2至第5個指頭從中手指節關節處向小指側歪斜。

大拇指大多也是中手指節關節扭曲，或第一關節扭曲。

圖54

固有手筋陽性變形

位於手指上的許許多多小肌肉我們稱之為固有手肌。這些固有肌肉或短縮或硬化而引發變形。中手指節關節扭曲。第二關節僵硬，第一關節扭曲。

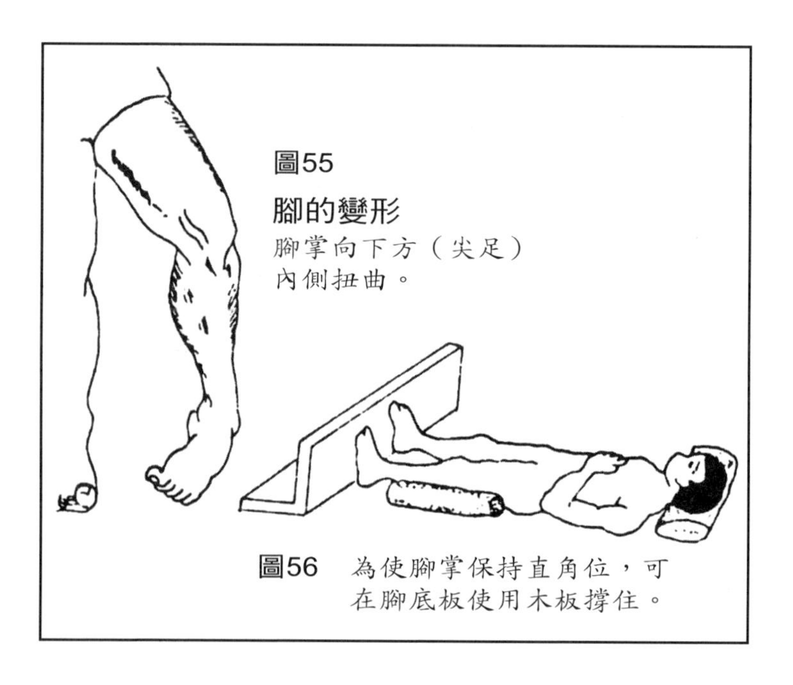

圖56　為使腳掌保持直角位，可在腳底板使用木板撐住。

像尖足位的變形，即使走路都非常困難。預防尖足，可如前述，在仰臥時，使腳掌保持垂直的姿態，在移動時，也不能使腳脖子活動。此外，使用離被架（見前述）以防止棉被的壓力（圖55～56）。

(7) 疼　痛

腦中風常見的併發症狀之一是疼痛，最易出現疼痛的部位是肩膀。至於為什麼會引起疼痛呢？有的是由於五十肩所併發的疼痛（老化的肩膀稱為五十肩），以及關節面不適當的接觸所引起的扭壓力，或潤滑不良等，都可能引發疼痛。

【預防與對策】

如果不想讓關節出現疼痛，在可能範圍內儘早藉護理者之手，進行早期的關節運動。本來，應以發病開始的第一天，就必須讓關節正常地活動，但關節炎，原則上最好不要藉他人之力來施行他動性的關節運動。

這是因為關節炎本來症狀所在的炎症位置在關節上。如果硬要藉助他人之力勉強地使關節活動，不但會使炎症加劇，同時也可能損壞關節。

罹患關節炎時，首先保持安靜，在炎症發作初期，以不疼痛的範圍內，應用自力進行關節的自動運動，這一點需特別留意。

如果患者出現上述的疼痛感時，最好立刻求治醫生，讓醫生診斷疼痛的原因到底為何。找出原因後，應以何種方式治療疼痛才有助益。例如，我們常說，用溫熱法是治療疼痛的良方，但這種結論未免下得太早，也不能視之為正確的處置方針。

假如疼痛是由炎症所引發的，有些炎症在發作時，如將疼痛的部分予以溫熱，不但

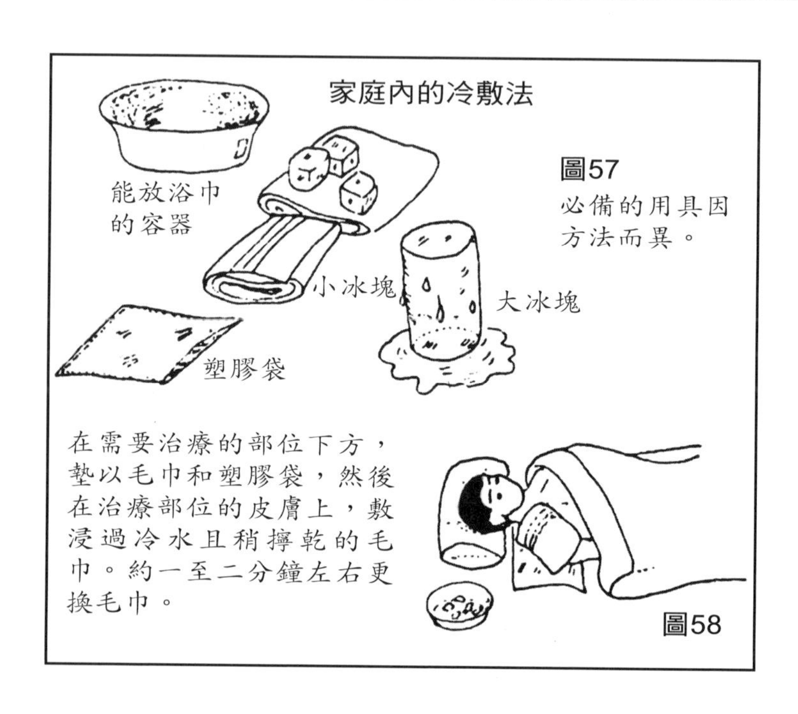

圖57
必備的用具因方法而異。

圖58

會更加劇痛，同時會使症狀更惡化，徒增皮肉之苦。

此外，在引起炎症的部位炎症產物會更形增加，這些炎症產物中，含有許多纖維性組織發展成肉芽組織，代替了原來協助關節活動的疏性結合組織，導致關節硬化。因此，在炎症（發炎）劇烈時，又加以溫熱，反而會使症狀更加惡化。用冰涼法是減少浸出物的好辦法，請參照圖57～60的方式來處理。

經過四、五天的冷敷法之後，接著是熱敷法，促使血液循

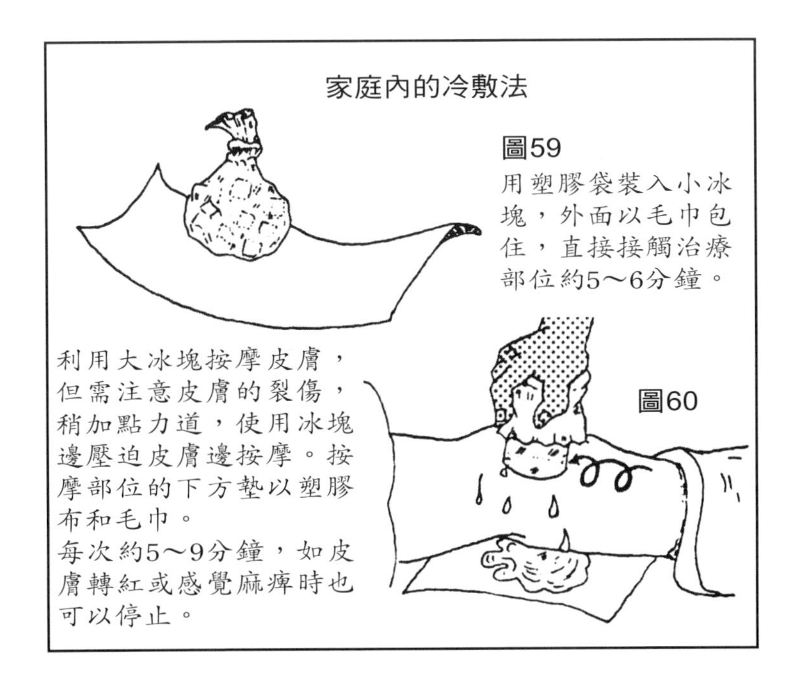

家庭內的冷敷法
圖59
用塑膠袋裝入小冰塊，外面以毛巾包住，直接接觸治療部位約5～6分鐘。
圖60
利用大冰塊按摩皮膚，但需注意皮膚的裂傷，稍加點力道，使用冰塊邊壓迫皮膚邊按摩。按摩部位的下方墊以塑膠布和毛巾。
每次約5～9分鐘，如皮膚轉紅或感覺麻痺時也可以停止。

環更良好，也可使發炎後的浸出物能夠早日消除。經熱敷法後，可使疼痛減輕，也使緊張的肌肉鬆懈，能夠較自在地活動，而且關節的活動會更加順利。

由於熱敷法可使肌肉消除緊張，所以一般而言，因肌肉的過度緊張而導致循環不良所造成的疼痛感，都可因熱敷法而獲得顯著的改善。

⊙家庭內的熱敷法

在倒有熱水（溫度約為四十五度～四十七度）的容器內，放進兩三條浴巾，使之溫熱，再拿出其中一條，直接敷於肩膀等患部。浴巾數分鐘後即會冷卻，所以，預備兩三條以便更換使用（圖61）。注意熱水得保持四十五～四十七度的定溫。此法施行約二十分鐘左右即可。

【熱袋的熱敷法】

——在棉製的袋子中，填裝熱容量極大的珪酸鹽（使用於防水等場合，由矽製成），用大、中、小三種型式，可依患部的大小選擇適用的採購。不過，大號的用途似乎比較廣。在各醫療器類的商店或醫院等處都可買到，並不昂貴。

在可放入熱袋的容器內（帶袋可對折），加水煮熱，放入熱袋，充分地加熱（約八十度左右）。準備五、六條毛巾與一張合成樹脂布，從熱水中把熱袋取出，以合成樹脂布包妥，再用毛巾包裹，直接置於疼痛的部位熱敷（熱、冷敷時，患部應除去衣物，直接露出皮膚，身體的其他部位應以毛巾或棉被蓋妥，以免著涼）。熱敷時間約二十分鐘左右即可，一天可實施兩次（圖62）。

實施熱敷法時，需注意勿使患部燙傷。燙傷時皮膚會變為赤紅，同時伴有劇烈

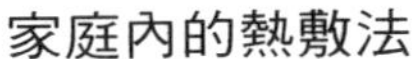

家庭內的熱敷法

圖61

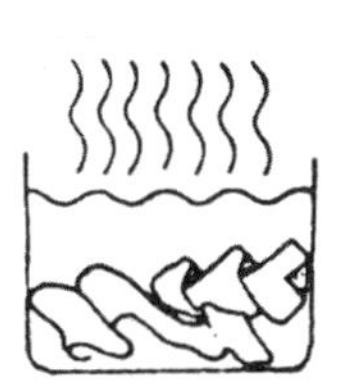

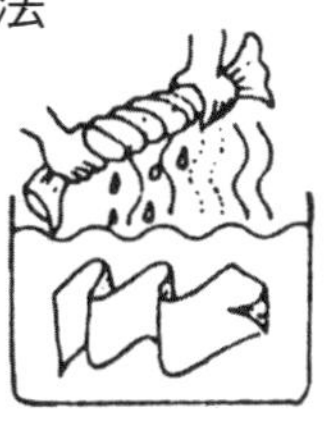

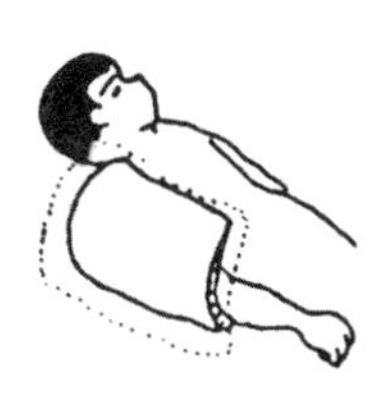

先把浴巾燙熱，擰乾後熱敷的方法，更換次數要多。

圖62

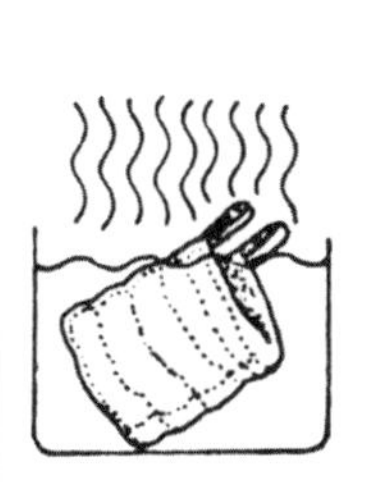

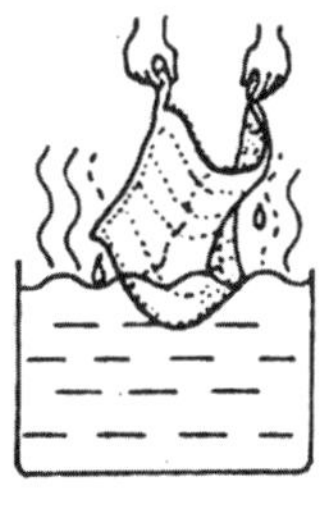

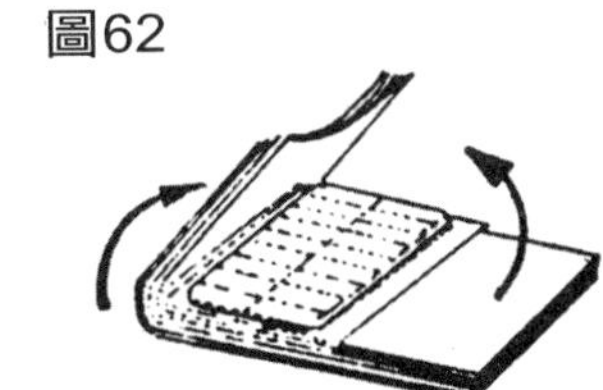

使用熱袋：用五、六條浴巾，外包以合成樹脂一張，直接用溫熱法敷在疼痛部位。

的刺痛感。用熱袋適切地熱敷時，皮膚顏色應該是略近粉紅色的紅色才正常。如果應用本法而感覺燙熱時，應再多加一條毛巾裹住以隔熱。

對已無皮膚感覺的患者應用溫熱法，尤其會有燙傷的可能性，護理者需隨時留心患部的皮膚顏色。而一旦燙傷後，很可能又導致潰瘍，潰瘍相當難以痊癒，因此，護理者實施熱敷法時，一定需要特別留意。

使用後的熱袋需浸於水

中。如果任其乾燥放置，外層的布可能破裂，內部的珪酸鹽乾燥後就無法再使用了，所以一定得置於水中保存。熱敷之後，皮膚必會出汗，應該用乾毛巾予以擦乾，然後立刻把衣服穿上，避免著涼感冒。

使用冷敷法、熱敷法交替治療之後，如果是由他人來協助患者活動關節，需注意千萬不可急劇地扭曲拉伸關節，如果過度強制性地活動關節，會導致關節或周圍組織受損害的危險性。

再者激烈地拉伸肢體、肌肉反而會緊縮，造成完全相反的作用，肌肉組織的纖維因而斷裂、疼痛或劇烈地刺痛。所以，在協助患者活動關節時，護理者最好輕柔、緩慢而謹慎地慢慢來，否則不但徒勞無功，也使患者的情況更惡化。

日常動作的訓練

無法站立、坐下的患者，如欲練習日常動作，是相當困難的。諸如洗臉、吃飯、上廁所、穿衣服、沐浴等都是日常不可或缺的動作。最重要的還是營養攝取的飲食，因此，吃飯動作的訓練應儘可能提早進行。如果患者有辦法自行入浴洗澡時，那麼，其他一切的日常動作應該都能夠得心應手了。

要使這些日常生活的動作更加容易進行，就非得使用一些協助工具不可。我們不妨稱為自助工具，這種自助工具並非永久性使用的東西，不需要的工具可逐漸捨棄，只保留真正必需的用品，使用那些不可或缺的器具就行了。因為假如為了節約時間和勞力而協助患者，反而增加了患者的依賴心，結果導致患者肌肉的活動力低下，運動能力更加衰弱。

⑴ 飲食動作

飲食可說是患者最迫不及待也最高興的時間，可能的話，最好是讓患者與全家人一起進食。在日常生活的動作中，飲食動作是必須最早訓練完成的動作。一般說來，只要坐下來，使用湯匙或叉子，大概都可以相當順利地進食。如果經醫生許可躺在床上，把頭部墊高以進餐也無妨時，可依照圖63所示，用枕頭等物支撐頭部、肩部，就可保持相當舒適的姿勢進食。

小飯桌和餐具放置於患者面前，用餐時，一定要使患者戴上圍巾。在餵食之

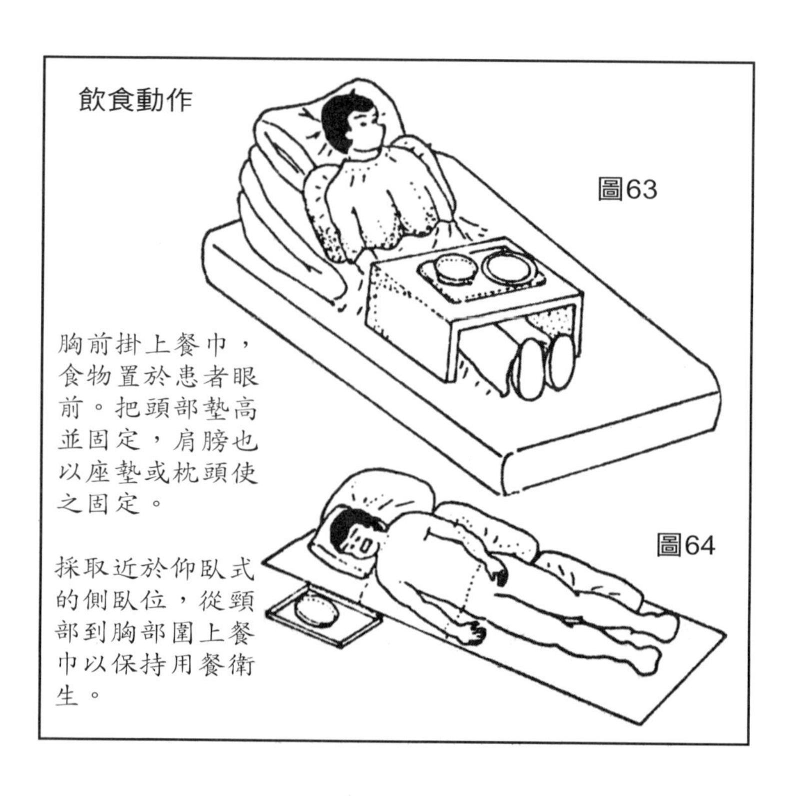

飲食動作
圖63
胸前掛上餐巾，食物置於患者眼前。把頭部墊高並固定，肩膀也以座墊或枕頭使之固定。
圖64
採取近於仰臥式的側臥位，從頸部到胸部圍上餐巾以保持用餐衛生。

前，先告訴患者現在將給他吃什麼菜餚。食物以一口可以入口為原則，給予患者充分的時間以咀嚼、吞食或飲用，絕不可匆匆忙忙地催食。護理者不可表現出急欲代勞或不耐煩的神情，在用餐需讓患者愉快地吃完一頓飯。

(2) 入浴動作

入浴在本階段尚屬不可能，但至少可協助患者擦拭全身。使患者擁有清潔的皮膚，也是健康維護上不可或缺的條件，同時也是護理者必備的基本認識。擦拭身體可去除皮膚上的廢物，消除令人噁心的怪味，使患者護理都能心胸暢快。

【全身擦拭的要訣】

幫患者擦拭全身，普通都不用沐浴或入浴的方式，因為這種方式是針對無法離床的患者們所施行的。

〔準備的用具〕洗臉用具、毛巾、肥皂、毛毯、浴巾。

【要訣】

1. 把必需的工具置放於床邊。首先得確定房間內的溫暖度是否太涼，或門窗有無空隙使涼風滲透進來等，室內要保持溫暖。
2. 臉盆內裝入三分之二左右的熱水（比普通體溫高一至二度）。旁邊可再置冷熱水桶，以便經常更換熱水。
3. 把身上所蓋的毛毯、棉被折至腳邊。只留下枕頭和毛毯，其他的東西可全部取出。

4.脫下睡衣（脫除睡衣的方法詳見第三章的說明）。

5.先洗臉部、耳、頸部，擦拭後擰乾。接著由上往下的順序，從兩腕、胸部、腹部、腳的順序清洗，拭擦清潔後擰乾。擦拭的時候，僅露出當時清洗的部位即可，其他身體部份先用毛毯蓋好，以免受涼。

6.可能的話，應把手腳放入熱水中清洗。無妨在床上墊以長浴巾和塑膠布，再把洗面用具置於床上，以免弄濕毛毯。手腳的指縫間也洗淨、拭乾。

7.用潤滑油按摩患者腳部。此時足踵或膝蓋是否有發紅等現象，需要留意。

8.使患者側臥。浴巾與背部平行舖妥。接著把背部清拭乾淨。臀部的肛門、下部等隱密部位也都需要仔細地清洗。

9.用酒精或潤滑油按摩背部，留心觀察背部的皮膚是否已漸紅。如有出現紅點，就表示那是褥瘡的前兆，請參考褥瘡治療法之項，立刻加以治療。如皮膚已瀕臨破裂階段的程度，請小心擦拭，不可弄破以免更趨嚴重。

10.接著讓患者仰臥，將毛巾、肥皀、浴巾、洗面器置於患者觸手可及的地方，讓患者自己擦拭陰部。如果本人行動實在不方便，可由護理者代勞。

11.確定陰部是否已洗淨、擦拭乾淨。如痱子粉之類敷用過多時，會變成糕狀，反而刺激皮膚，造成不便，還是以少量為宜。

12.再把睡衣穿好，同時將準備的工具收拾好，把患者安置妥當。

(3) 洗臉及口腔衛生

洗臉時，把浸在水中的毛巾擰乾，讓患者自行擦拭。如果患者可以坐起來，可讓他坐於床沿，由他自行擦臉。如患者稍前傾也不致於跌倒時，可把溫水倒在洗臉盆內，盡量讓患者自行洗臉。可視情況需要，利用長浴巾或塑膠床單鋪妥，以免洗臉水弄濕床鋪或衣服。

保持口腔衛生，不但使患者情緒舒暢，同時也可預防口腔的感染。情況許可的話，應讓患者自行清洗，以培養自力精神。

在床上時，可使頭部上揚穩定，採取舒適的姿態。前胸圍以長浴巾或塑膠布，以免弄濕衣服。把牙刷沾濕，塗上少許牙膏，讓患者自行刷牙。如患者無法自行刷牙，由護理者協助清洗。刷完後，用水漱口，務必把牙膏沫漱清，再用毛巾把嘴角四周抹乾。

雖然洗臉、刷牙等日常活動，對我們正常人來說，幾乎每天都會依時而行，但是患者一旦臥床不起，或臥病在床時，刷牙洗臉等常被人忽視或遺忘。又如單邊麻痺的患者，在麻痺一側的口腔內常會有食物屑殘留，因此非得多加留心不可。

以上，大致上已把日常的動作要領，做個概述，無論是臥床或身體已能活動，進入良好狀態的患者，在可能範圍內，應考慮盡量讓患者自行來做。如果護理者眼見患者動作遲緩或氣衰力竭的神態，心有不忍而事事代勞，對患者的復健工作非但沒有任何助益，反而可能導致不良的反效果。這一點是每個護理者或家人都必須具有的正確認識。同時更別忘記，當患者好不容易完成一個動作時，應該由衷地讚美他，以倍增他的信心。

關節活動與訓練

關節的活動方式可以分成兩類，一是病人在完全鬆弛肌肉和神經的狀況下，由護理者代為轉動的他動式方法；另一是患者以自己的力氣活動的自動式方法。

此外，由他人協助患者來活動患者本身所無法活動的範圍，這可稱之為協助式的方法。在活動關節時，應在可能範圍極限內盡量活動。

由護理者協助活動關節時的注意事項

(1)一天兩次轉動全身的關節，可活動的範圍都應完全轉動。

(2)請留意患者的疼痛感。過於劇烈的屈伸，會使疼痛感更加劇，所以，應該緩慢而輕柔地，在耐得住疼痛的範圍內，均勻揉和地活動。

(3)應細心地進行。如此一來，以後就不需再經常代勞。否則關節更形堅硬，衣服的替換工作會更加困難。

(4)注意不可使患者過度疲勞。必須留心不得過份無理地強迫患者活動，同時也要注意患者身體是否有異常狀況出現。原則上，關節炎的患者，應以患者自我活動的自動式運動較佳，但仍需在可耐疼痛的範圍內施行。

(1) 肩關節

往前舉、彎曲、屈伸

活動肩膀時，護理者的手所放位置，在病人的肘下與肩下（圖65），或是握住手腕與手肘（圖66），如同輕輕地往上拉一般，使患者的手保持直伸狀態，將手上舉，直到與肩膀成垂直角度為止，此時患者的大拇指應處於與天花板成直角的位置，然後再向後伸至耳朵附近。如圖67所示，手上下伸放如同畫一弧形。再以同樣的要領恢復原狀。

橫向上舉，側方上舉

護理者手的位置與圖65、66同。患者手臂伸直，由肩膀外側畫一弧形，直到耳朵部位為止。拇指需伸直（圖68）。

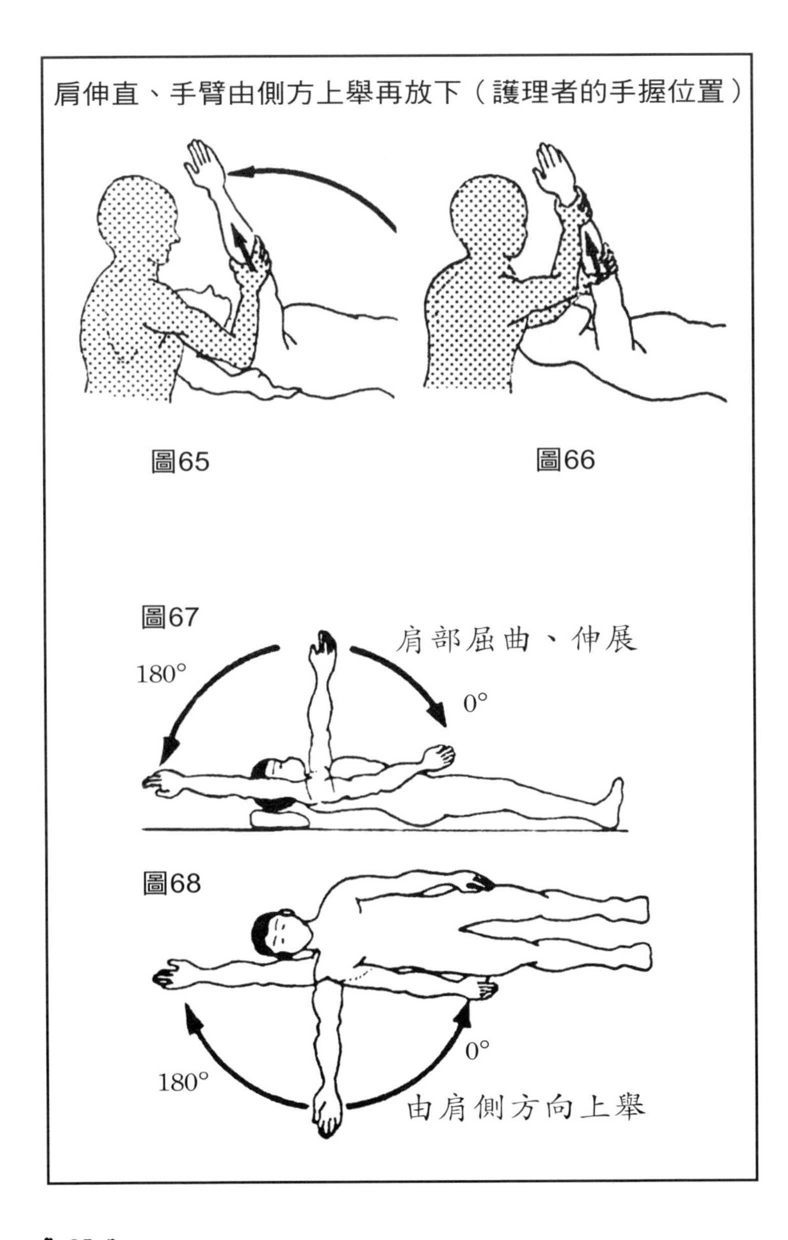
肩伸直、手臂由側方上舉再放下（護理者的手握位置）
圖65
圖66
圖67
肩部屈曲、伸展
180°
0°
圖68
180°
0°
由肩側方向上舉

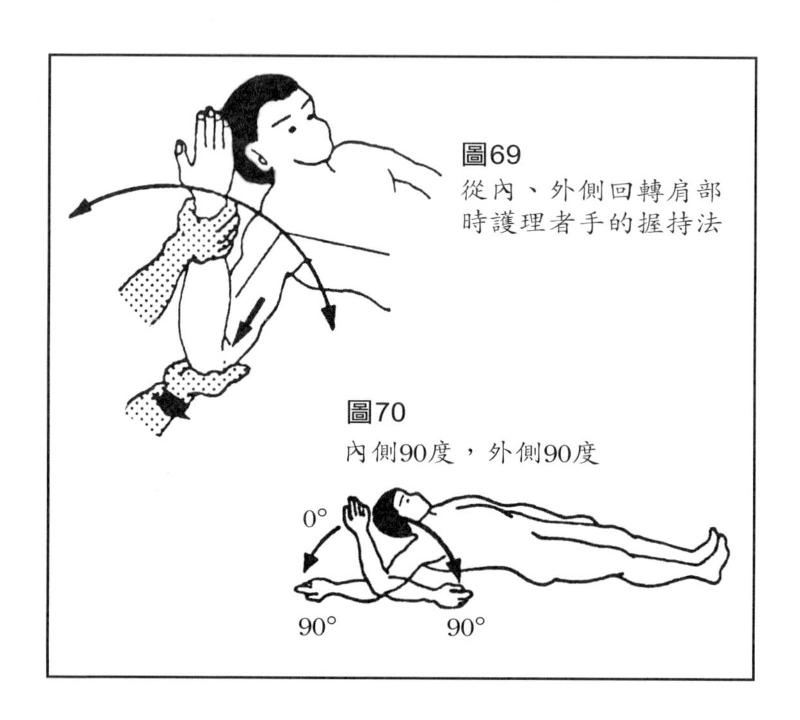

圖69
從內、外側回轉肩部時護理者手的握持法

圖70
內側90度，外側90度

內側回轉、外側回轉

護理者的手所放位置如圖69所示，一手在手關節上，另一手置於肘下。需使患者的手肘保持直角彎曲。如圖69是開始時的位置。將手肘輕往護理者所在方向拉過來，然後如圖70般地上下回轉。一直維持拇指向上的姿勢（並不僅是彎曲手肘或拉伸手肘而已。需與身體平行地轉動）。

(2) 肘關節

曲伸、屈曲與伸展

將手腕彎至與身體成直角的

位置上（圖71），或置於身體側方的部位（圖72）護理者的手所在位置，應如圖73所示，置於手脖子和肘下，手掌心向上，使患者的手伸展或回轉。完全彎曲時，手掌應以可觸摸肩部為止。

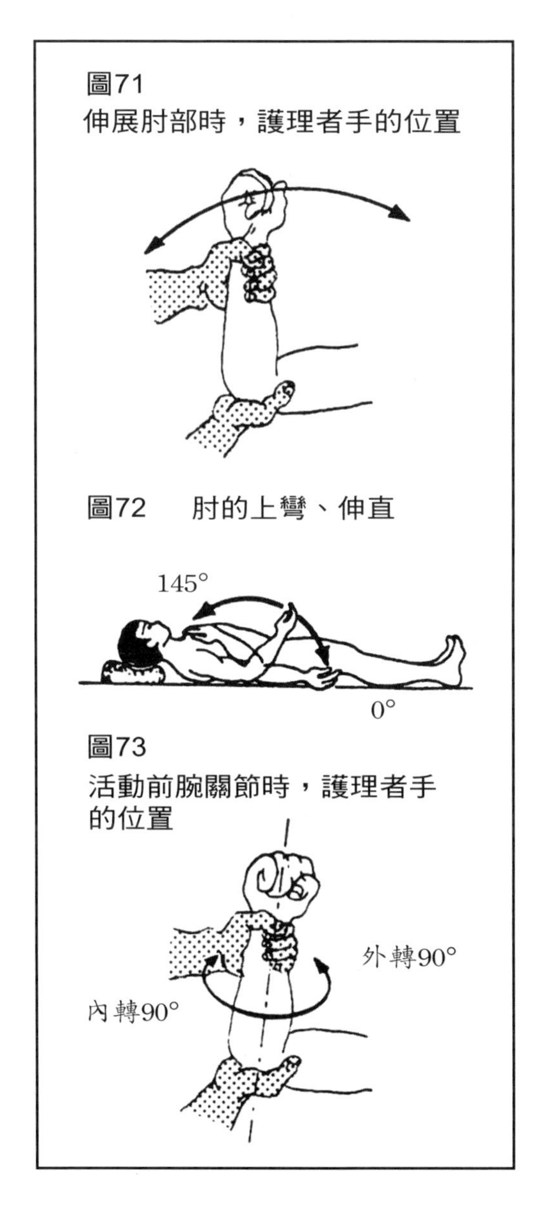

圖71
伸展肘部時，護理者手的位置

圖72　肘的上彎、伸直

圖73
活動前腕關節時，護理者手的位置

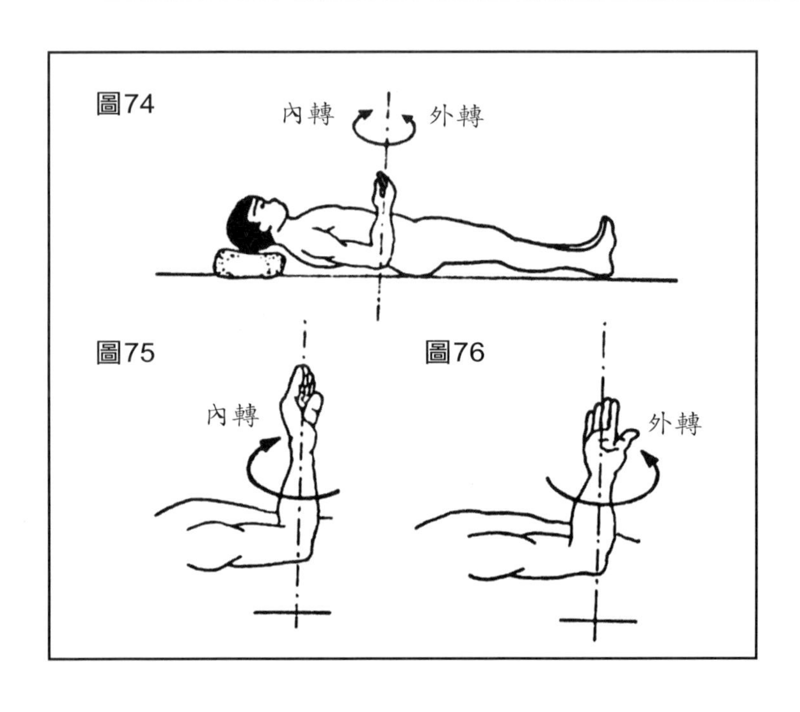

⑶ 前腕關節

內側回轉

手腕與身體外側密接，手肘保持直角位置。護理者的手的位置如圖74所示，固定手肘，以免向外側傾斜，另一手則握住手關節，將整個手腕向內側回轉，使手掌向下回轉。恢復原狀時，拇指向上的位置剛好是零度（圖75）。

外側回轉

此法與內側回轉完全相反，應使手掌向上般地往外側回轉。注意

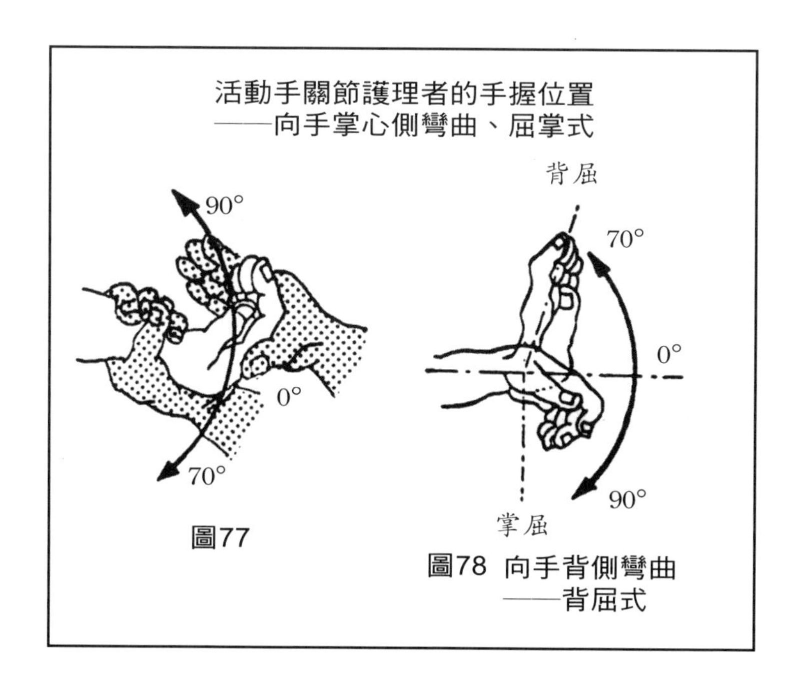

圖77

圖78 向手背側彎曲
——背屈式

手關節與手肘都不可彎曲或滑動（圖76）。

(4) 手關節

向手背側彎曲，向手掌側彎曲

護理者手的位置如圖77所示，一手置於手關節稍上方處，另一隻手握住手指甲處，使手關節往手掌心側內彎（圖78）。恢復到與前腕成一直線的零度時，握住指甲的一手改握掌心，使手關節向外側（外翻）彎曲。

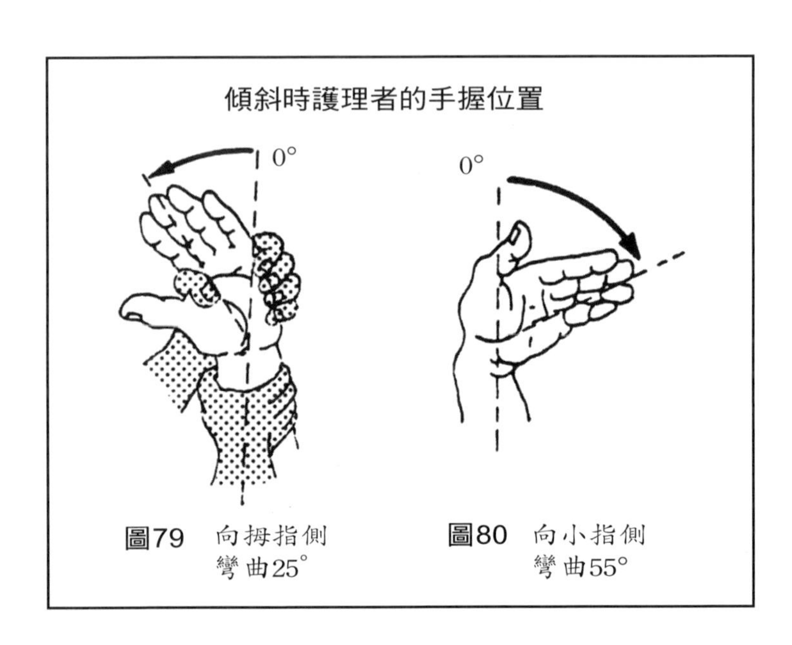

傾斜時護理者的手握位置

圖79　向拇指側彎曲25°

圖80　向小指側彎曲55°

手關節向小指側、拇指側彎曲

護理者手握位置的要領與手關節屈伸的動作相同，但置於手掌或手指甲處皆可。只要能使四指向拇指側彎曲就行了（圖79）。恢復原狀之後，又向小指側彎曲（圖80），並非只有彎曲手關節而已，而是將整個手掌向兩側傾斜。

(5) 手指的關節

手指的曲伸

護理者握住患者手背和手掌，予以固定，以免手關節顫動（圖83～

84）。動作要領如同圖81所示，完全彎曲手掌、伸展手掌（圖82）。

拇指的曲伸

護理者除手關節與拇指外，將其他手指予以輕輕地固定。以另一隻手握住大拇指彎曲、伸直、移動時需注意水平方向（圖85）與垂直方向（圖86）兩種動作。

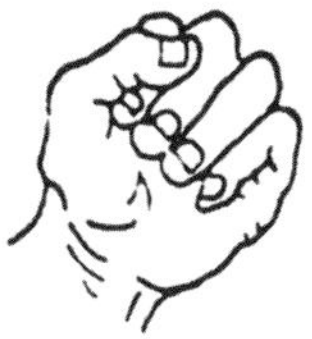

彎曲手指

圖81

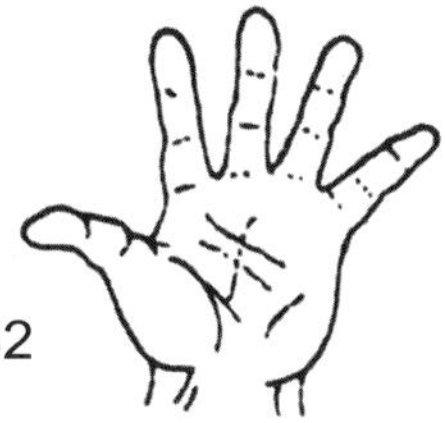

伸展手指

圖82

手指曲伸時護理者手的握持要領

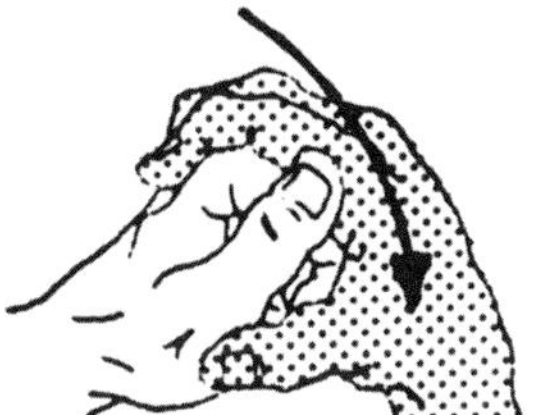

圖83

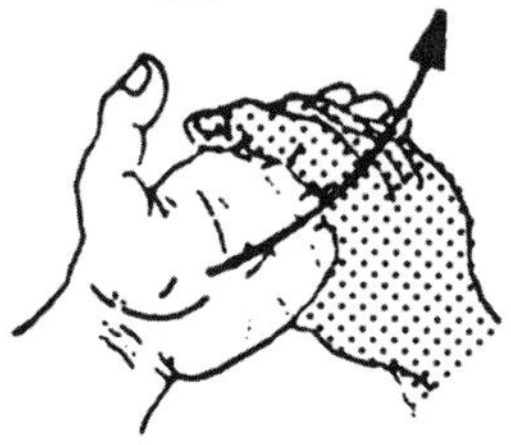

圖84

拇指、小指合立密接

護理者各握住拇指與小指（圖87），再如圖88所示，使拇指與小指合立密接，張合數次。

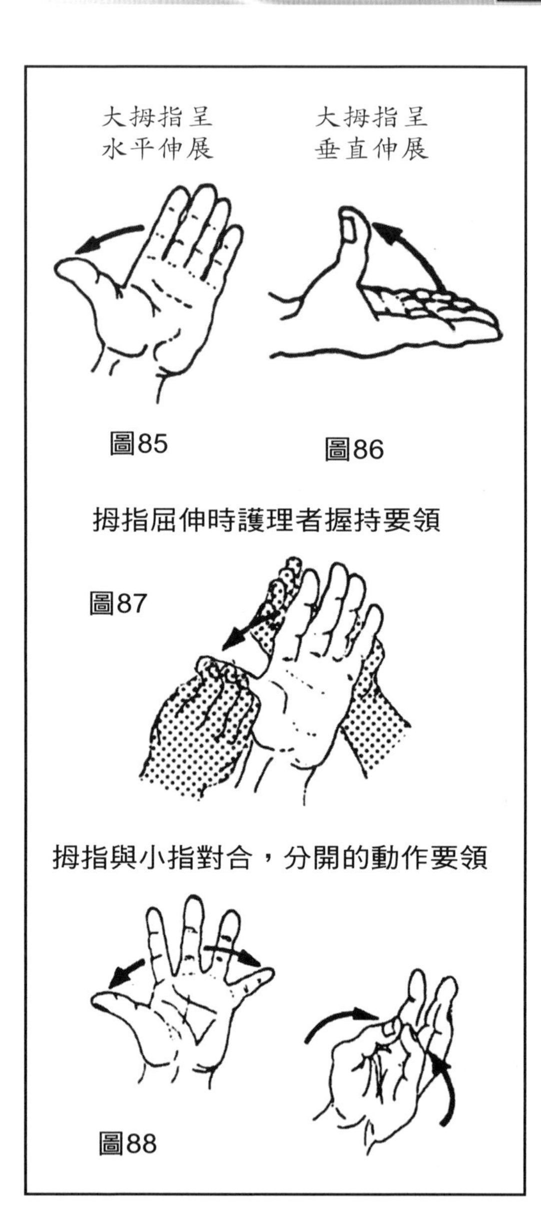

圖85　圖86

拇指屈伸時護理者握持要領

圖87

拇指與小指對合，分開的動作要領

圖88

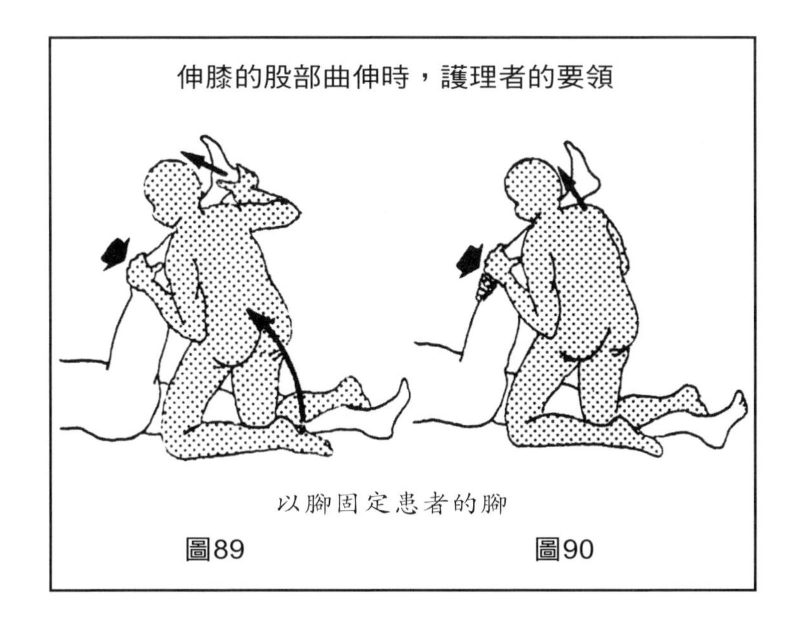

圖89　圖90

(6)股關節

伸膝以屈曲股部

護理者以一手固定膝蓋，另一手握住腳關節。此外，再如圖89所示，用膝蓋頂住患者的另一腳，以免另一腿上揚或幌動。然後逐漸把腿上舉，如因患者的腳過重，無法舉起，或膝蓋把持不住，立刻彎曲時，可如圖90所示，以兩手穩住膝蓋上舉。將腳置於肩上，護理者一挺身直立就可以把腿部舉起來了。

勿急遽上舉，應緩慢而有韻律地上舉（圖91）。

曲膝以彎曲股部

護理者的手放置於如圖92的位置，使患者股部曲伸，彎曲時，需使腿部稍向外側打開（圖93）。如另一腳有幌動現象時，可如圖89所示的要領，以膝蓋壓穩予以固定。

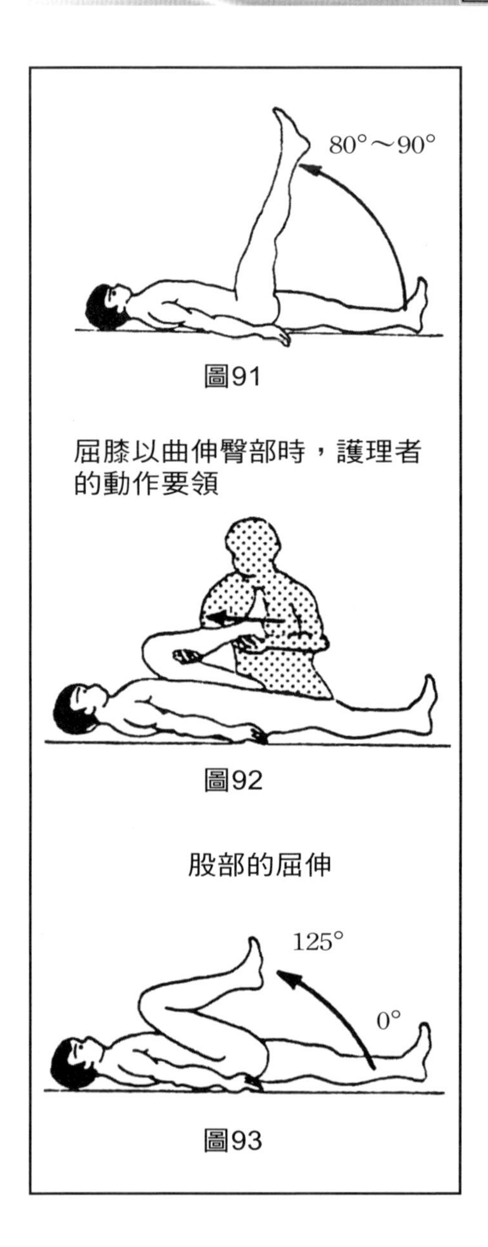

圖91

屈膝以曲伸臀部時，護理者的動作要領

圖92

股部的屈伸

圖93

伸膝以開腿的動作時，
護理者握持要領

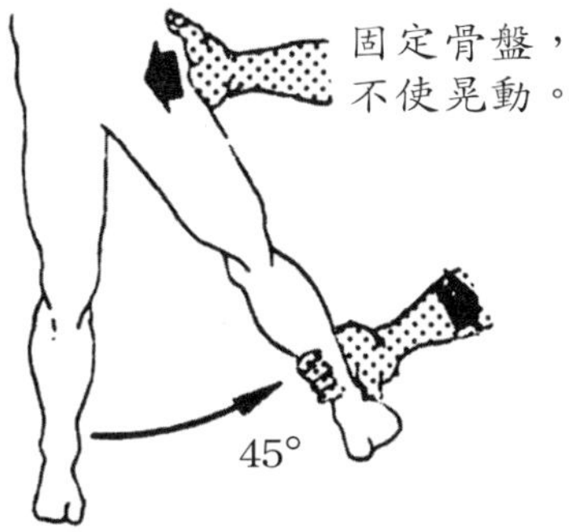

圖94

腳向外側開、閉

護理者的手置於如圖94的位置上，固定骨盆，使不致移動，另一手置於患者膝下或腳關節下，使患者的眼閉合。

特別留意保持患者的膝蓋向上，勿使往外側傾倒，整隻腳水平而又穩定地往外側閉、合。

股部向內側、外側回轉

護理者如圖95所示的實施要領，使股部與膝部成90度的直角，再如圖96所示般，以膝部為軸心，向外側、內側回轉。此時，需留心不可讓膝部往內側或外側傾斜，需完全穩定住再回轉。

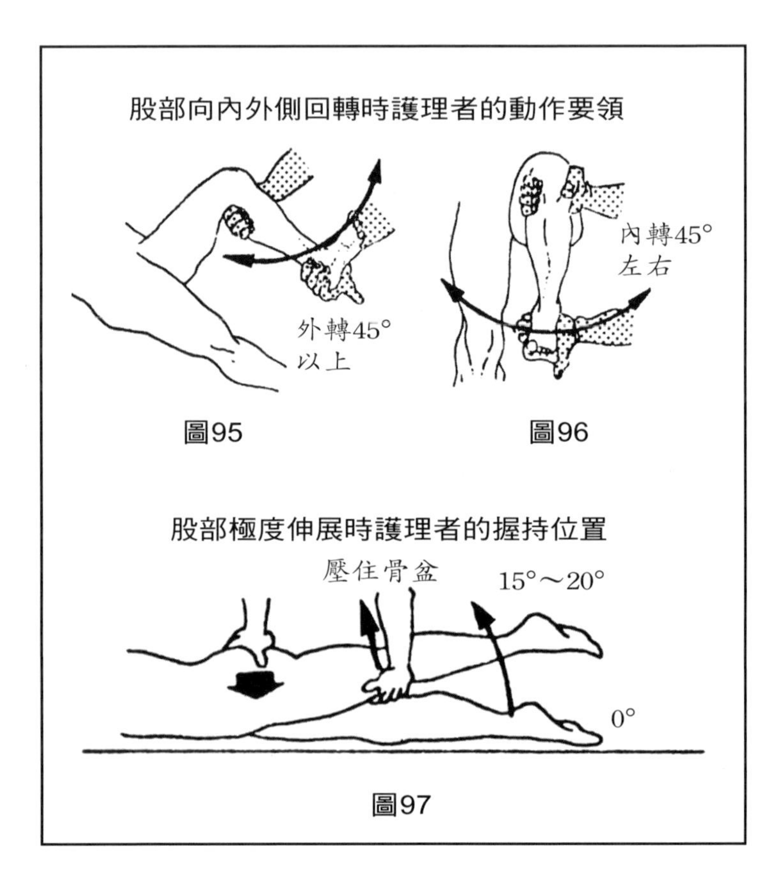

圖95

圖96

圖97

股關節的伸展

讓患者俯臥，護理者的手，如圖97所示，置於患者的臀部上，輕輕壓住，以免臀部上提，另一隻手置於膝蓋上穩住，使整隻腿完全上提伸展。

(7) 膝關節

彎曲、伸直

讓患者採取仰臥的姿勢，護理者一手置於其膝蓋上，或是大腿上，另一手握住腳脖子，以免使腳踵離開床面，然後屈伸腿部，使腳後踵能夠碰到臀部為止（圖98）。

使患者俯臥，護理者以手壓住其臀部，以免往上揚。另一手握住腳脖子，使患者膝部上下擺動（圖99～100）。

膝的屈伸

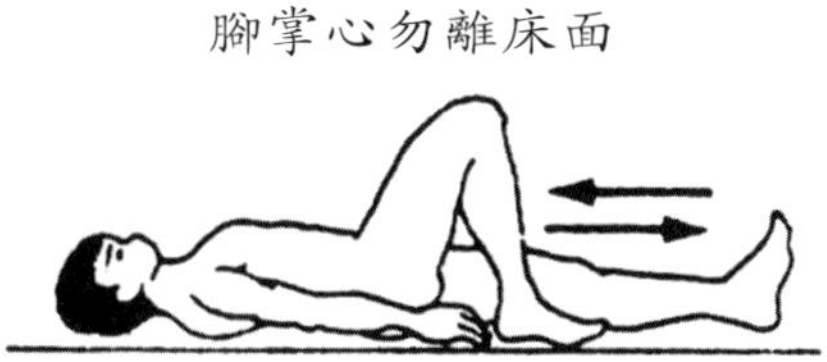

腳掌心勿離床面

圖98

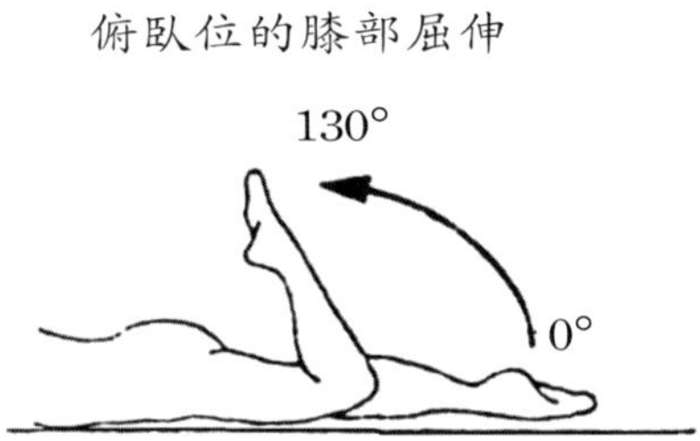

俯臥位的膝部屈伸

130°

0°

圖99

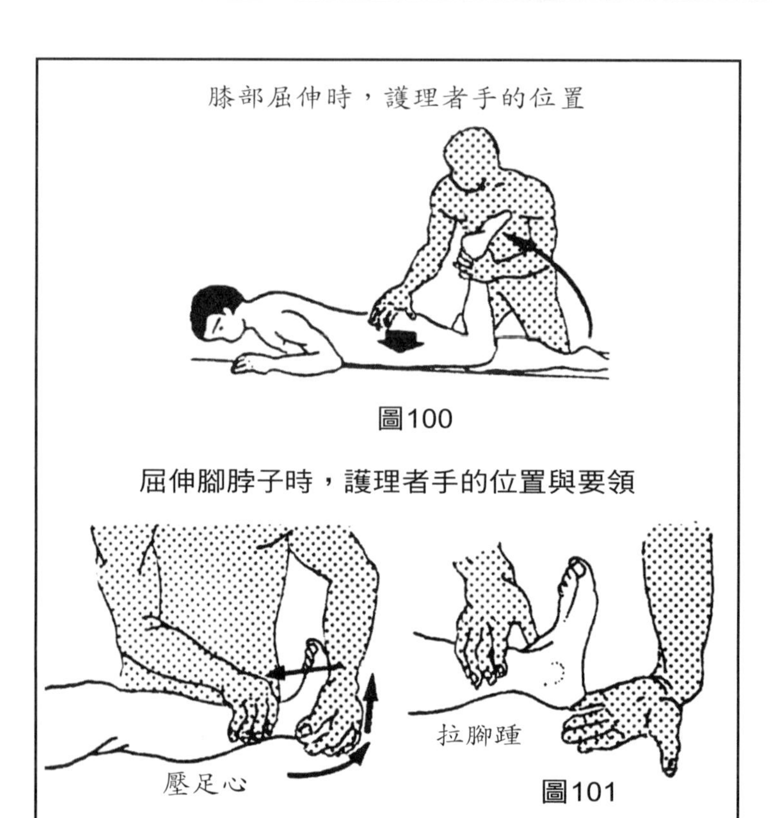

圖100

圖101

(8)腳關節

腳脖子的內彎與外伸

如圖101所示，護理者的手置於腳脖子的稍上方，予以固定握住，另一手緊握住腳後踵，同時前手腕緊貼住腳掌心，然後一邊用力拉腳後踵，一邊強壓腳掌心，使腳掌向腳背處彎曲（圖101）。恢復原狀後，原來握住腳踵的手改握腳趾，然後以相反的方向，使腳掌向內彎曲（圖102）。另如圖103的要領，一手握掌心向上壓，一手握腳踵向下拉的動作，也是相當有益的運動。

腳關節的屈伸

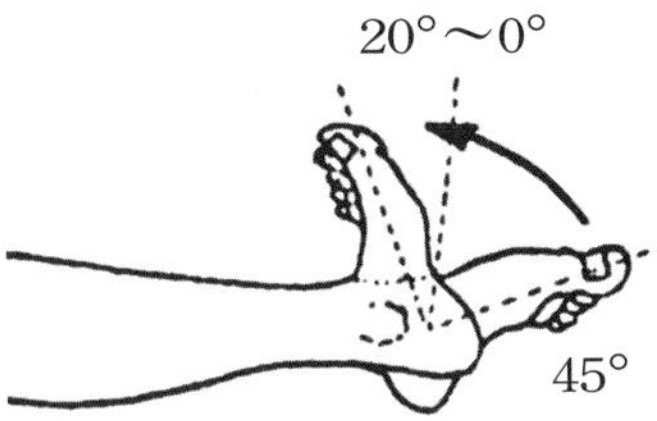

20°～0°

45°

圖102

屈伸腳掌的另一種方法

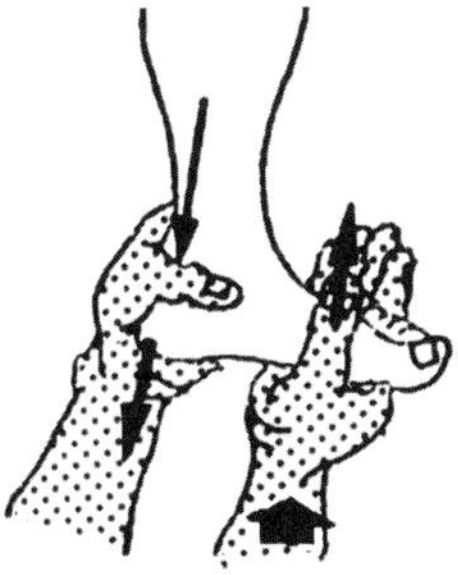

圖103

腳脖子向內、外側扭轉

此動作事實上並非腳關節的活動，而是在其稍下方處，形成腳踵部的骨與骨的關節活動。護理者如圖示的要領，先固定腳脖子再如圖105所示，往內側扭轉；或如圖106所示，往外側扭轉。

(9)腳趾

腳趾的屈伸

護理者手握患者的腳趾或腳掌心，以另一手彎曲腳趾（圖107）。

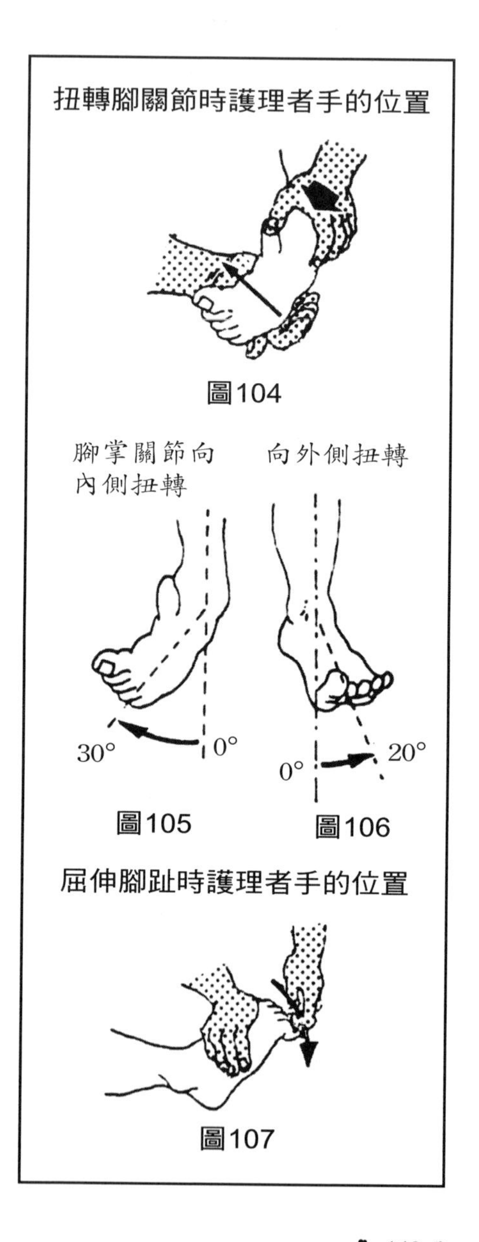

圖104

圖105

圖106

圖107

⑽ 脊椎

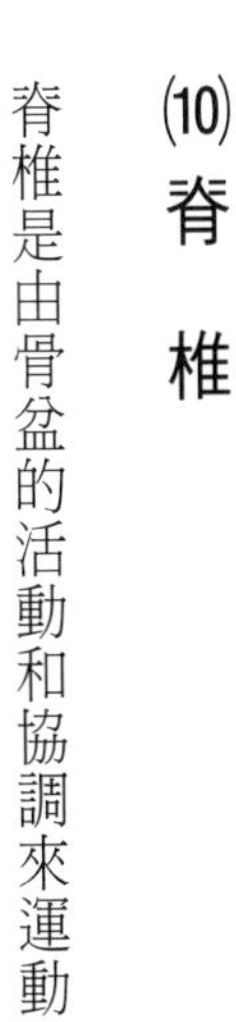

脊椎是由骨盆的活動和協調來運動。如座位不十分穩固的話，欲活動脊椎是相當困難的。

上體往前彎、軀幹的前屈

護理者採取立姿，立於患者前面或後方。立於前面時，輕輕按住患者兩肩，緩緩地往前彎曲脊椎。站於患者後方也同樣輕壓兩肩，使患者的脊椎緩緩向前彎曲。

上體往後彎、軀幹的後屈

立於患者身側。一手攬住患者腰部，使患者不致於跌倒；另一手置於患者胸部並向後壓，使患者的脊椎往後彎曲。

上體左右彎曲、軀體的側彎

護理者立於患者身後，一手置於彎曲側的腰部，另一手置於相反側的肩膀上，輕輕用力壓使上體側彎，然後反覆施行。

上體旋轉、上體回轉

護理者立於患者前方，輕扶兩肩向左右旋轉。最後使患者作深呼吸，以調節體態。

座位期

能夠坐椅子的時期

渡過安靜期的座位期，也就是在患者已經可以坐立位的時期中，最重要的癥結在於如何下決心治癒患者的主體性和意欲康復的問題。如果患者不積極自動地自我訓練，那麼，即使周圍的人再努力再苦心積慮的協助，到頭來仍是徒勞無功。

(1)積極地施行躺臥、起身活動、坐在椅子上等活動。

(2)關節的運動——可能範圍內，應由患者自己自動而積極地運動。

(3)要熟練日常的生活動作。例如，飲食、排便、排尿、更換衣服、洗臉、刷牙、沐浴等。但是，必須在自我運動的可能範圍內進行，切勿過於勉強。如患者還無法擁有足夠的步行能力，或仍無法站穩，卻強行牽往上廁、入浴等，萬一不幸跌倒，會導致骨折等不幸的後果。

(4)繼續進行體位變換，同時要更積極地往站立或能夠完全支撐體重的階段邁進。

(5)無需藉助護理者的協助，早日以自力活動。

無論身患何種疾病，一旦渡過發病時的危險期而進入安靜期間內時，最重要的康復手段，在於稍微活動肢體或努力嚐試起身。身體開始活動以後，血液循環更為旺盛，心臟的活力也比安靜期更地暢順。從臥床期轉為離床而坐立的時期中，需先加考慮的是，身體上的哪些活動是心臟的容許範圍內可行的。

最好不要運動的情況

動作中屢次引起狹心症

安靜時脈搏數達
100～120以上

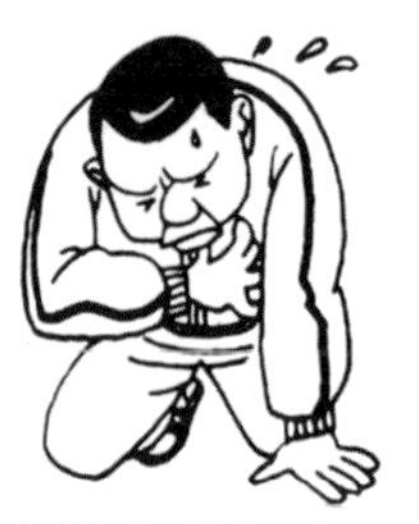

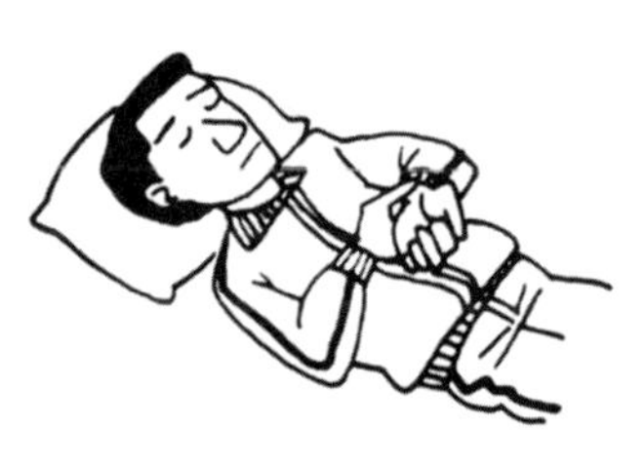

在運動之前，先得觀察臉色、眼睛的狀態、脈搏及脈搏跳動的速度，最好也測量血壓。運動開始的初期階段中，每隔五分鐘觀測一次，俟身體狀況已能充分適應運動時，需在運動前、運動中及終了時逐次觀察、測定，能將各項狀況記錄下來更方便。

運動量的限制

最好立刻停止運動的情形

①收縮期壓（高血壓）在兩百以上。②擴張血壓（低血壓）在一百二十以上。③脈搏跳動有顯著的不規律。

中途停止運動的情況

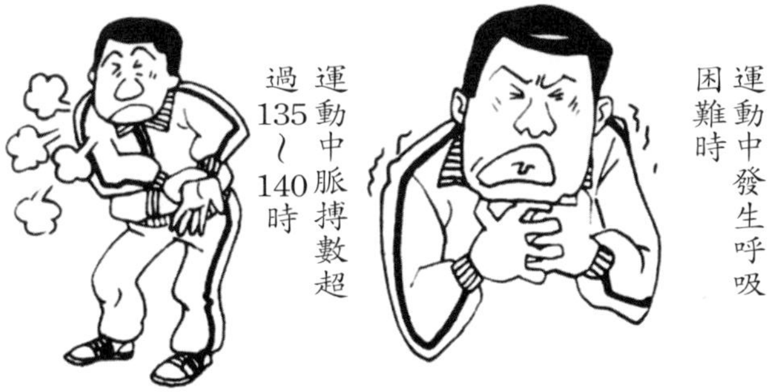

運動中發生呼吸困難時

運動中脈搏數超過135～140時

中途需停止運動的情形

①在運動中有昏眩、胸部疼痛及氣喘現象時。

②在運動中，一分鐘出現十次以上的脈搏跳動不規律時。

③運動中高血壓逾四十mmHg以上，低血壓逾二十mmHg以上時。

在運動中途停止訓練以靜觀變化的情形

①脈搏跳動次數上升至運動開始前的百分之三十八時。

②一分鐘出現十次以上的脈搏跳動不規則

停止運動以觀察變化的情況

脈搏數超過120

1分鐘內有10次以上
脈搏跳動不規則

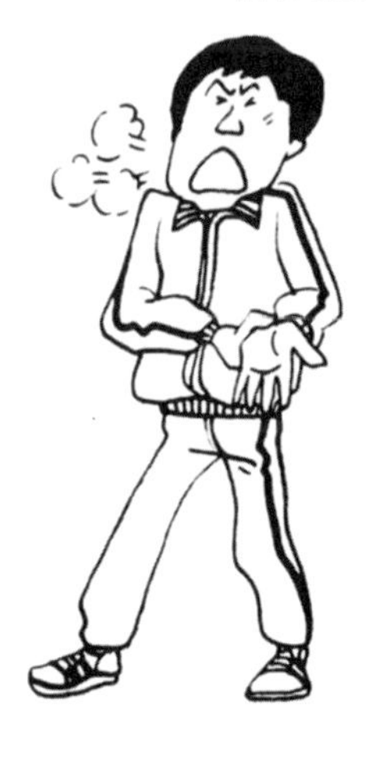

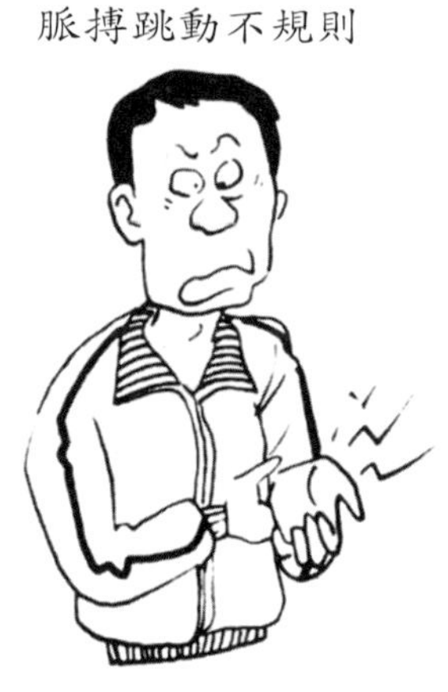

時。

③低血壓在一百二十以上。

④輕微的心悸或呼吸困難時。

上述的標準，是從心臟的負荷量來限制運動量，以達安全的要求。

座位期引起的併發症

(1) 起立性低血壓

所謂起立性低血壓，就是俗語所說的貧血或站立昏眩的症狀。

躺臥狀態的時候，血液的流向只往橫向或者水平流動而已。因此躺臥時，無需像站立時那般，需要有上下垂直的強烈壓力來鼓動血液循環。調節這樣的流動壓力的組織，稱為反射機構，使血液不但能夠往上下，同時也能平靜地水平流通。即使從躺臥的狀態，突然急速地站立，此組織也能夠調節流動的方向，從水平改為垂直上下的迴流而不停滯。但是，如果長時期的躺臥，由於反射機構的機能降低，所以忽然坐起或站立時，血液因重力的作用而往下方傾流，造成腦部的氧氣不足，結果變成昏眩或甚至暈倒（圖108）。

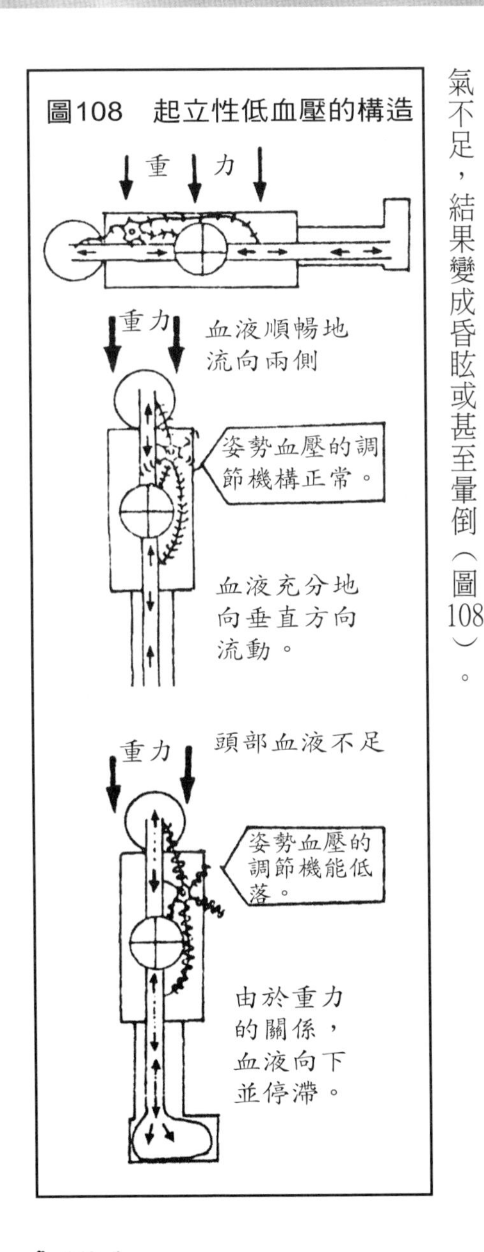

圖108　起立性低血壓的構造

【預防與對策】

從臥床的狀態坐起，立刻訓練能夠及時坐、立是最好的方法。一邊藉助護理者的手進行體位變換，同時患者自我多訓練躺臥、起身的動作，或早日熟習日常動作的訣竅。輕微的四肢體操，也需藉護理者的協助努力地進行，只要不過於勉強就行了。當然，最主要的目的，在於早日離床且能夠自由自在地活動。

【座位訓練】

①從有靠背的座椅開始訓練。要準備椅子，或者木板也可以應用。

②起立前先測量脈搏次數。如低於一〇〇～一二〇，立身應該無妨。

③首先起、坐應由三十度左右開始，並測量脈搏。如果脈搏較起坐時緩慢、或較弱、或無規則性、或相反地高達一三〇左右時，最好立刻恢復躺臥的姿勢（請務必參照運動量的規則）。如果脈搏無任何變化，繼續進行也無妨（圖109）。

④每天施行兩次，每次各約二十至三十分鐘。如各種狀態皆無不良變化，可再增加十五至二十度左右。最終目標，可增至大約八十度～九十度，接著離開靠背，

依自己的力量坐穩，而無需藉助任何工具（圖110～111）。

最近新式的彈簧床，已有許多設計成可以改變上半身姿勢的活動樣式，利用這種床鋪最為方便。

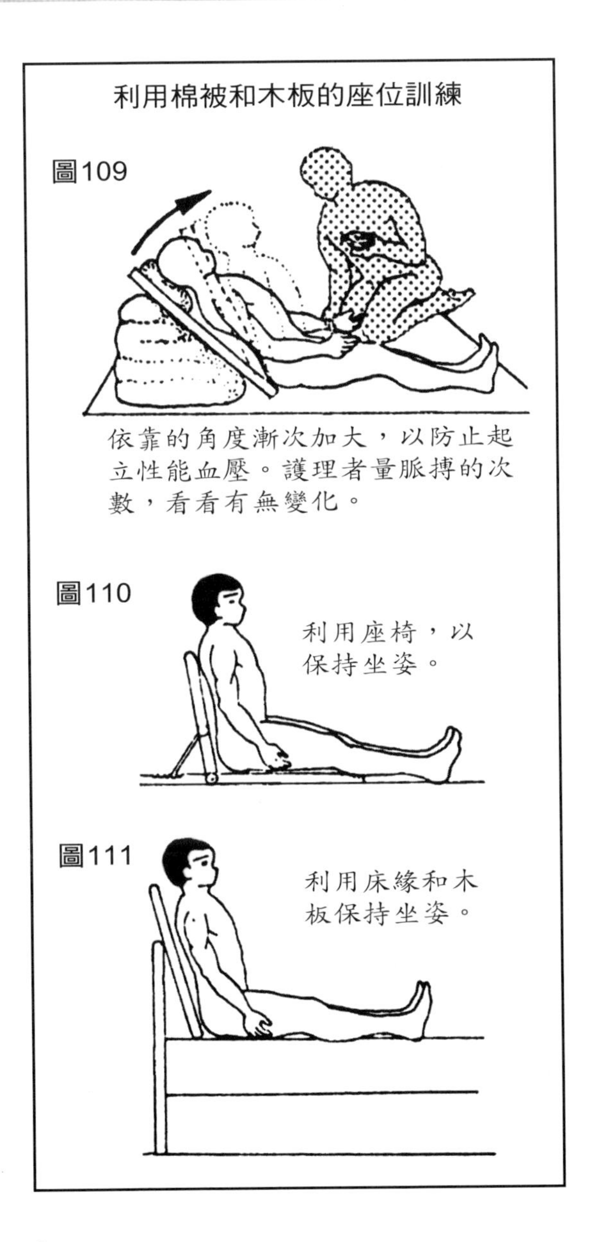

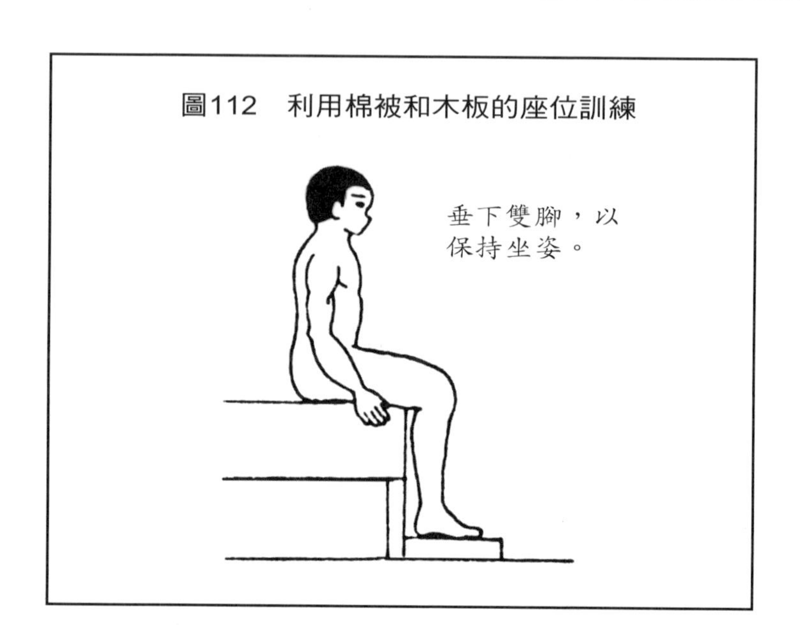

圖112　利用棉被和木板的座位訓練

⑤嘗試雙腳垂於床下，坐於床沿的動作。也可以利用椅子來做。即使血液會傾注於下垂的雙腳上，但這個動作同時也是為了使血壓調節機構正常的活動而做（圖112）（患者起身的實例請參照第三章）。

(2) 肩膀的亞脫臼

肩膀的亞脫臼可見於腦中風、半身不遂、關節炎等疾病。所謂亞脫臼是指支持骨骼的肌肉麻痺，或關節包鬆弛，或比正確的位置向前移出下落等原因所形成的。如放任亞脫臼不顧，必造成酸痛的後果。這是因為關

圖113 肩關節的亞脫臼

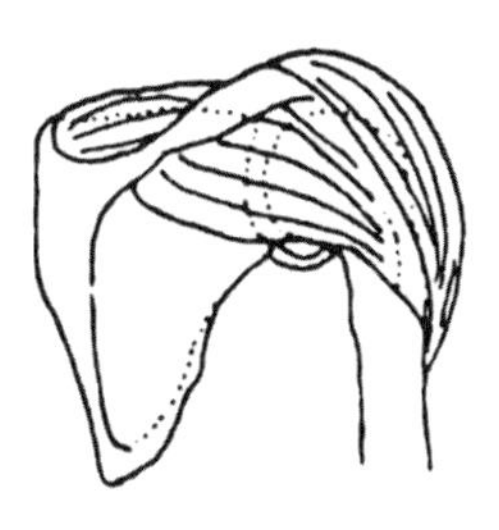

正常的關節

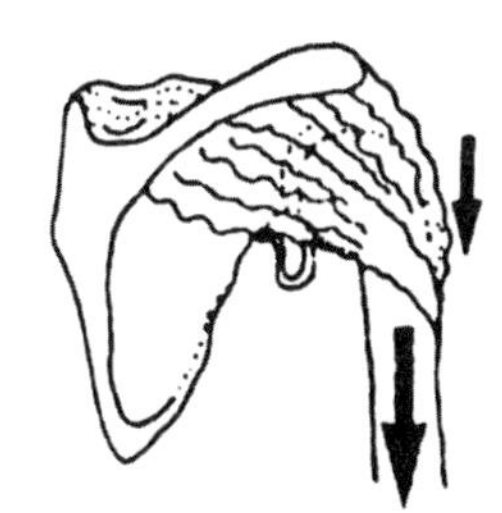

支撐腕骨的肌肉麻痺，或關節包鬆弛而向前滑出掉落。

節面不位於適正的部位，且因扭摩擦的作用，致使關節周圍的組織受牽引而產生疼痛感（圖113）。

【預防與對策】

①藉助他人之力或以自力可行的運動方式，儘量地活動以刺激肌肉。

②以自力進行肩胛骨的運動（圖118、119、114）。

③三角布是在肌肉麻痺而引發亞脫臼時所應用的工具，但此種工具的功效頗引起爭論。所以，儘量不使用三角布，以自力運動來治療較妥當。

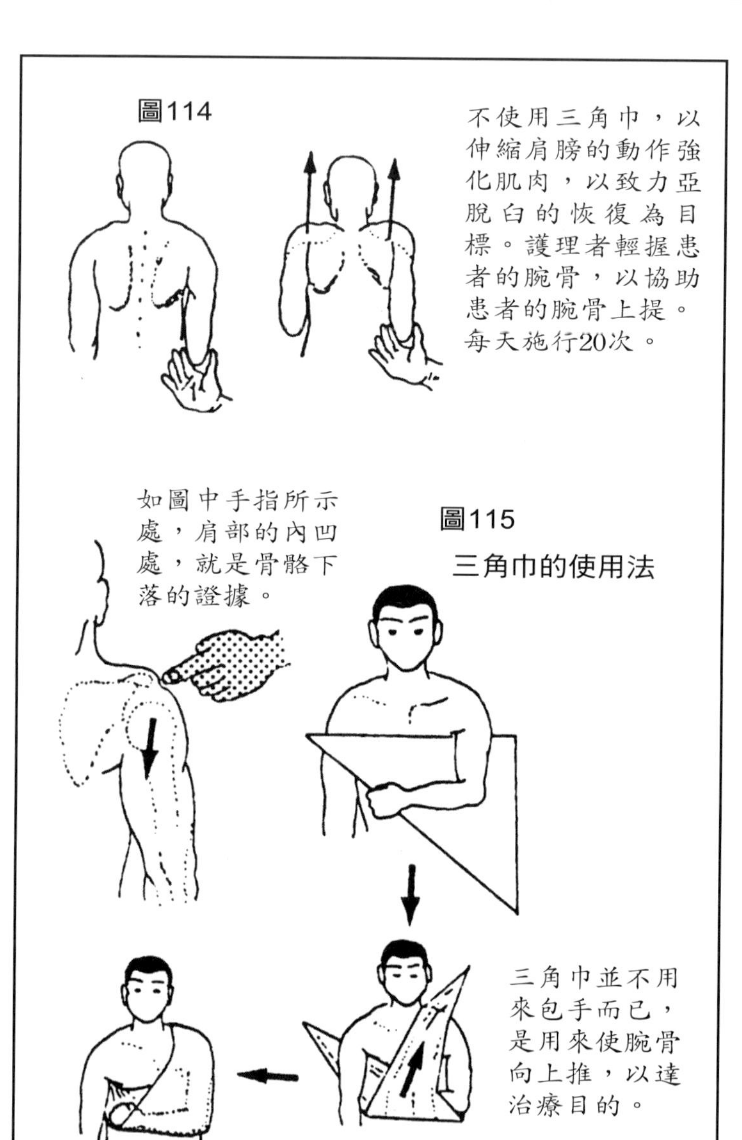
圖114
不使用三角巾，以伸縮肩膀的動作強化肌肉，以致力亞脫臼的恢復為目標。護理者輕握患者的腕骨，以協助患者的腕骨上提。每天施行20次。
如圖中手指所示處，肩部的內凹處，就是骨骼下落的證據。
圖115
三角巾的使用法
三角巾並不用來包手而已，是用來使腕骨向上推，以達治療目的。

(3) 廢用性肌肉萎縮

肌肉在日常不斷使用時，肌肉纖維富於柔軟性和彈性，並保持肥壯，同時維持緊張性。但如果因某種疾病而無法使肌肉活動時，肌肉則逐漸瘦弱萎縮，失去柔軟性和彈性，更使得緊張性消失。這種因不復使用而引發的萎縮，稱為未使用性（廢用性）的肌肉萎縮。

長時期臥病在床，肌肉不再有效的使用，逐漸引起萎縮現象，喪失了運動力。因此，即使意欲訓練起坐或站立，也因肌肉的萎縮而無法著力，使坐下或站立都變得相當困難。

【預防與對策】

肌肉萎縮是長久廢弛不用而引起的，所以如能常依自力而活動手足、身體，必能防止肌肉的萎縮。如再加上護理者的協助，同時自己也勤加鍛鍊，藉著他動性的關節運動，經常刺激肌肉，必能防止萎縮現象。

日常生活的動作訓練

正常人日常所應用到的動作有睡、坐、站立等姿勢，以及身體的位置，或將身體移往他處的移動動作，以及洗臉、進食等日常的生活動作。

這些動作有各式各樣的訓練方法和活動方法，在此處無法一一列舉，只列舉其中最簡易可行的方式介紹。

(1) 躺臥轉身

躺臥轉身時，頭與肩、腰、骨盤等如何回轉較佳，就得視護理者的手腕而定了。輕扭頸部，使頭部離床，把身體轉向側方。為使腰或肩部的回轉有效，應曲膝而立，將手拉至胸部上面，逐漸地減低協助量，首先減少對頸部與肩膀的協助，只協助倒膝的動作（圖116～圖120）

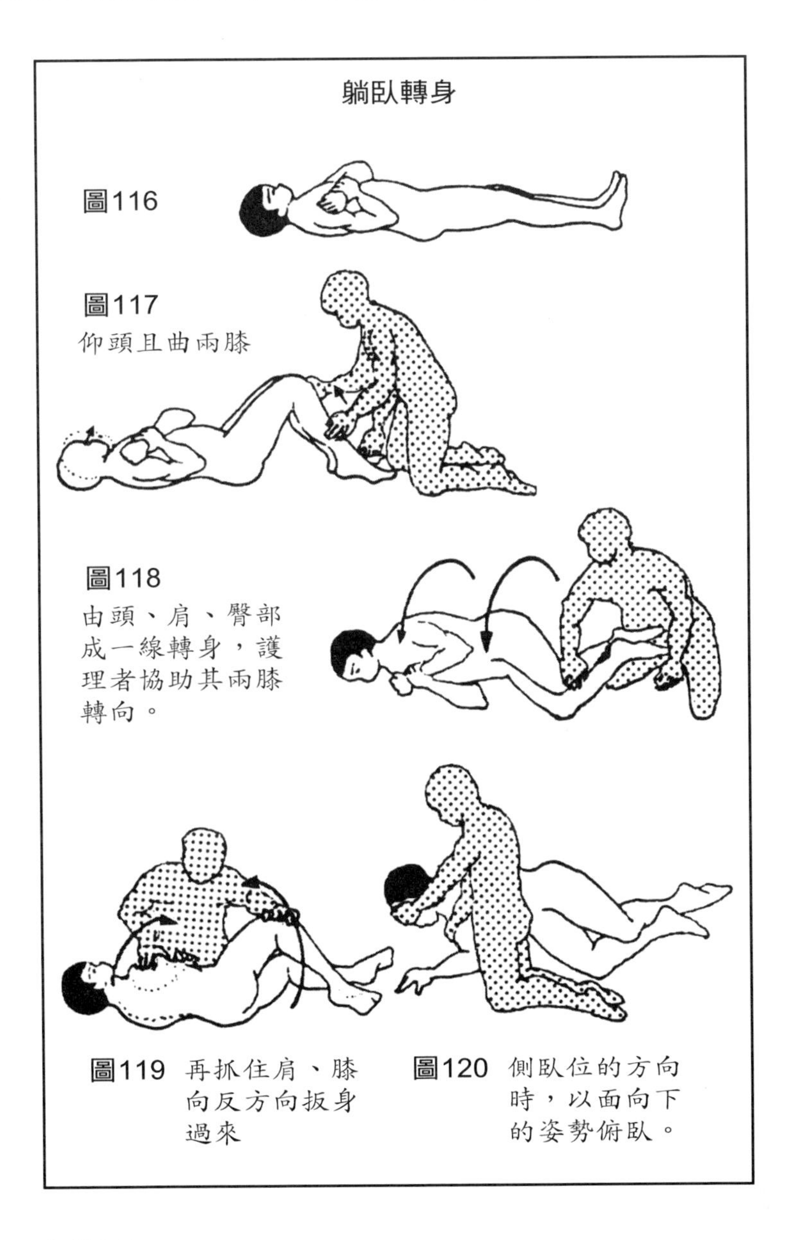

躺臥轉身

圖116

圖117 仰頭且曲兩膝

圖118 由頭、肩、臀部成一線轉身，護理者協助其兩膝轉向。

圖119 再抓住肩、膝向反方向扳身過來

圖120 側臥位的方向時，以面向下的姿勢俯臥。

(2) 由仰臥姿勢起身

起身的運動，頭部和頸部的動作方向最為重要。由仰臥姿勢仰起頭來，然後頸部往起身的方向轉扭。減少協助的程序，先從頭、頸部的協助減少，只協助其肩膀的部份上抬，但這個動作最後仍需由患者親自解決較佳（圖121～圖124、圖125～圖127、圖128～圖130）。

躺臥起身的方法

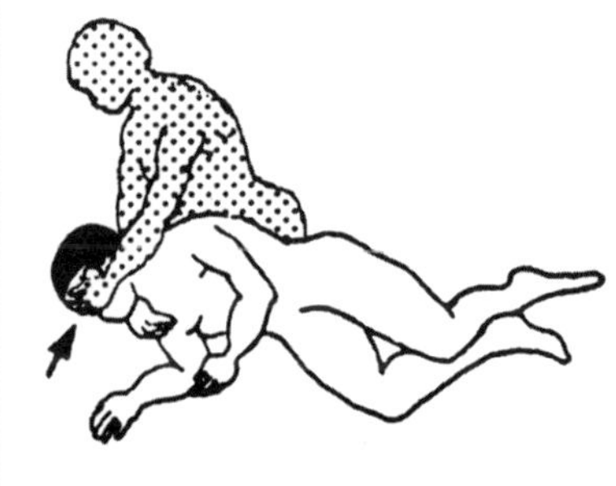

圖121　首先橫臥，輕曲兩膝，先抬起頭部。

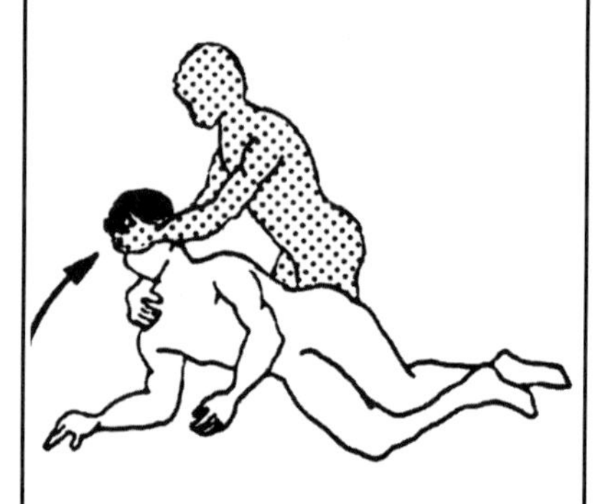

圖122

以肘力使肩挺起，支撐起上半身，注意頭部須保持上提姿勢，不可向下。

躺臥起身的方法

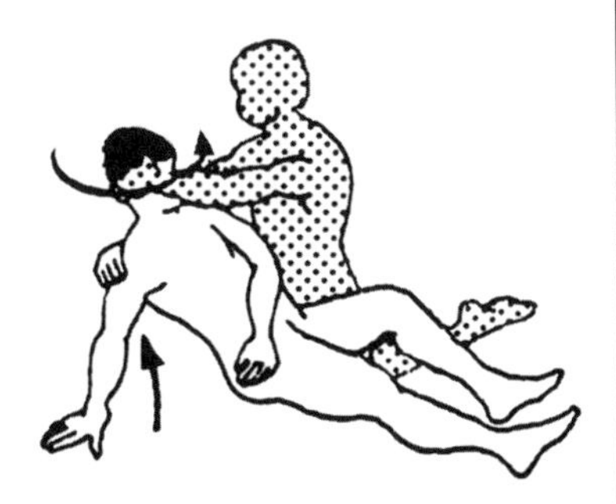

圖123　肘部伸直，使上體更加抬高，注意頭部方向，不可後轉。

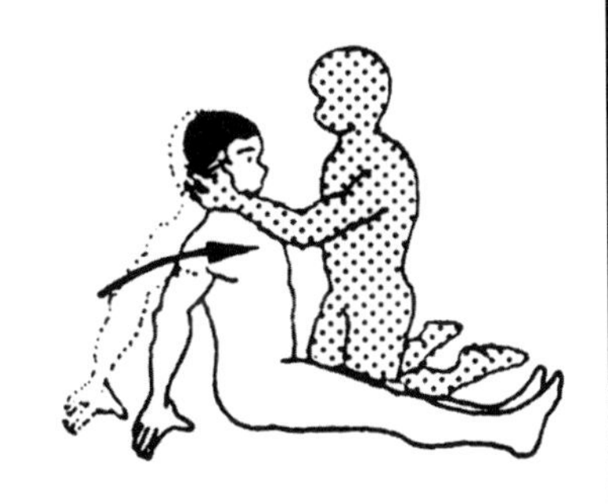

圖124　手置於接近身體的位置，完全坐起上身，保持姿勢的正確，稍向前屈再挺身即可。

⑶ 起　立

坐姿必須在離床前就開始練習。為了防止永久臥床，也應早日練熟坐姿。為使坐姿早日穩定，應由患者自行起身離床。以自力慢慢地前後左右搖幌身體離床起立，再逐漸地延長坐位的時間（圖131～圖134、圖135～圖137）。

由仰臥的睡姿起身的方法

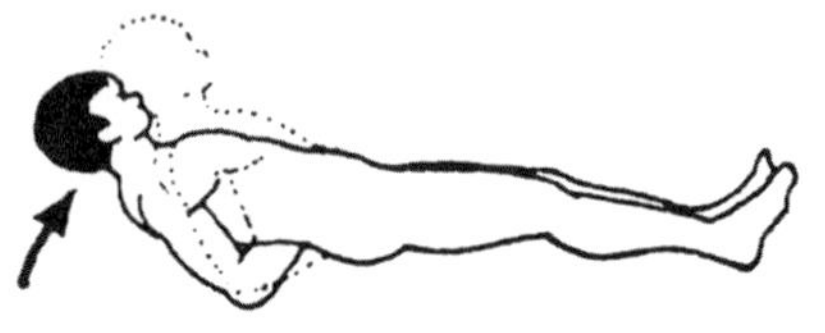

圖125　手置於後腰部，抬起頭立起肘部並支撐上體起身。

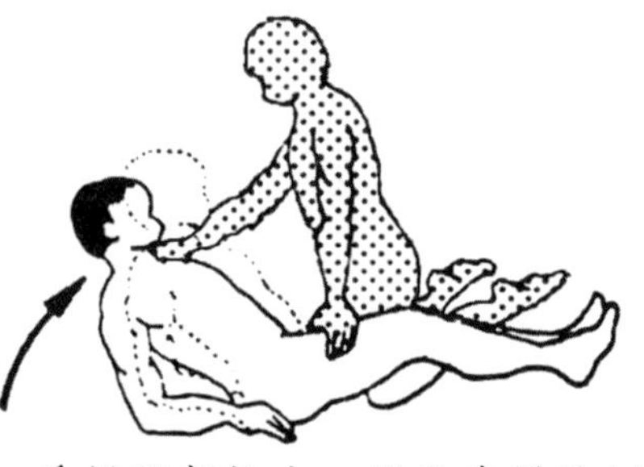

圖126　手從腰部抽出，置於身體外側，再從肘使上身更加上抬，此時應以手壓住兩腿，以免幌動或上抬。

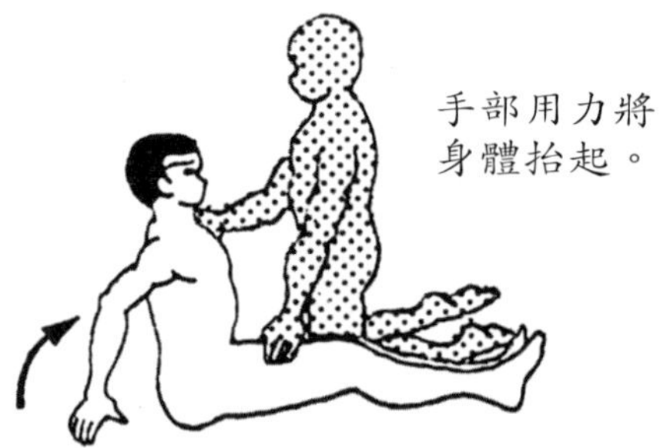

圖127　起身後頭部和上身經常保持前傾使重心移前，以免向後倒。

從床上起身

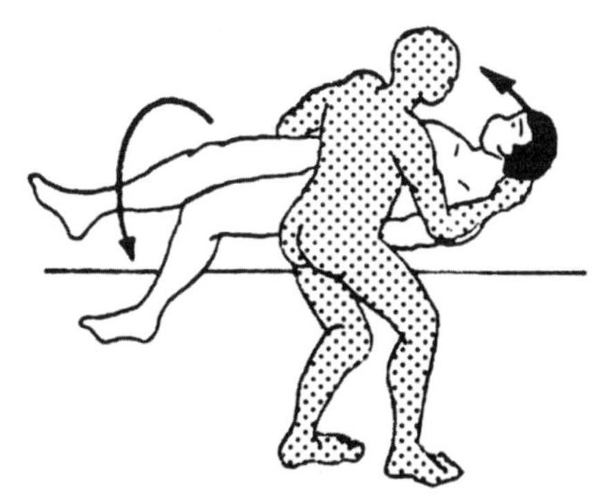

圖128

護理者如圖所示，握住頭部和相反側的臀部，使一端呈側臥位，並以下方的臀部為軸心，轉動起身而立。

圖129

患者以雙手支撐上身，兩腳移往床沿，然後順著床沿垂下。

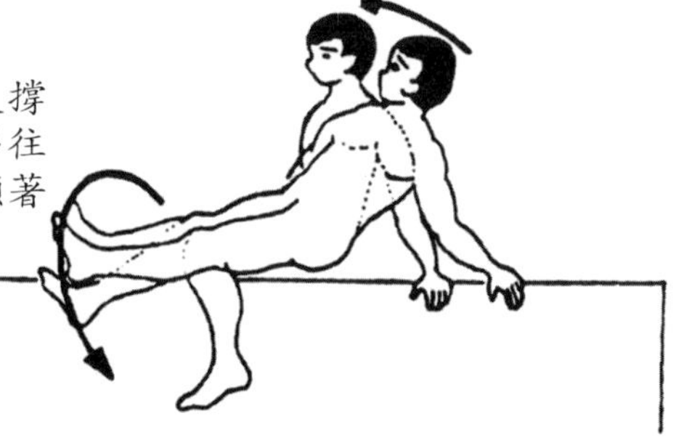

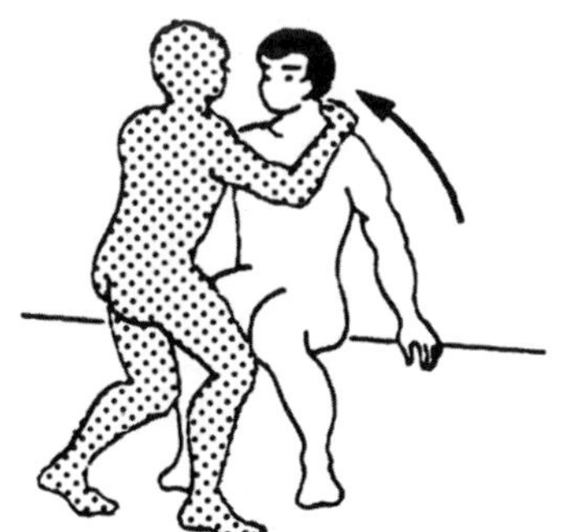

圖130

護理者使患者立於前方，將患者的臀部拉向靠近自己的一方，使之坐起。

坐姿平衡的訓練

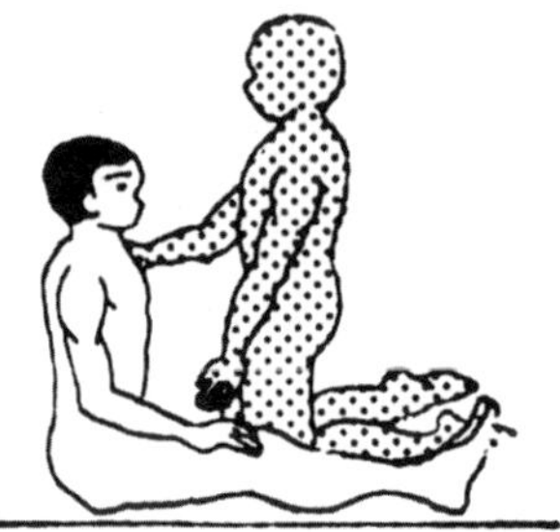

圖131

保持不動的坐姿並非就可保持平衡，患者可自行坐穩時，可由自己搖動身體，運動肌肉，而使得平衡穩定。

圖132

護理者勿使患者倒向狀況不良的一側，位在病人的一側並屈膝，前後搖動患者的上身。逐次加大搖動範圍，但留意不可過度勉強，以免患者受傷。

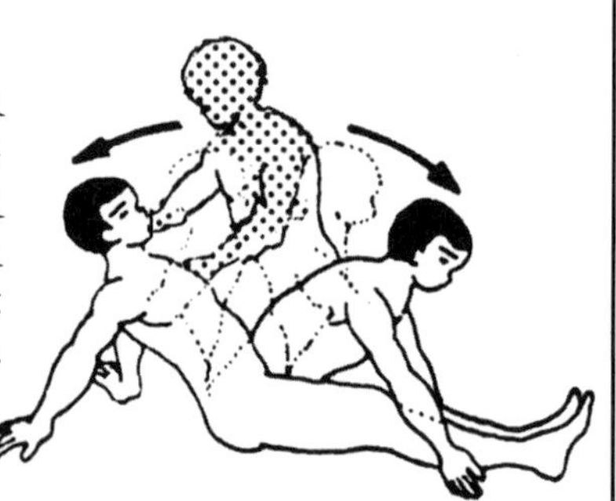

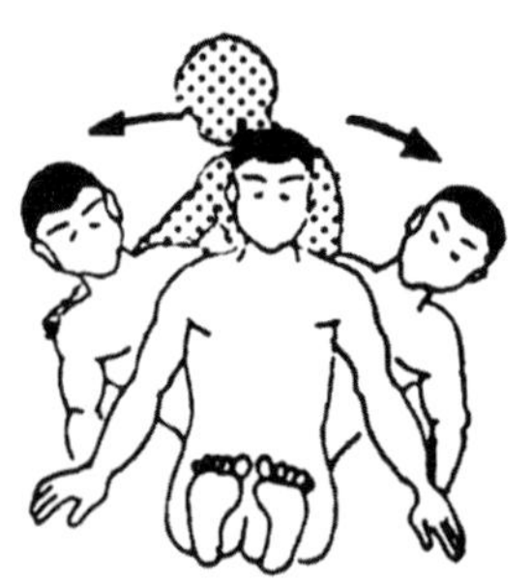

圖133

上體向兩側橫倒，護理者立於患者背後。

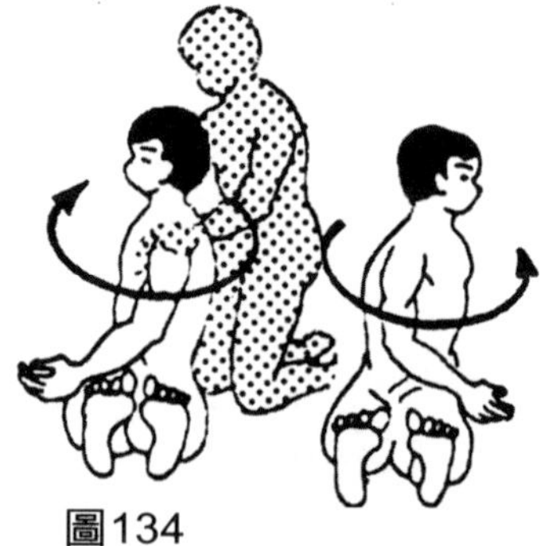

圖134

扭轉上體。

坐姿的平姿

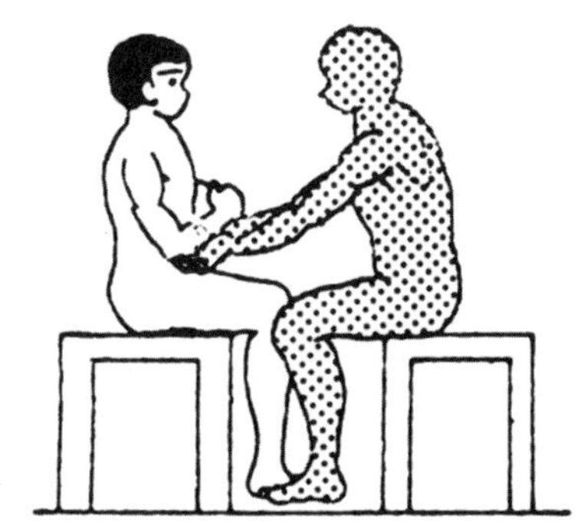

圖135

患者足心緊貼地板坐好，護理者以膝部抵住患者膝部以免傾倒。患者雙手環抱胸前，護理者支撐其手肘。

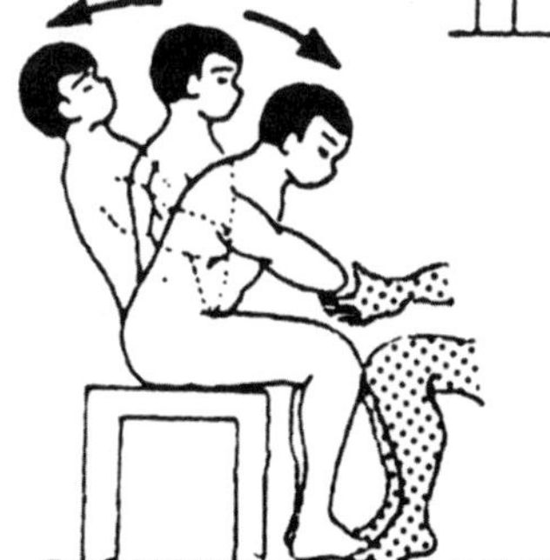

圖136

前後傾倒上身

圖137

最初護理者協助其擺動，然後漸次地加力氣以抵抗患者的擺動，直到患者能夠確實地自行轉動為止。

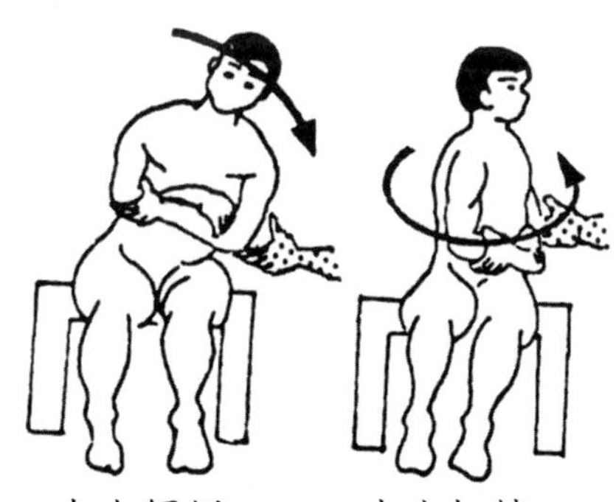

左右傾倒　　左右扭轉

(4)利用坐姿移動身體

協助患者在坐姿中移動身體的要訣，在於使患者的重心向欲移動的方向傾斜。例如，欲向右移動，則使上身向右傾斜，因為上體向右傾斜，重心即向右移動。而身體只移向重心移動的部份上，那麼重心即呈垂直狀態，身體就能保持穩定（圖138～圖141、圖142～圖144、圖145～圖147）。

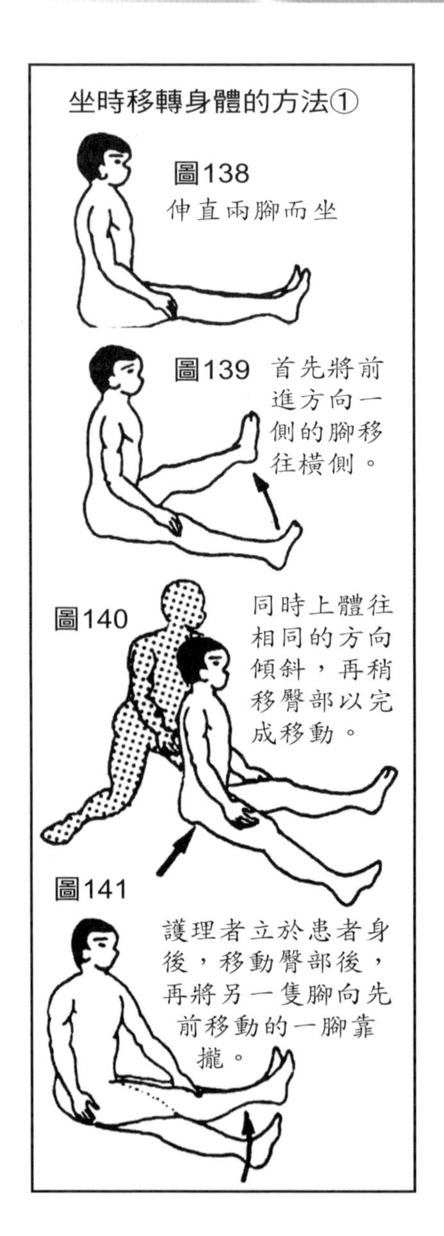

坐時移轉身體的方法①
圖138
伸直兩腳而坐
圖139
首先將前進方向一側的腳移往橫側。
圖140
同時上體往相同的方向傾斜，再稍移臀部以完成移動。
圖141
護理者立於患者身後，移動臀部後，再將另一隻腳向先前移動的一腳靠攏。

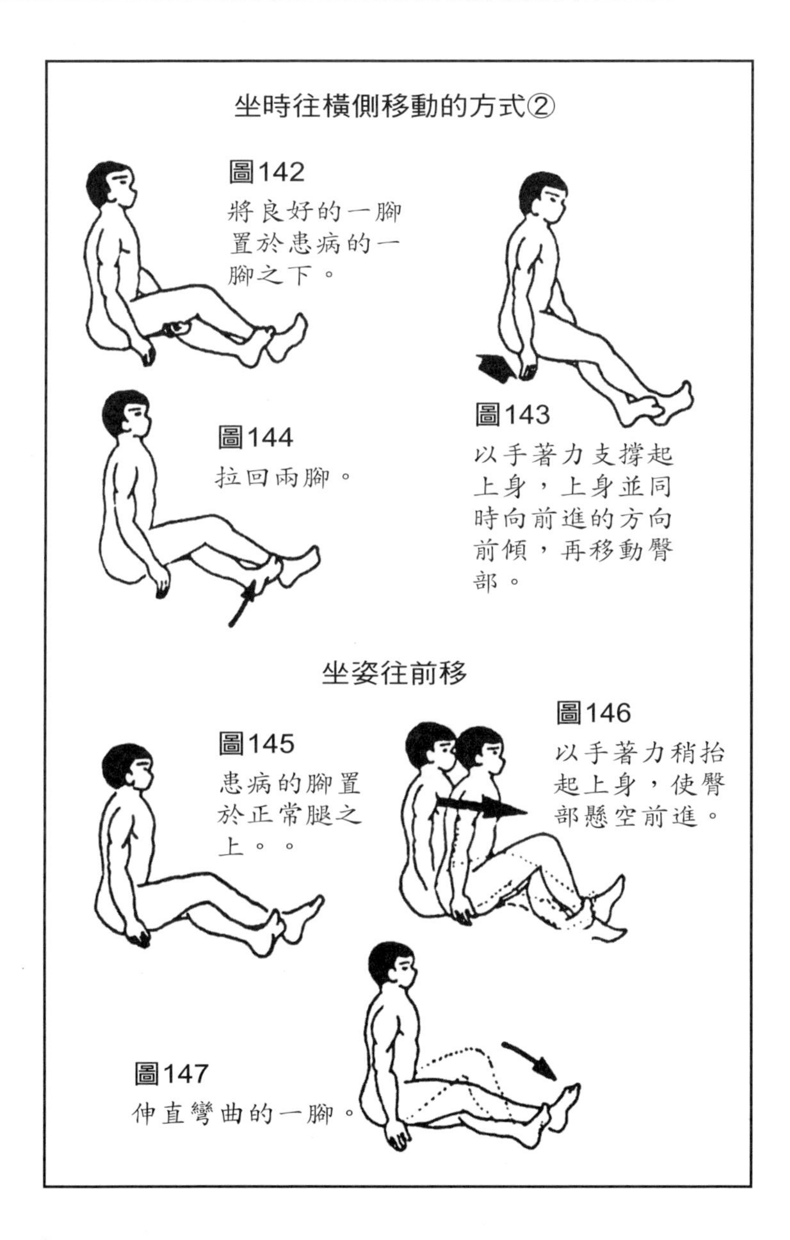
坐時往橫側移動的方式②
圖142
將良好的一腳置於患病的一腳之下。
圖143
以手著力支撐起上身，上身並同時向前進的方向前傾，再移動臀部。
圖144
拉回兩腳。
坐姿往前移
圖145
患病的腳置於正常腿之上。。
圖146
以手著力稍抬起上身，使臀部懸空前進。
圖147
伸直彎曲的一腳。

跪坐的實施要領

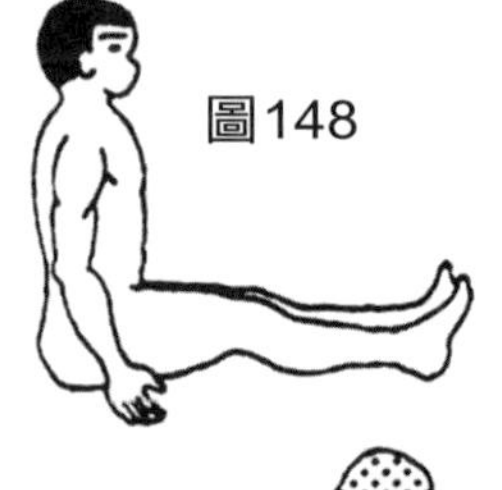

圖148

圖149

患者以行動良好的一手支撐身體，並以此做為轉軸點，一邊彎曲兩膝並扭轉身體。

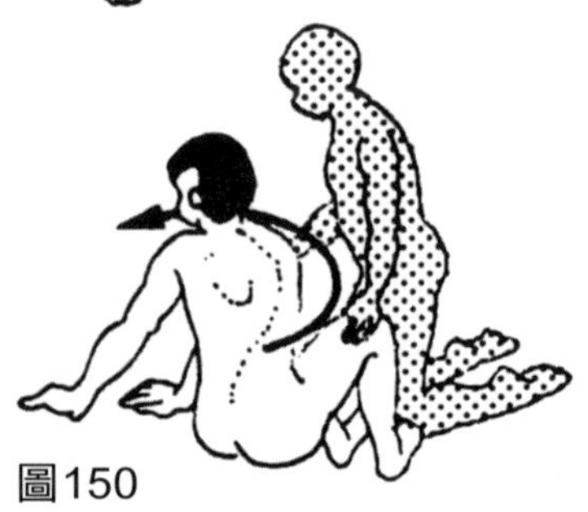

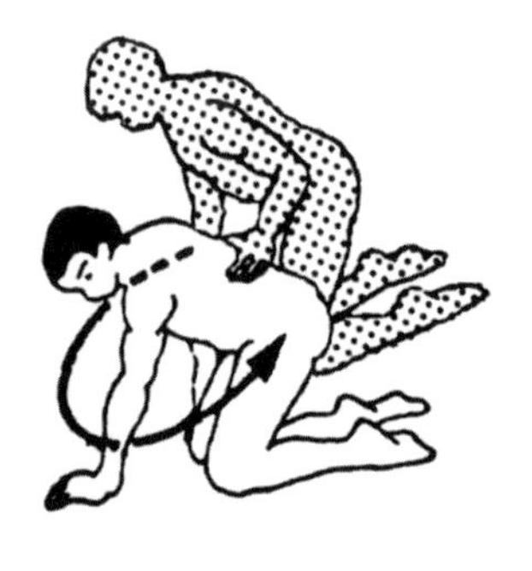

圖150

使臀部騰空，兩腿向狀況良好的一面傾斜，上身也轉向此一方向。

(5) 跪坐

千萬不可勉強跪坐，尤其是膝蓋疼痛時，更是不能施行此姿勢。患有風濕症的病人也不可跪坐。在此加上跪坐的原因是，這種動作和下一節的跪立，以致於從跪立進入站立都是一連串的過程。將站立的動作視為一連貫的動作而一起施行時，是沒有跪坐的必要（圖148～圖152）。在膝下放二個坐

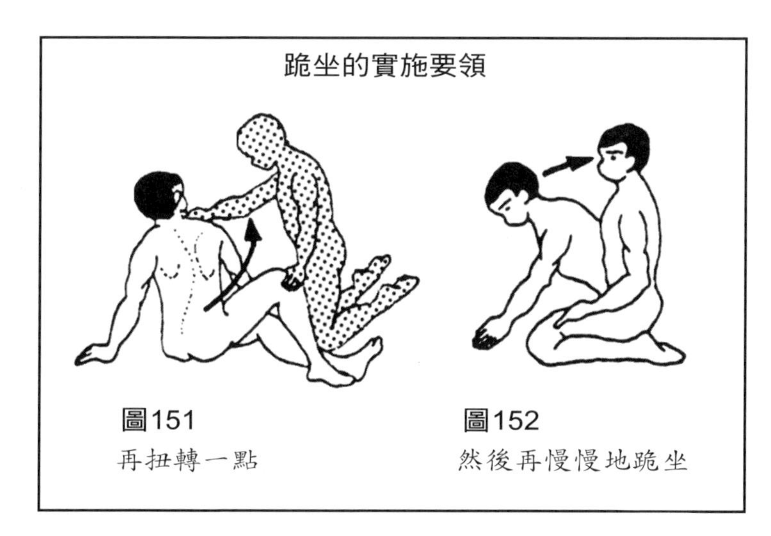

跪坐的實施要領

圖151 再扭轉一點

圖152 然後再慢慢地跪坐

墊，膝蓋就不會疼痛。

(6) 立膝挺身

立膝挺身是站立動作的過程之一，如果無法一下子就站立或需依賴他物方可站立時，可先應用此動作練習。護理者的協助要領，要使患者的頭頸部伸直，臀部不可下墜，及兩足的體重需保持均衡等，這些都是本動作應注意的事項（如圖153～圖155、圖156～圖159）。

這個立膝挺身的動作，也是站立訓練的前階段的訓練。站立時重心提高，支撐面也更廣，這個動作對於如何攫取站立時的感覺是一項很好的訓練。

跪坐到立膝挺身的動作要領①

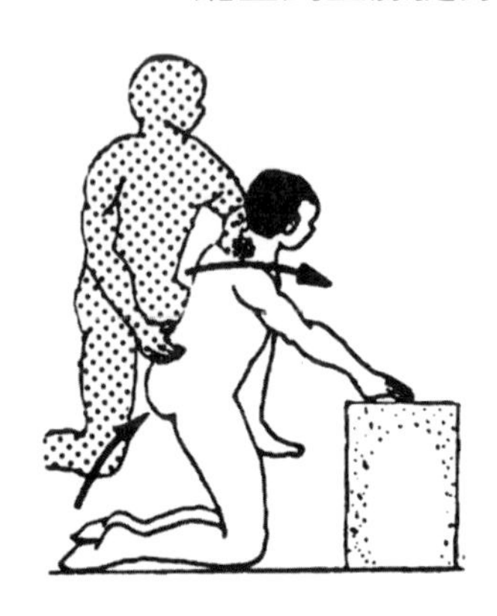

圖153

面對桌子或椅子跪坐，手置於桌、椅上，上身前屈，使臀部懸空。

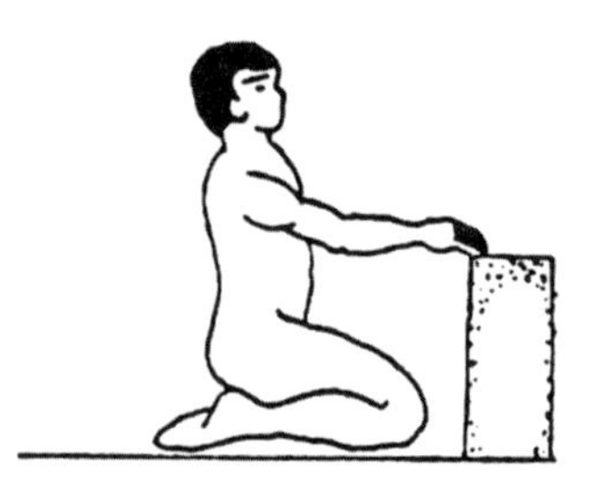

圖154

將上身再往前傾倒，注意上體不可向後倒。

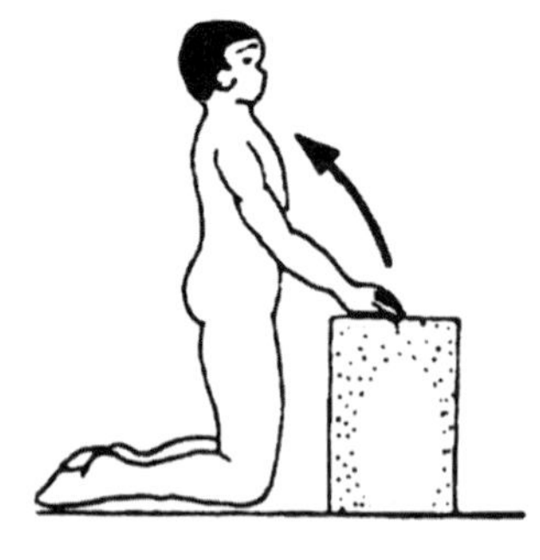

圖155

然後輕緩地立膝挺身。

跪坐到立膝挺身的動作要領②

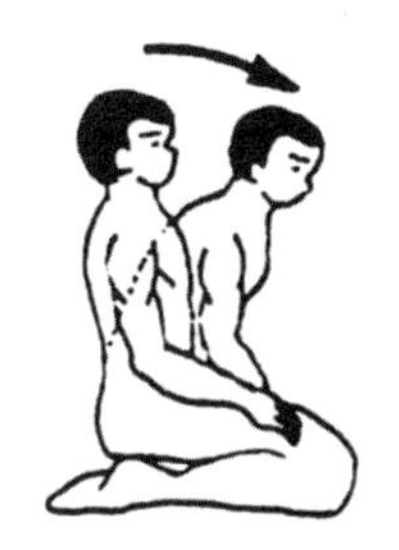

圖156

上體往前傾，抬起臀部。

圖157

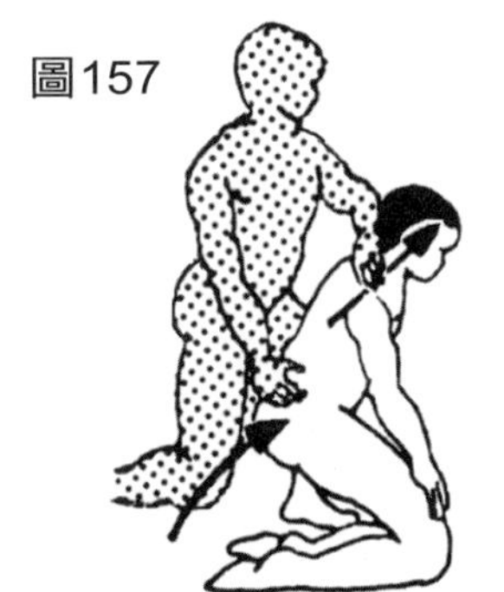

圖158

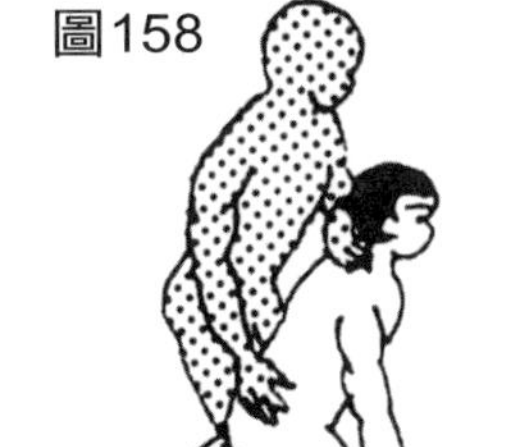

上體再往上前傾，使臀部更加抬高，直到以膝部可完全支撐體重時為止。此時上身不可向後彎曲。

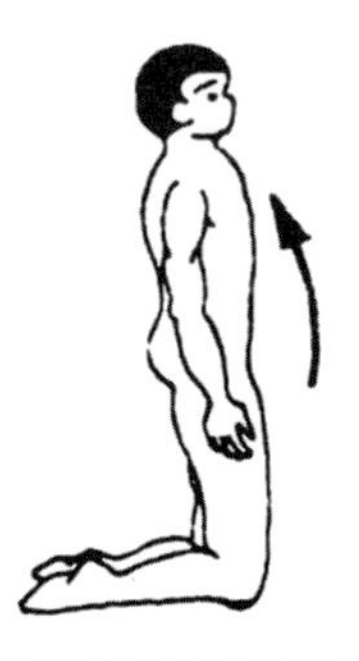

圖159

然後緩慢地挺腰伸背，把體重平均放在兩腳上。

移患者坐椅子的方法①

兩人合抱移向坐椅

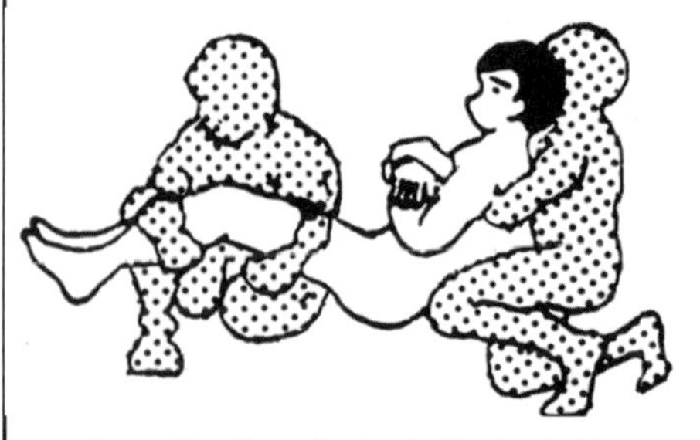
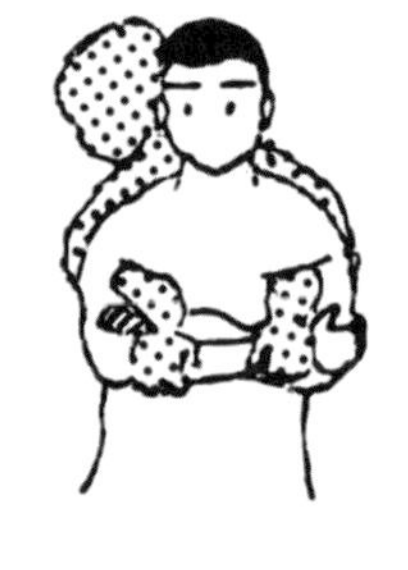

由兩位護理者合力抱向坐椅，或在患者近身支撐移坐。 圖160

(7) 從椅子上起立

如何應用床鋪，後面再做詳述，但如果利用從床鋪向椅子做移動動作，坐立是相當簡單的動作。臥床以棉被支撐後背時，以兩位護理者協力抱住患者，使之坐穩。座位訓練時，利用椅子的方式也是一樣（圖160）。由立膝挺身到坐在椅子上的動作，有幾個方式可以使患者很輕鬆就坐在椅子上。

由椅子站立的協助要點，在於重心和體重的位置。站立時上身往前傾，在於使重心能夠很順利的往前移動。重心移至接近腳趾尖的部位上，由兩腳平均支撐體重。如重心在後則上身後仰，即使想站立，結果也會

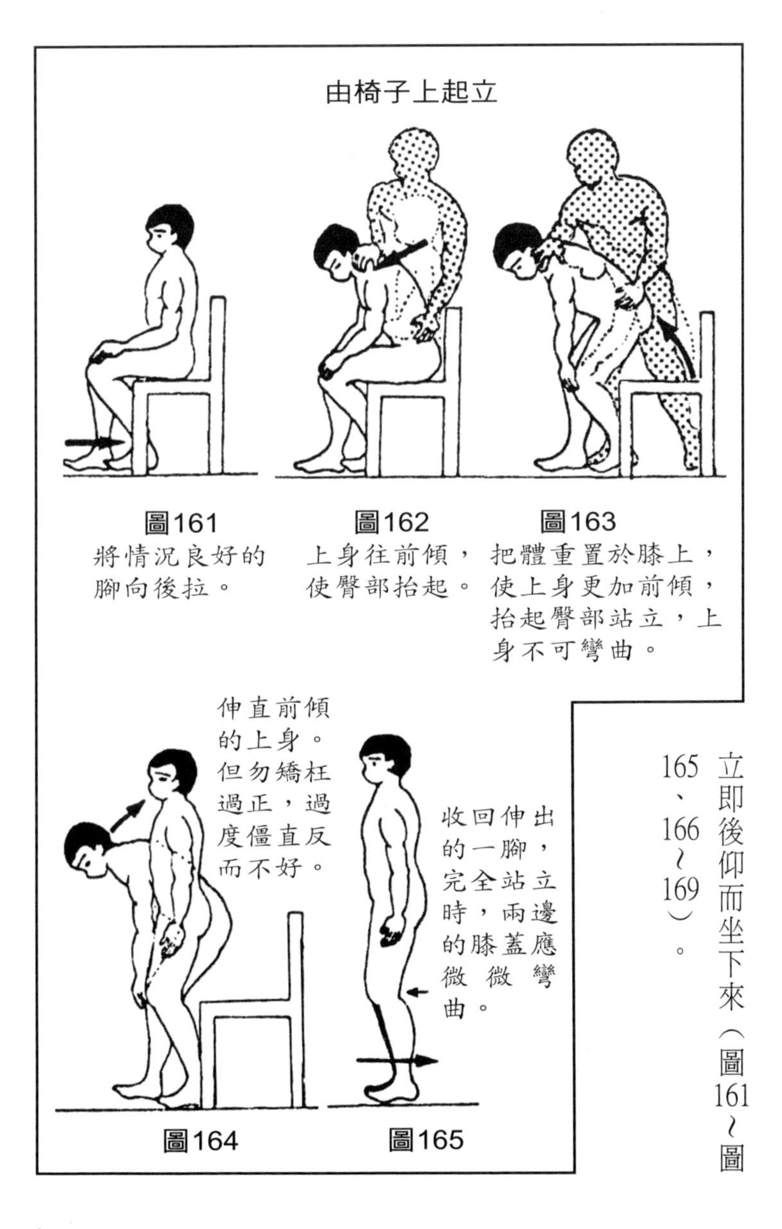

立即後仰而坐下來（圖161～圖165、166～169）。

從椅子上站立

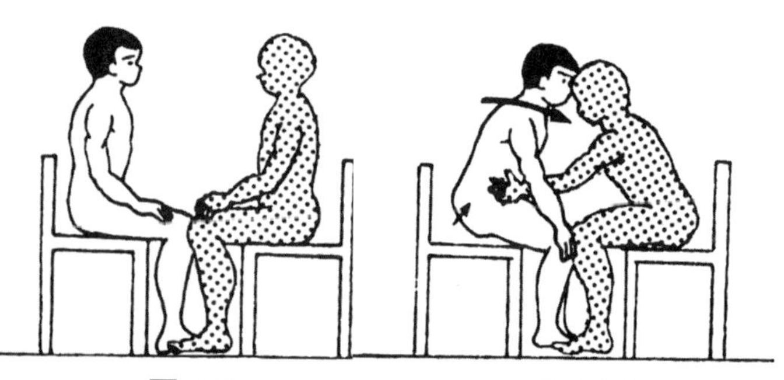

圖166

護理者與患者面對面坐好，以膝夾住患者雙腿，以免雙腿向外側傾倒。

圖167

上身向前彎曲，體重平均置於雙膝上，使臀部往上抬。

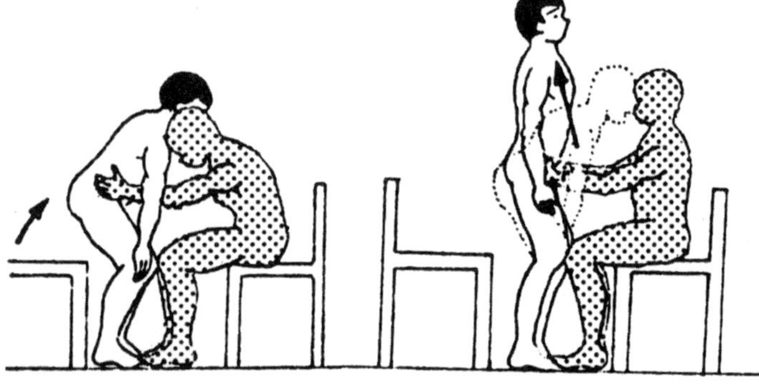

圖168

將上身再往前傾斜，使臀部上抬而站起，體重置於雙腳上。

圖169

伸直彎曲的上身，但不必過度的直伸，站立時雙腳微微彎曲。

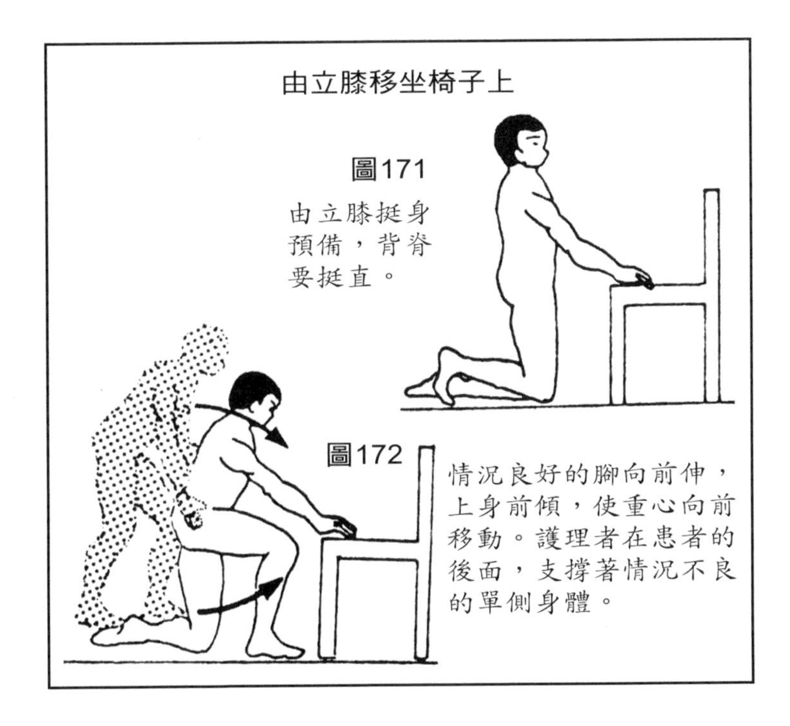

⑻ 坐在椅子上

先從挺身跪立的動作開始。體重也移在情況良好的腳上，情況惡化的腳往前抬，成高跪姿勢。護理者輔助的要訣，在於使患者體重移置於左右任何腳上，前立的腳需穩定住，勿使搖幌、顫抖。往前移動而順勢站立時需在一旁協助，站立後再協助其扭轉腰部並坐下。如果可能讓患者多站立一會兒也無妨。使體重由良好的腳來支撐（圖170～圖175）。無論如何，此動作最重要的注意事項在於坐位需穩固，同時挺身立膝的動作也要十分地熟練。

由立膝移坐椅子上

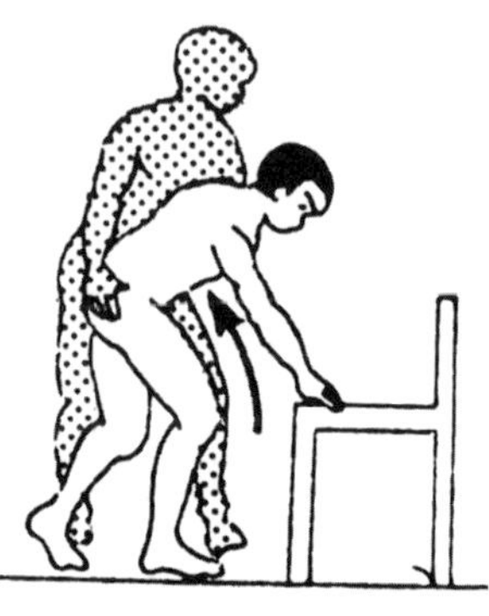

圖173

上身前傾的同時，一邊伸膝一邊站立，此時，情況惡劣的腳亦可分擔部份體重。

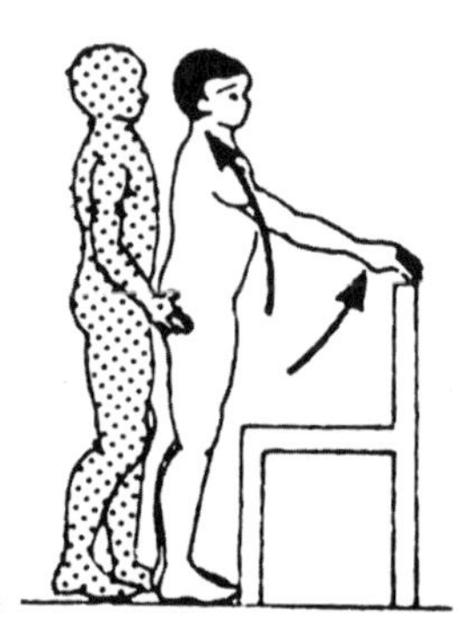

圖174

雙手扶住椅背站立，兩膝保持微微彎曲的姿勢。

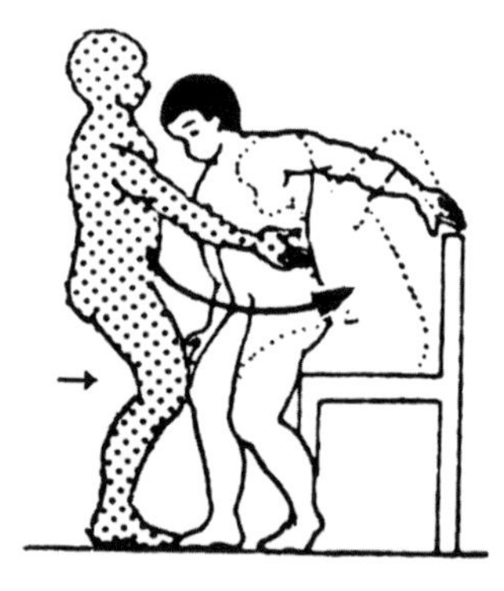

圖175

身體往情況良好的那腳彎曲，然後坐下，坐下時上身與膝部向前彎曲而坐，可能會撞倒椅子。

由床上往椅子移坐（輕便地入廁）

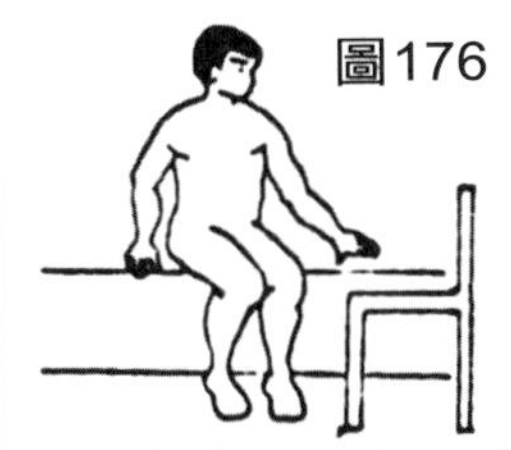

圖176

椅子事先置於狀況良好的腳之一側，兩腳密貼於床沿。

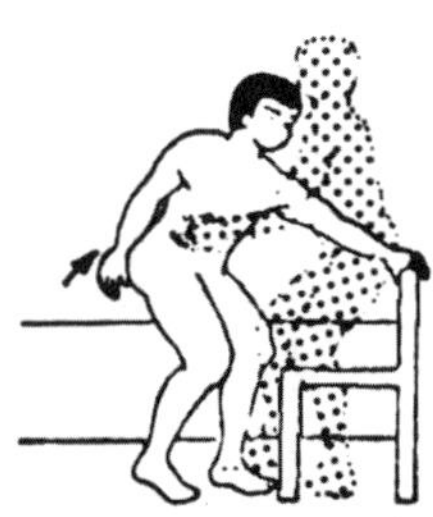

圖177

護理者與患者對站，患者手握椅背或護理者的肩膀而起身。體重平均置於兩腳上。

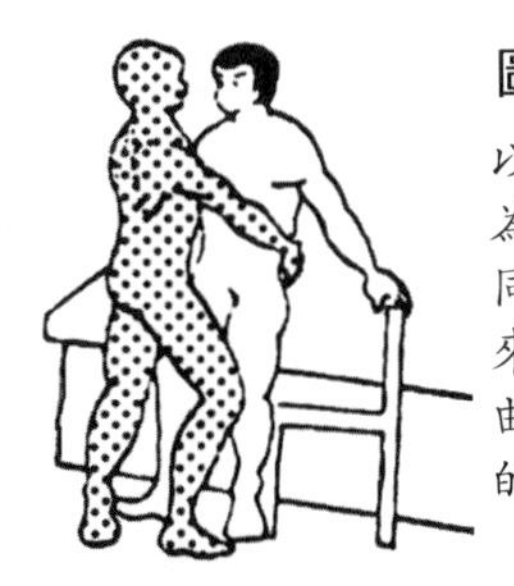

圖178

以良好的腳為軸，腰部同時扭轉過來，並且彎曲情況良好的腳。

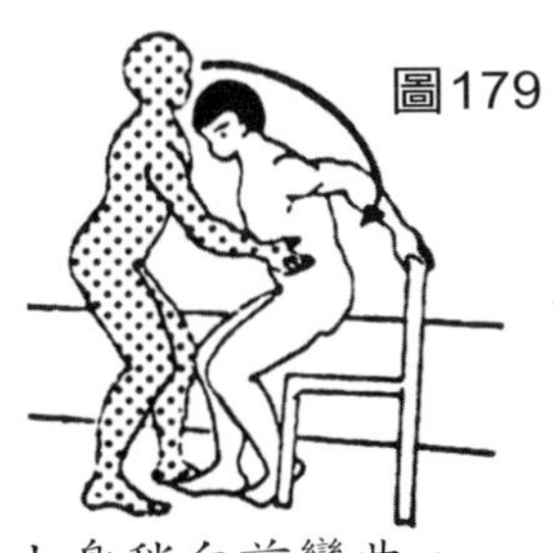

圖179

上身稍向前彎曲，同時輕輕坐下。

(9) 從床上往椅子移坐

移坐的重點，在於站立時，雙膝微曲，兩腳平均支撐體重，以良好的腳為轉軸，扭轉身體坐下。上身稍往前傾，使體重往前移，以雙膝支持體重，移臀部於椅子上。移動的時候，要預先把椅子、輪椅等準備在情況良好的腳的旁邊（圖176～圖179）。

⑽ 站立、持續性的站立

上身如圖般，前後左右，然後再次左右來回地扭轉。此動作需一再地練習，直到可以自由轉動身體而不失去平衡時為止。最後無需再藉助任何外力，直到患者以個人的力量能完全活動為止，需要不斷地練習。

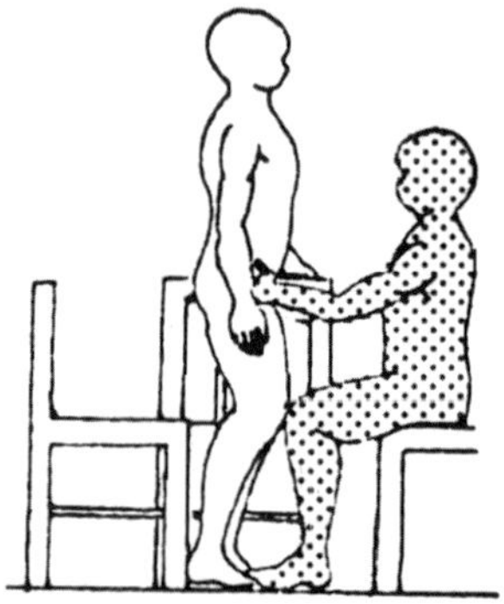

圖180

護理者雙手握穩患者的骨盤，以膝部支撐患者的膝部。

如果立位平衡無法充分熟悉，日後的步行將十分困難。此平衡訓練同時也要使情況惡劣的腳亦能夠分擔體重。如身體無法保持平衡，搖搖晃晃地步行，不但會跌倒，同時還有骨折的危險，這一點一定要認識清楚（圖180～183）。

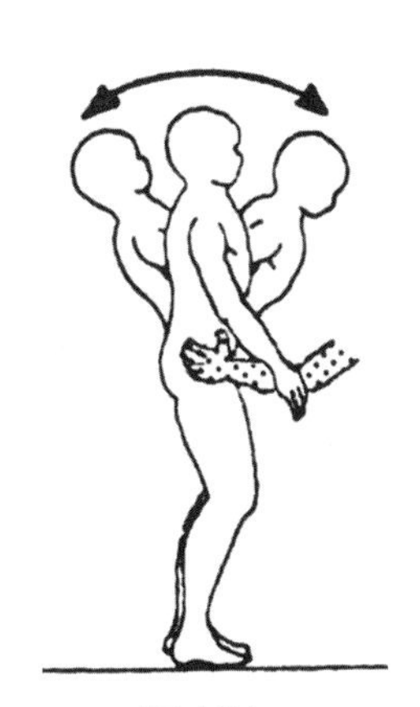

圖181

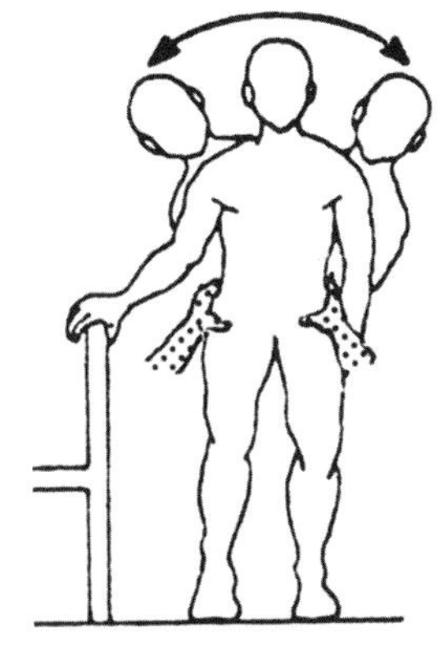

圖182

上身向前後左右側彎，由雙腳平均分擔體重，此動作需留意，不可僅以單腿支撐體重。

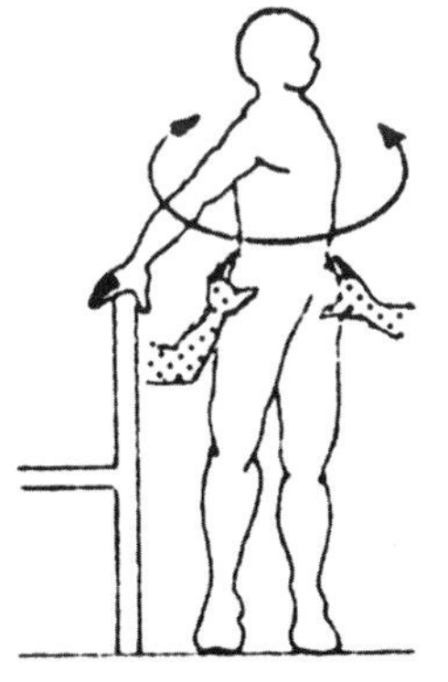

上身左右地扭轉，向右扭轉時，體重可由左或右任一腿來支撐，反之亦然。

圖183

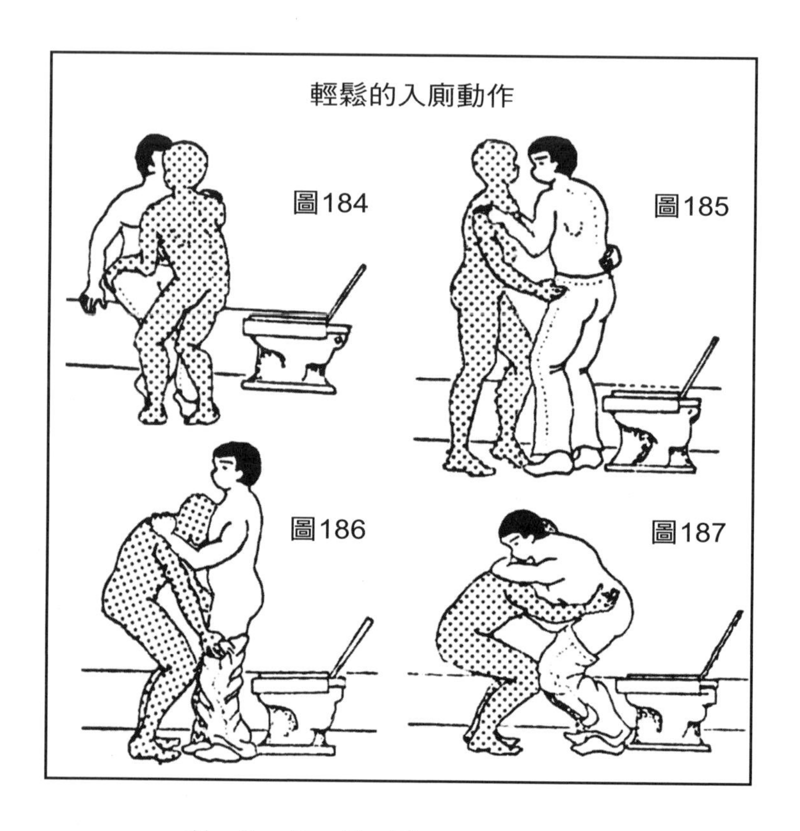

日常生活的動作

(1) 入廁的動作

在此時期中，如患者已可坐下，利用持續性的站立動作，就可以很方便地入廁。至於入廁時衣褲的著脫，可依圖184～圖187所示的順序來進行。

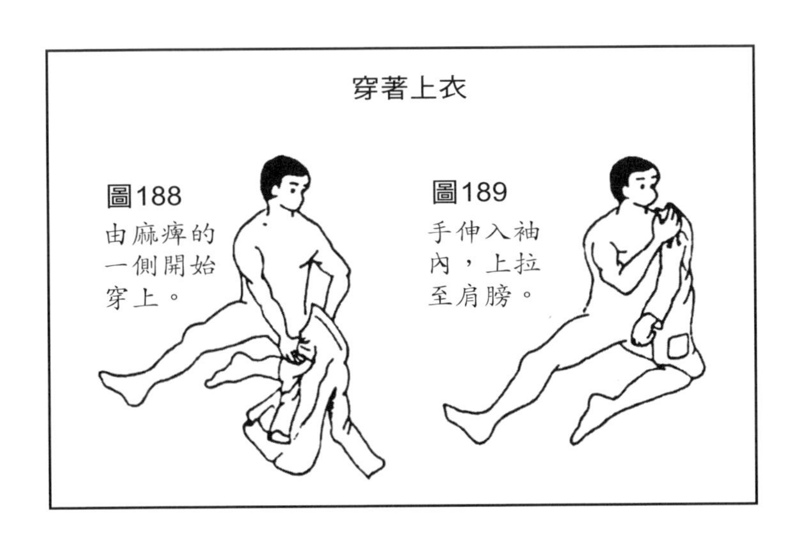

(2)穿脫衣服的動作

患者的衣服應以穿脫方便且簡易的服裝為主，單側麻痺患者，不學習穿脫衣服的方法頗不方便，但也需耗費許多的時間來練習，儘可能由患者自己來做。關節炎的患者，也許有時候也需要一些自助的道具來協助。

【上衣的穿與脫】

穿上衣的時候由麻痺的一側先穿，脫的時候由情況良好的手先脫。解釦鈕釦也是相當困難的工作，無論是釦上、解開或拉鍊的上、下都得練習由單手來操作。如果無論如何也無法操作時，在開始可就拉上拉鍊或釦

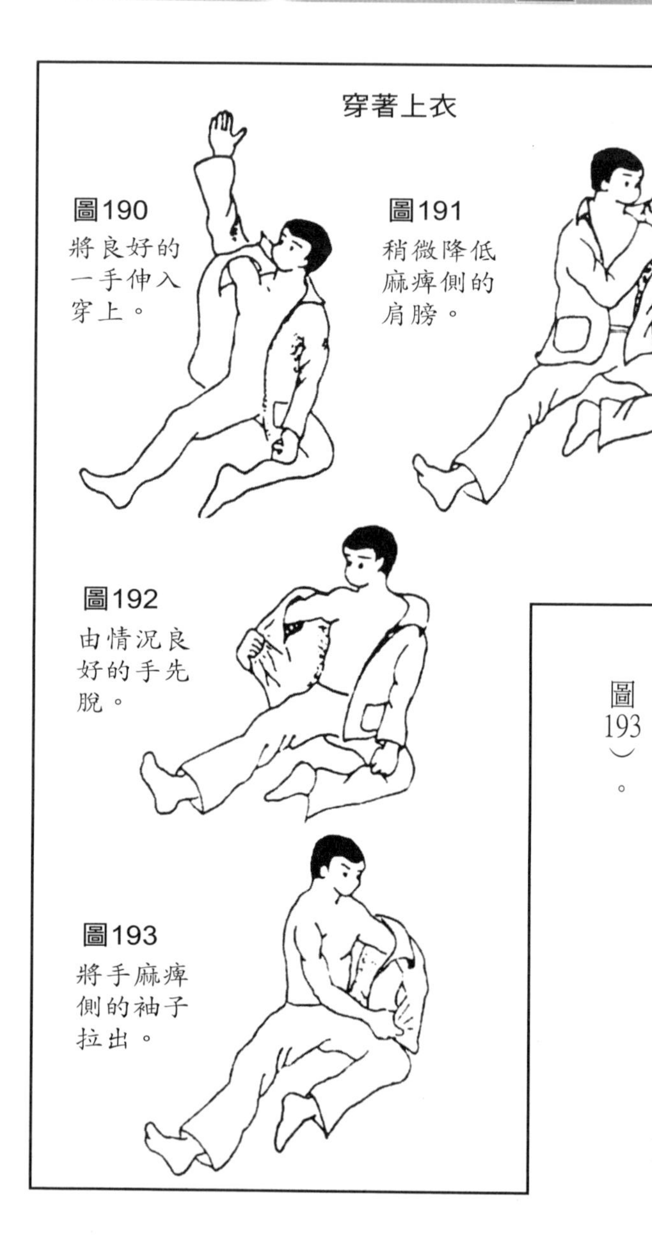

穿著上衣

圖190 將良好的一手伸入穿上。

圖191 稍微降低麻痺側的肩膀。

圖192 由情況良好的手先脫。

圖193 將手麻痺側的袖子拉出。

子的狀況來穿或脫。利用穿脫圓領T恤的要領來做（圖188～圖190、圖191～圖193）。

【T恤、圓領衫等的穿脫要領】

仍依據原則，由麻痺側的手先穿，接著再穿情況良好的手。脫下時從頭部先脫起（圖194～圖197、圖198～圖201）。

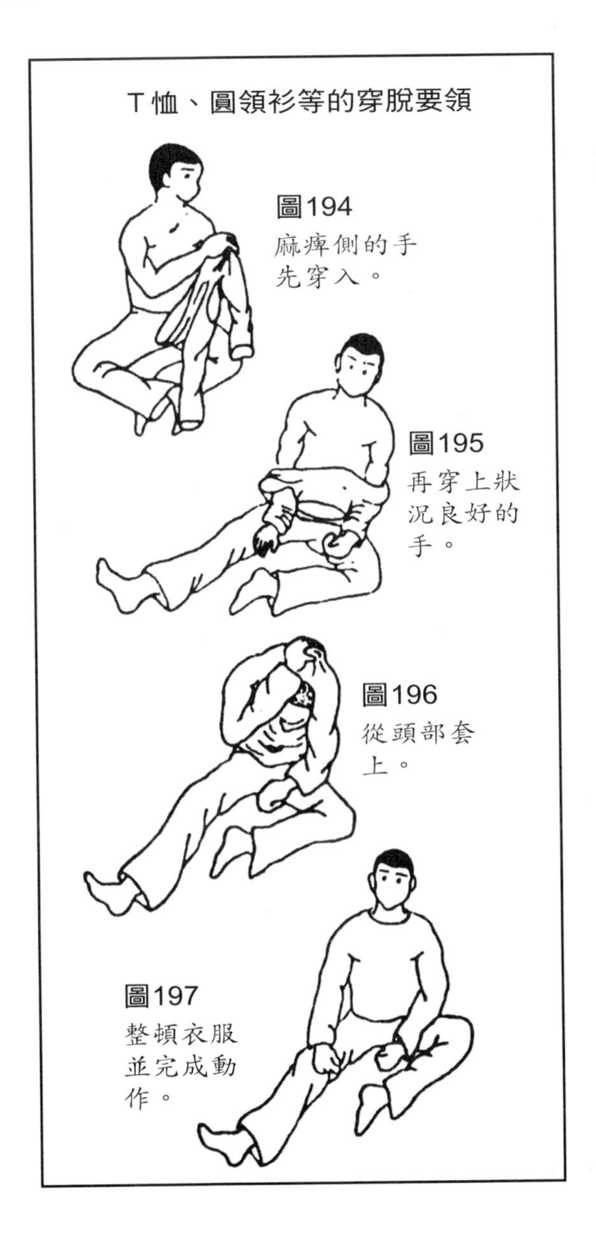

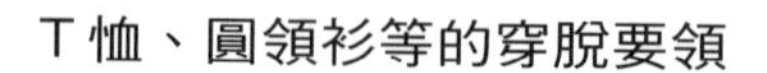

T 恤、圓領衫等的穿脫要領

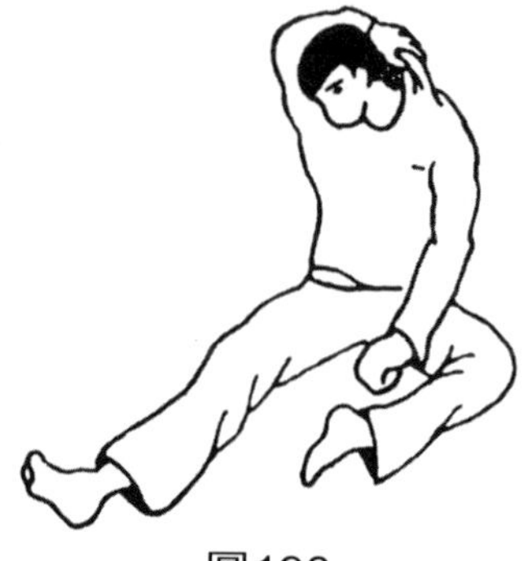

圖198
先從頭部
脫起。

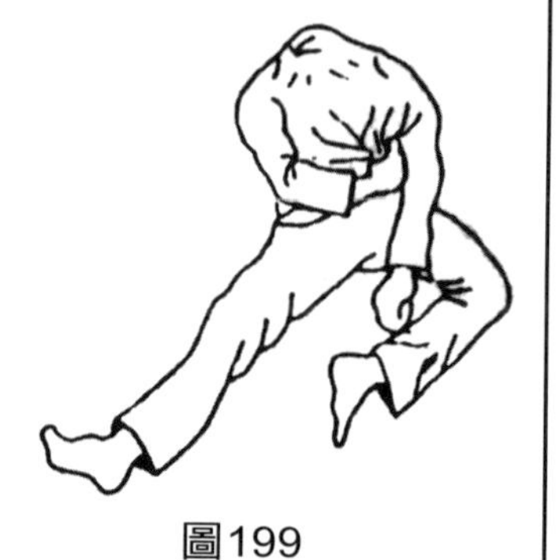

圖199
再從頭部把T
恤拉上去。

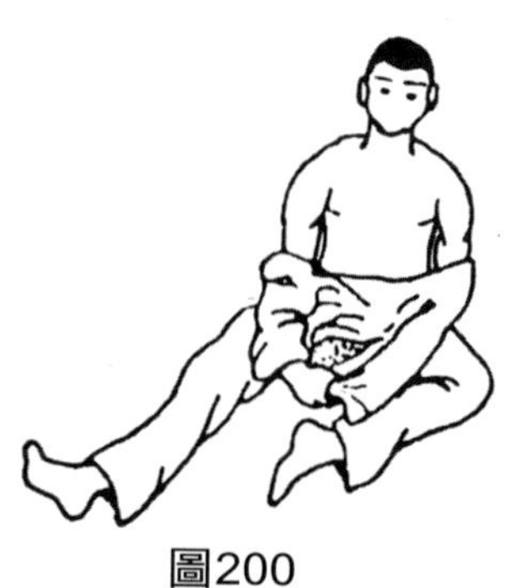

圖200
先脫手麻痺側
的袖子（相反
亦可）。

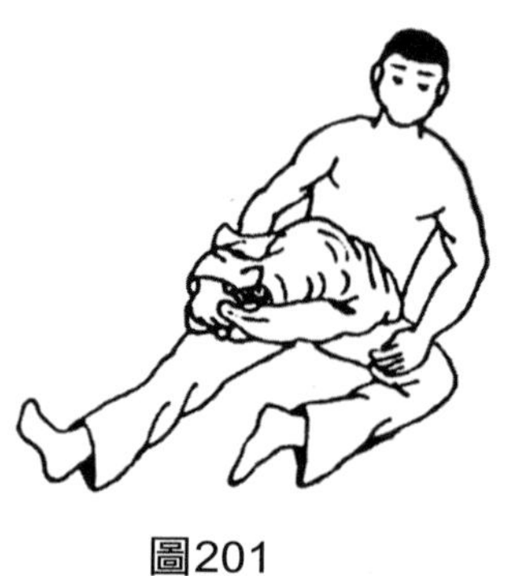

圖201
拉出情況良
好的手完成
動作。

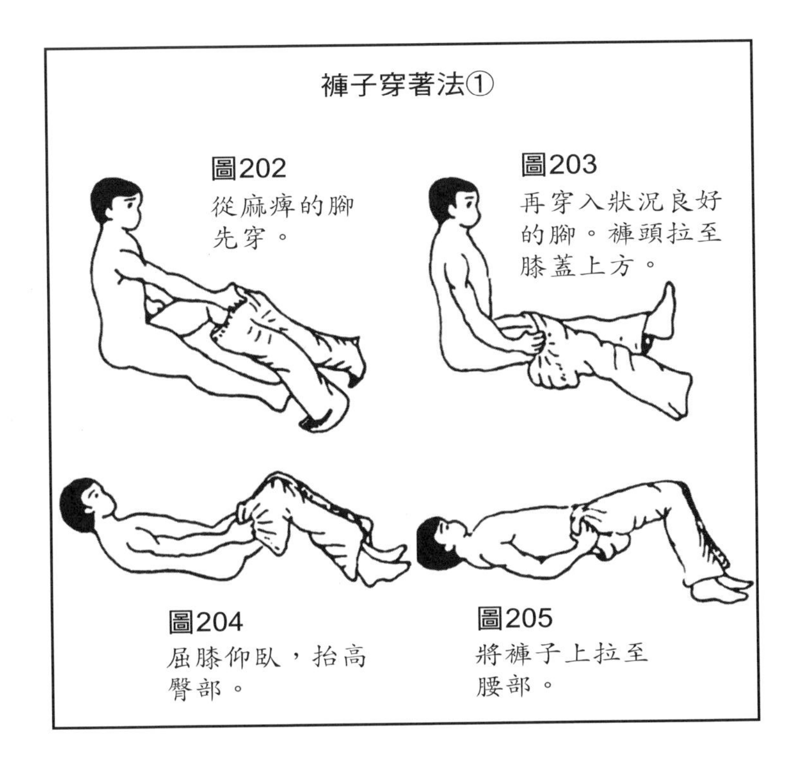

【褲子的穿與脫】

雙腿張開，彎曲麻痺的腳，並套入褲管裏，再將情況良好的腳套進去。上拉到膝部左右，然後彎曲兩腳，人向後仰躺而下，使臀部往上抬。脫的時候依相反的順序（圖202～圖205）。如坐在椅子上時，可如圖206～圖210所示進行。長褲以不繫皮帶或鬆緊褲頭的較為方便，普通在家裏，穿著運動褲最理想。女性穿圓裙較為便利。

坐在椅子上穿褲子②

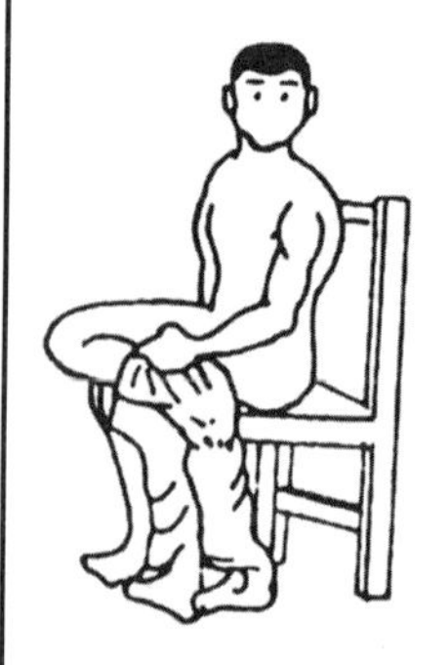

圖206
麻痺側的腳置於另腳上，先行套上褲管。

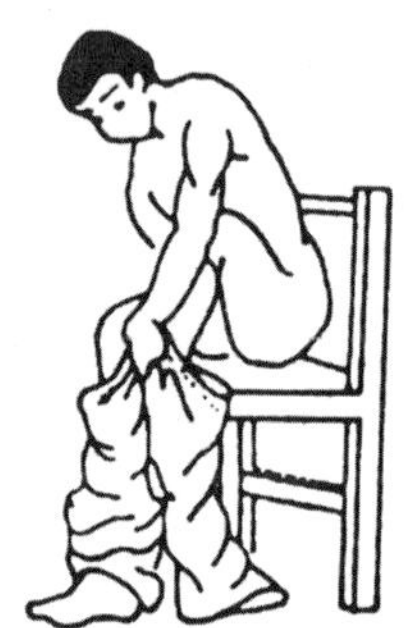

圖207
接著穿情況良好的腳。

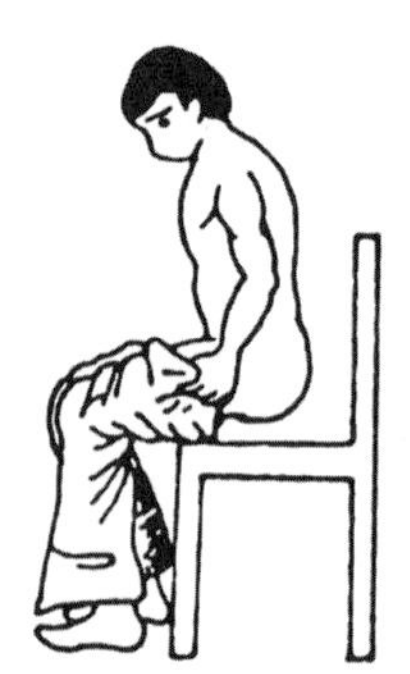

圖208
將褲頭上提至大腿處。

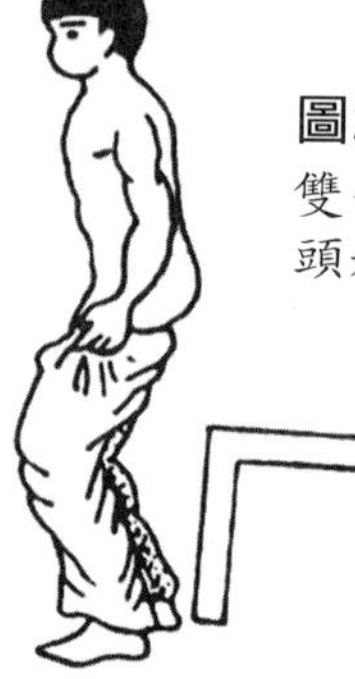

圖209
雙手握住褲頭起立。

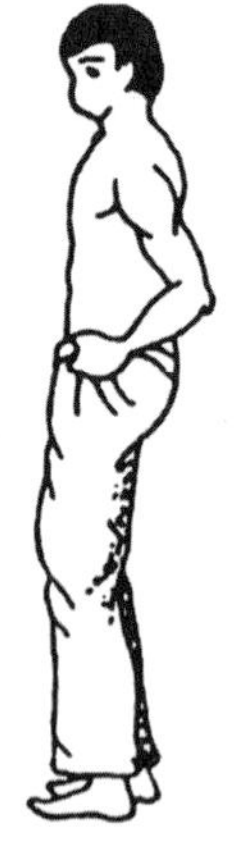

圖210
把褲子拉上穿好。

⑶進食動作

可以坐立之後，利用有靠背的椅子和低矮的桌子來進餐。把臀部墊高也是好方法之一，但必須保持不失平衡的高度。使用大塊的餐巾繫著，就不會沾污了衣服。如不需靠背也能夠坐穩，可稍微墊高臀部，上體稍往前傾的姿勢來進餐，也不失為輕鬆的方法之一。

【在桌上進餐時】

在桌上進餐的時候，桌子要求堅實平穩，以即使患者移動身體也不會翻覆為原則。而椅子的高度也需適中。使患者坐下後，膝部成直角彎曲，足心剛好可以完全密貼地板。如太高無法接觸地面時，無妨在腳下墊以木塊。若患者雙腳太高因而幌動不穩，身體易失去平衡而摔倒（圖211～圖213）。

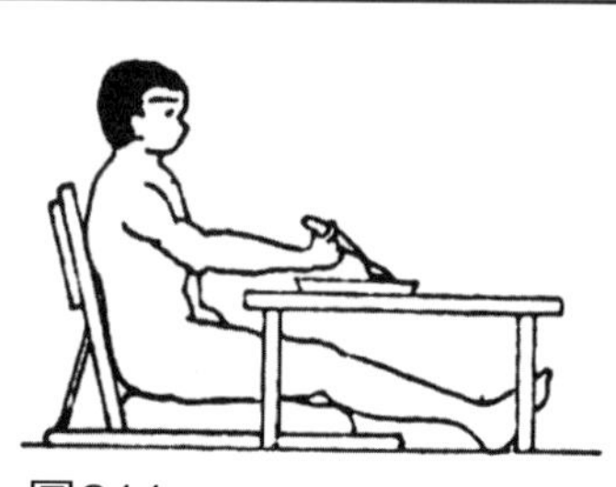

圖211
以靠背椅和矮桌進餐。

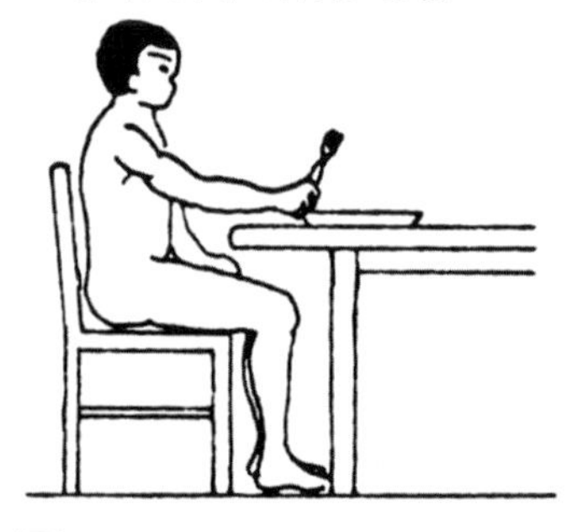

圖212
使用腳掌剛好能密接地板的椅子與堅固平穩的桌子進餐。。

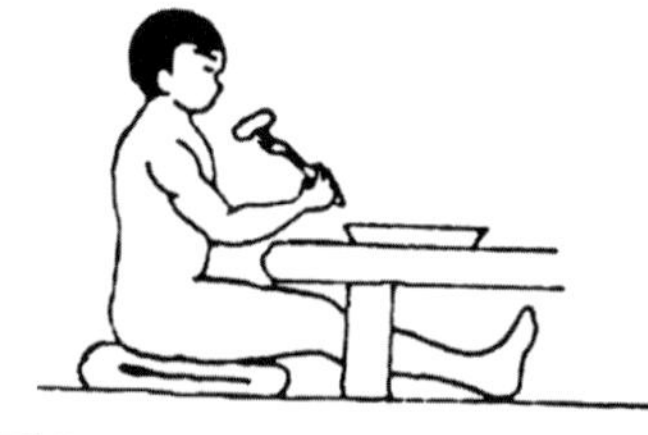

圖213
以對折的坐墊鋪於臀下，上體稍向前傾的姿勢進餐。

(4)入浴動作

【淋浴】

淋浴比泡澡要更節省時間與體力的消耗，因此，對於患者來說是較為便利的方式。此外，對出入浴槽都需扶持的患者而言，淋浴的方法不但安全而且舒適。把患者移向浴室的方法，依其個人的身體狀況，以及場所的不同，也需注意一些事。使用淋浴的方式時，絕不可讓患者單獨一人在場。同時需隨時留意溫度，保持比體溫高一、二度左右，高溫時也不可超過四十二度。

⊙移動患者的方法

【坐著的移動】

讓患者自行移動到浴室，進入浴室後，由兩位護理者扶持使患者坐到椅子上，這是很方便的方式。

【坐在椅子上時】

可利用輪椅，或普通辦公用椅附加車輪者（圖214）或醫療器具店內所販賣的簡易椅子都可以（圖215）。利用椅子時，需有人扶持，以免到處滑動。

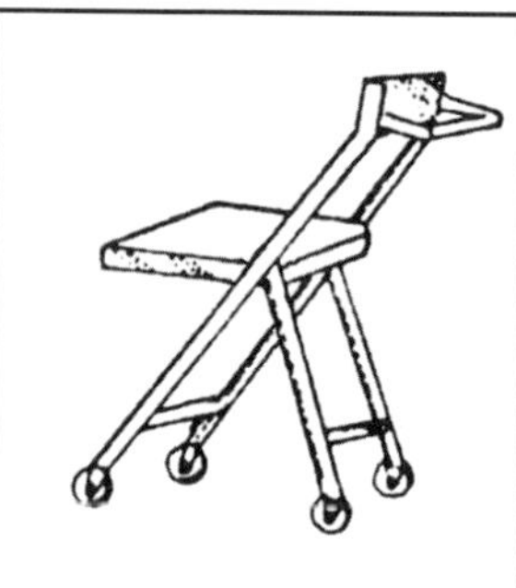

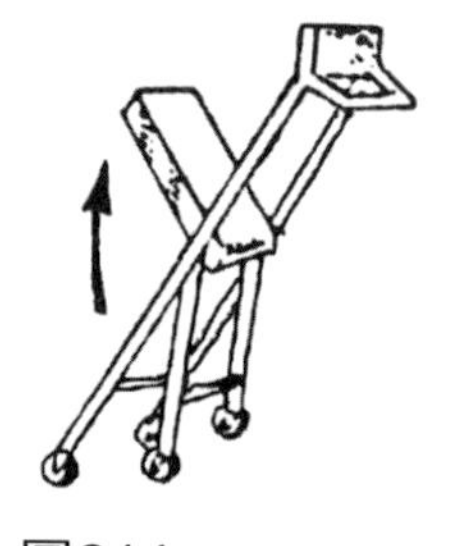

圖214
簡易輪椅，可折疊而且也有煞車裝置。

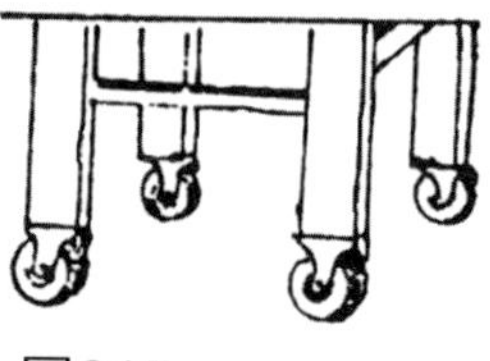

圖215
在市面上出售的椅子之下附加輪子的自製輪椅之一。

【兩人或三人抱動時】

請參照圖216～圖219、圖220～圖222所示。

⊙沐浴的步驟：

必要的物品——肥皂、浴巾、毛巾、毛毯（棉製品較佳）、睡衣（棉製品）、乳液、沐浴用椅。

①讓患者脫去衣服，以毛毯蓋住身體。

②調節洗澡水的溫度，拿掉毛毯，將患者送至浴室，使坐於沐浴用的椅子上。

由床移向椅子（用二人移動的方法）

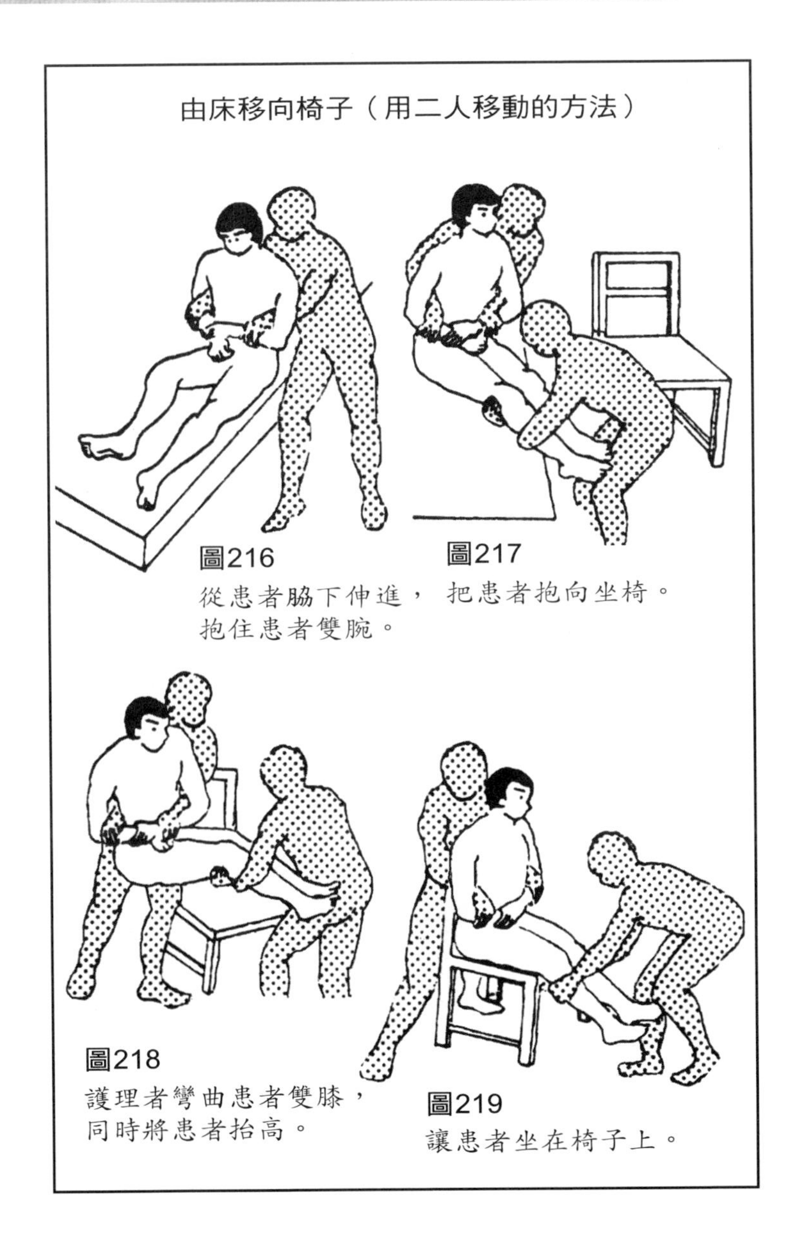

圖216
從患者脇下伸進，抱住患者雙腕。

圖217
把患者抱向坐椅。

圖218
護理者彎曲患者雙膝，同時將患者抬高。

圖219
讓患者坐在椅子上。

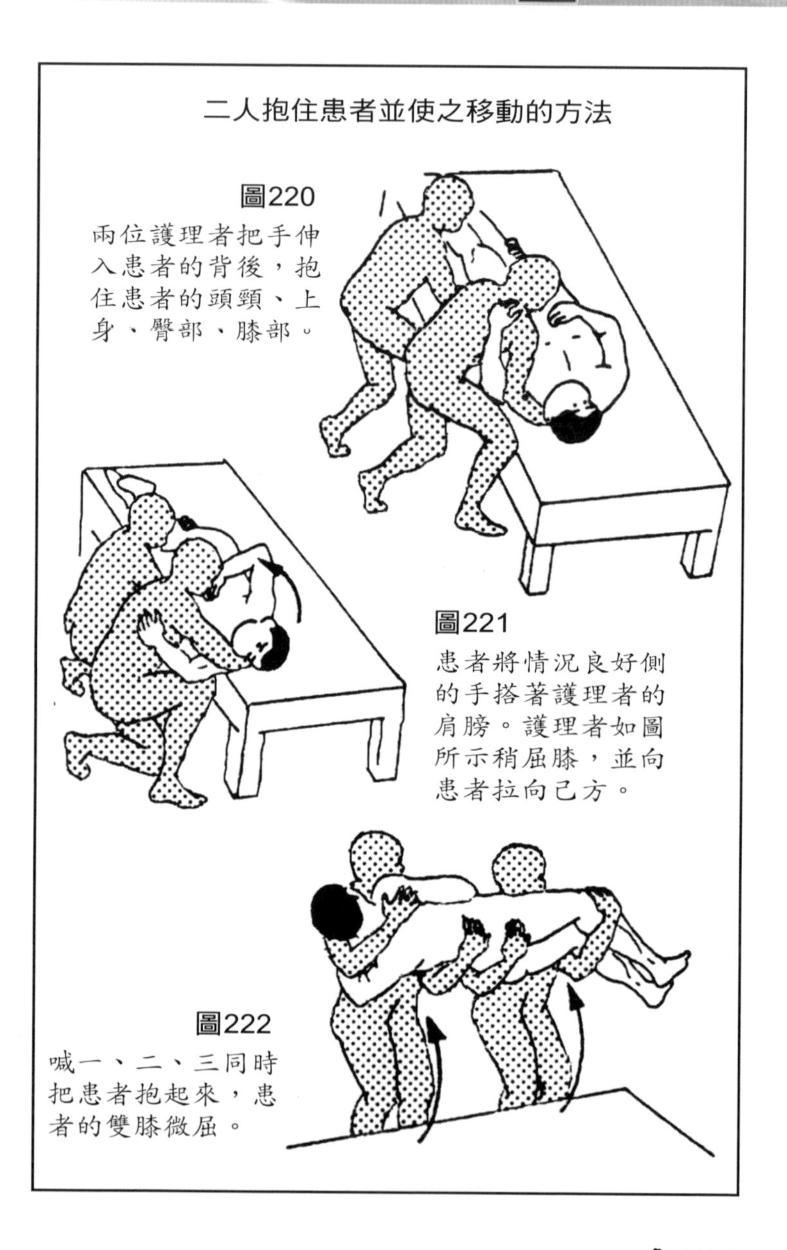

二人抱住患者並使之移動的方法

圖220
兩位護理者把手伸入患者的背後，抱住患者的頭頸、上身、臀部、膝部。

圖221
患者將情況良好側的手搭著護理者的肩膀。護理者如圖所示稍屈膝，並向患者拉向己方。

圖222
喊一、二、三同時把患者抱起來，患者的雙膝微屈。

③在蓮蓬頭下充分地把身子洗淨，如有必要可予以協助清洗。
④確定陰部、屁股等是否已洗淨，注意皮膚是否變紅。
⑤沐浴後，全身擦拭乾淨。仔細觀察皮膚有否受壓迫而變紅的現象，骨骼突出部份塗以乳液並予以按摩。
⑥以睡衣、毛毯裹身，移至房間內。
⑦沐浴後，可假寐十五～二十分鐘，但需預防感冒。

座位期的體操

在座位期中，患者本身需努力地活動自己的軀體。雖因疾病的種類不同，運動方式也不盡相同，但是，無妨選擇躺臥亦能進行的動作為主。每天以極短的時間進行一次，可收宏效。

半身不遂、單側麻痺時

要點在於活動已麻痺的手腳。可活動的手握住麻痺的手活動，腿部的動作也遵照此一要領實施。使麻痺的手腳恢復正常，在日常的動作訓練或關節運動下，可有某種程度的獲益。但是，最重要的還是得接受治療的訓練。方有復原的希望（圖223～圖256）。

半身不遂（單側麻痺）的輕度體操

以可活動的手來協助，同時也應努力使不能活動的手也逐漸運動。

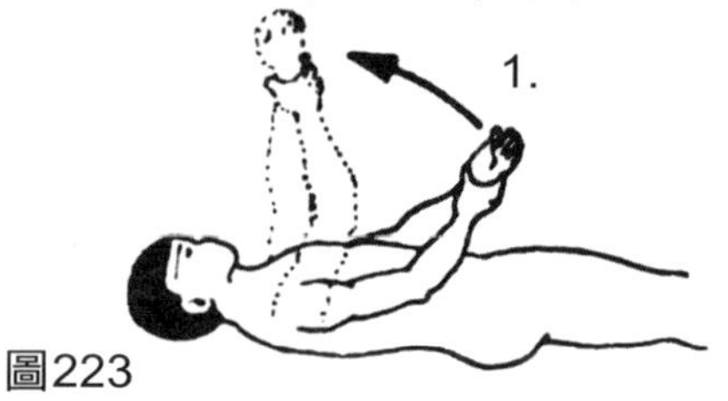

圖223

用可活動的手握住無法活動的手腕關節。以號令1、2表示抬起手。

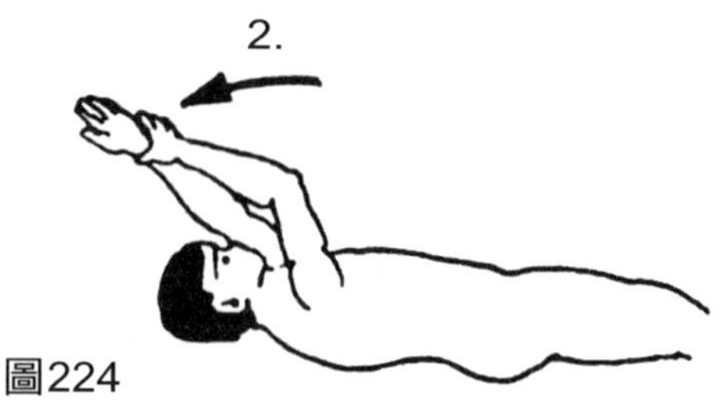

圖224

伸長手臂直至觸及耳際為止。

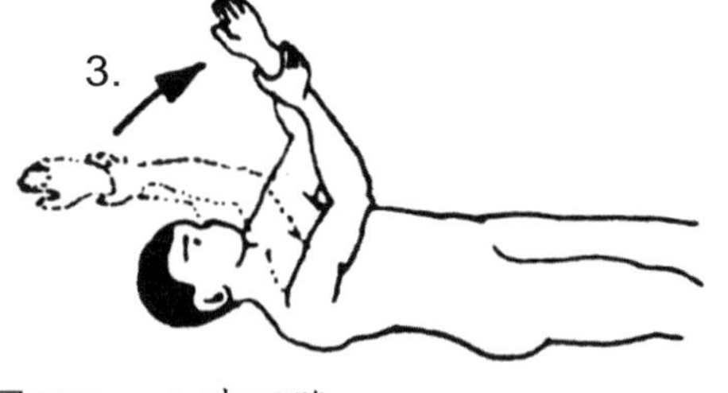

圖225　3.時下降。
4.時扳回到胸前。

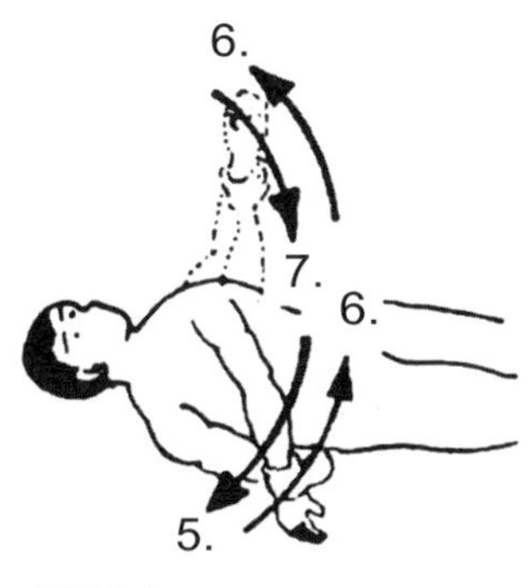

圖226
5.時將手水平可活動手的那側。
6.時再反扳至相反側。
7.時恢復原來的位置（手置於胸前）。

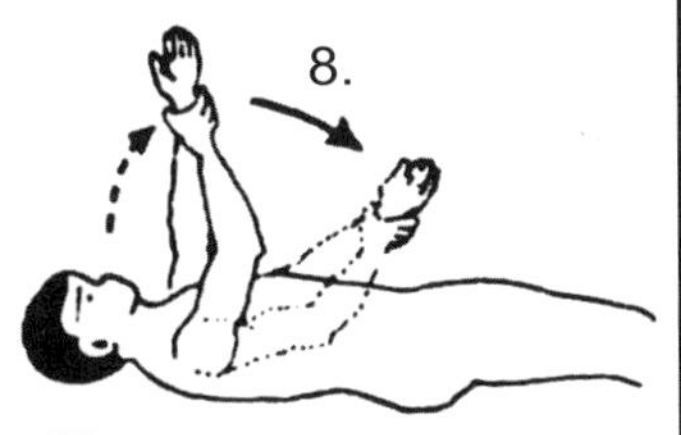

圖227
8.時放下來。

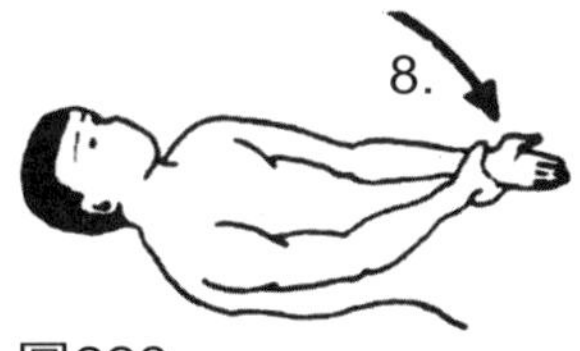

圖228
一邊默唸這些號令，一邊以4/4拍子進行動作（持續4至5次）。

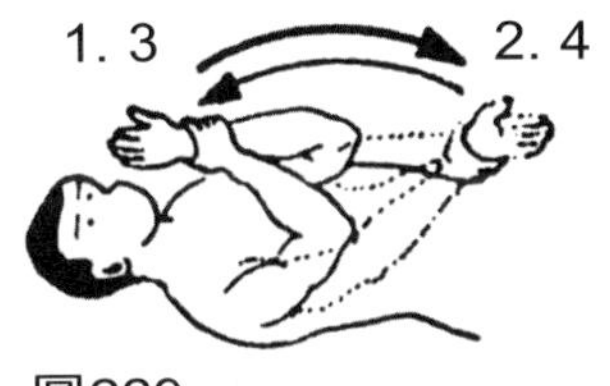

圖229
手肘的屈伸
1.時彎曲、2.時伸直。
3.時彎曲、4.時伸直默唸1、2、3、4，反覆做3～4次。

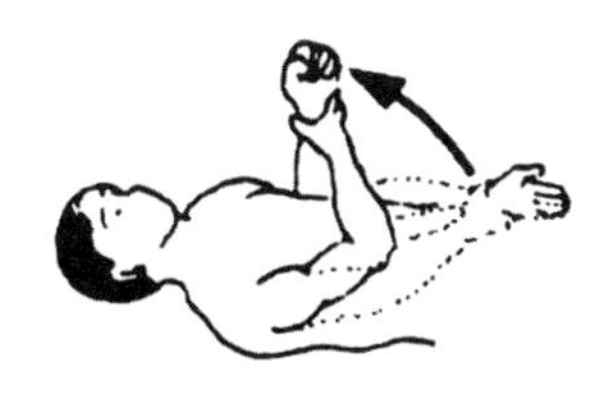

圖230
將手放至胸部下方。

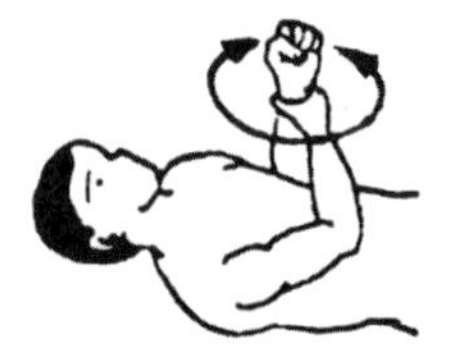

1.時往內側迴旋。
2.時往外側迴旋。
3.時往內側。
4.時往外側。
默唸1、2、3、4，反覆做3～4次。

圖231

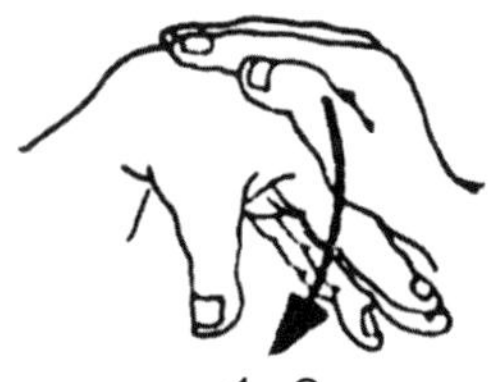

圖232

1.時將手腕向手掌內側彎曲。（3時也同樣）

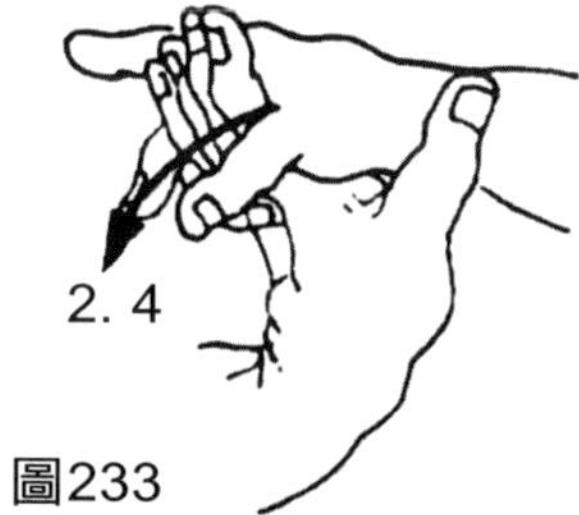

圖233

2.時往外側伸展。（4時也同樣）

從圖234至238圖的動作，慢慢地按照號令來進行（絕不可激烈地活動）。默唸號令1、2、3、4，反覆做3～4次。

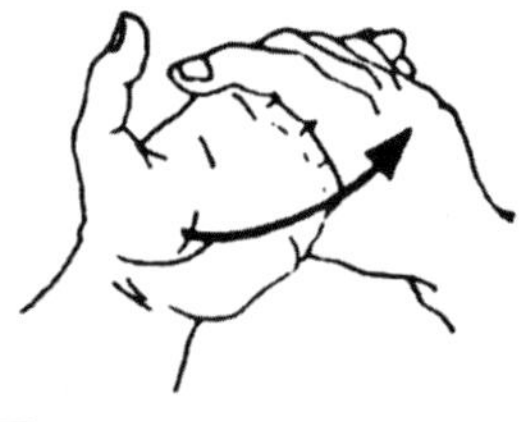

圖234

1.時將手背伸直（3時也相同）默唸號令1～4，反覆進行3～4次。

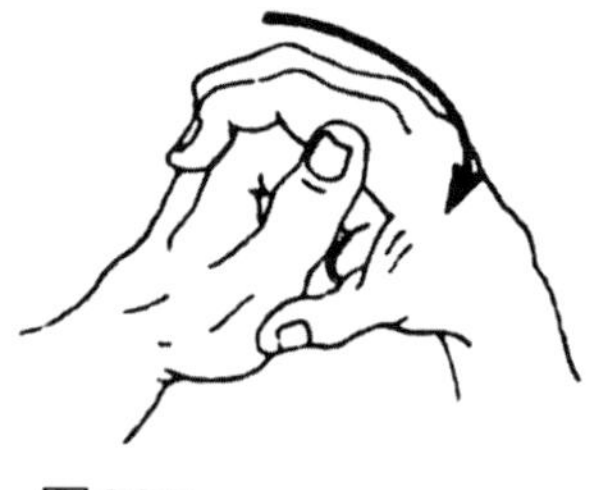

圖235

2.時彎曲手指（4時也同樣）。

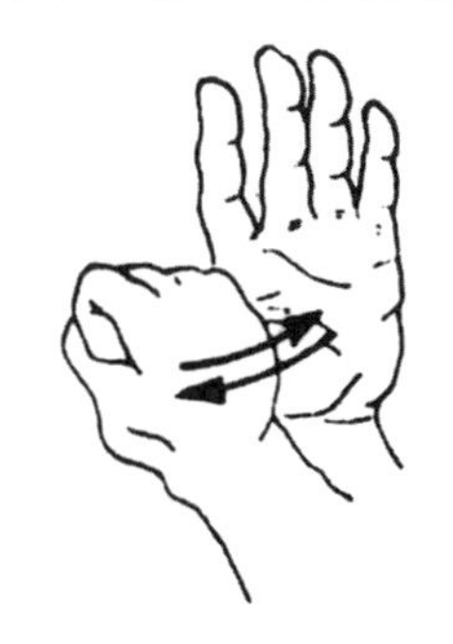

圖236

將大拇指扳向外側（1）
將大拇指向內彎（2）
反覆進行4～5次。

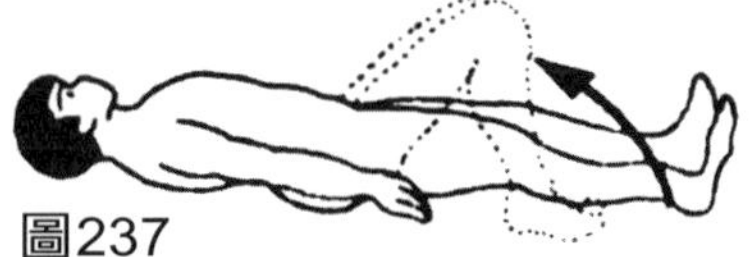

圖237

將可活動的腳伸入麻痺的腳下，彎曲雙膝。

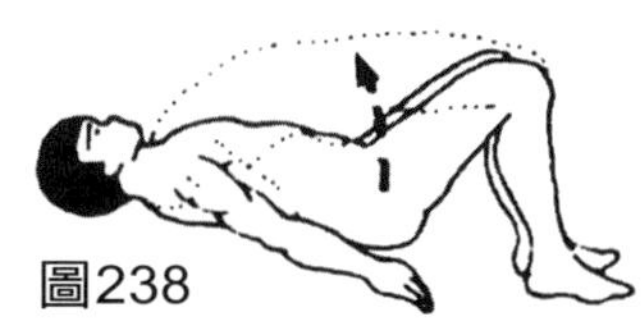

圖238

以可活動的腳調整姿勢，使麻痺的腳能夠完全接觸床面。兩膝靠攏，使麻痺的腳不致於外側傾倒（或由護理者協助支撐亦可）。

圖239

默數1時往上仰身（3時亦同）默數2時往下恢復原狀（4時亦同）默數號令1至4，反覆進行4～5次。

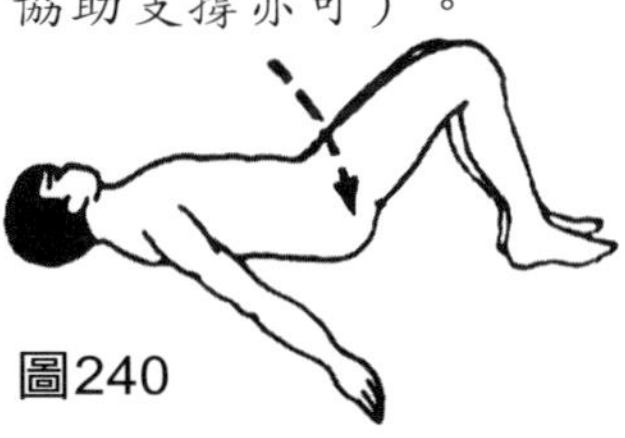

圖240

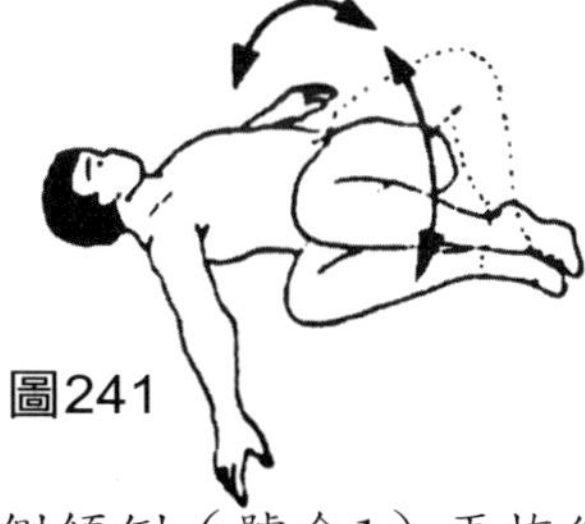

圖241

圖240圖241向可活動的腿側傾倒（號令1）再恢復如圖241的位置（號令2）數到3時向情況不良的腳側傾倒，4時恢復至圖241的位置。反覆進行4～5次（也可以由護理者支撐患者的膝蓋以免傾倒）

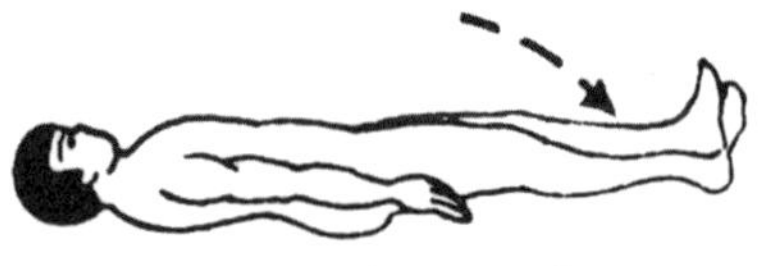

圖242
伸直雙腳。

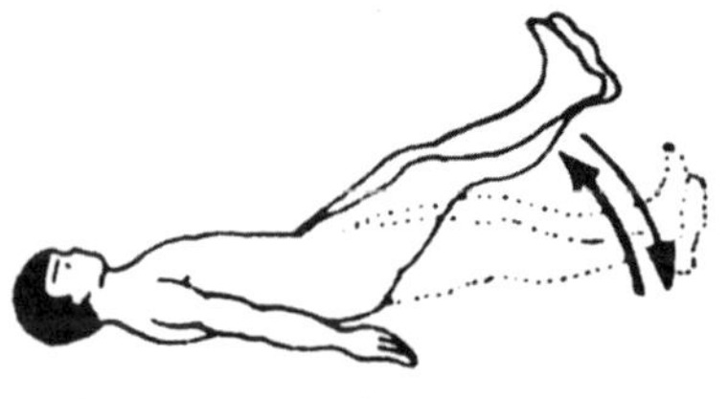

圖243
1時腳往上舉。2時放下。3時抬上。4時放下。反覆進行3～4次。

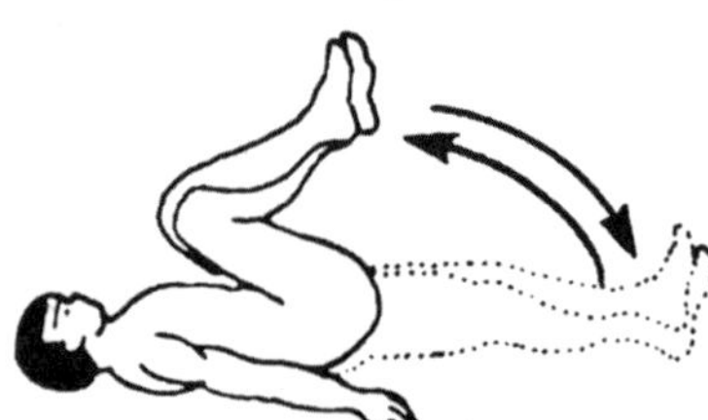

圖244
用可活動腳把麻痺腳彎曲並撐起雙膝（號令1），2時以可動的手將麻痺腳扳向胸前（圖260）可動腳則完全伸直。

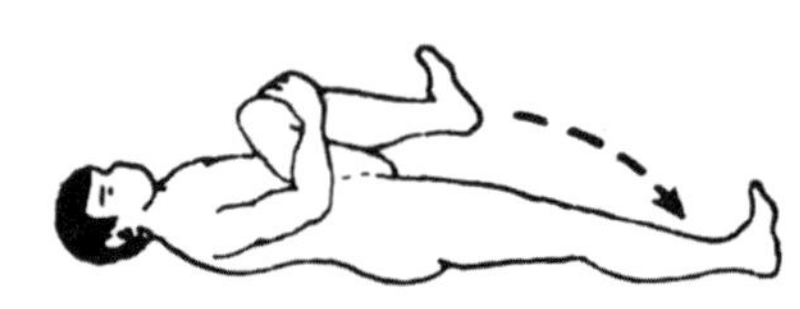

圖245
3時可動腳再度曲撐起麻痺腳，4時放下。反覆進行4～5次。

圖246　圖247

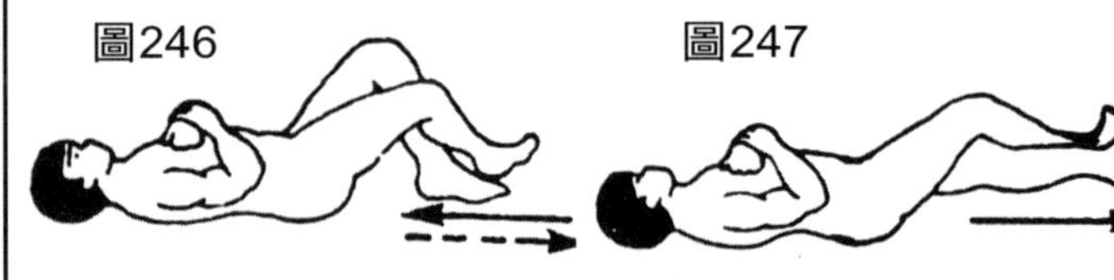

以可動腳協助麻痺腳的膝蓋做彎曲與伸直的動作。1時彎曲、2時伸直、3再彎曲、4再伸直。（反覆進行4～5次）

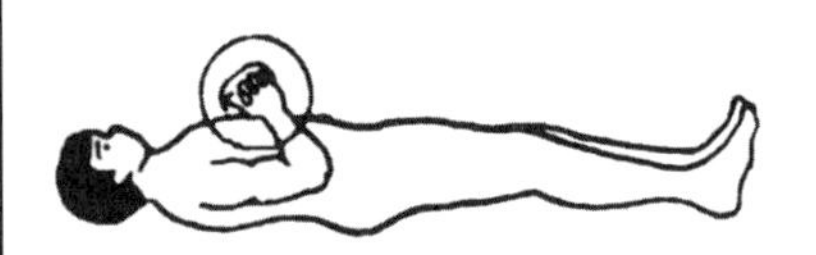

圖248

兩手十指互相交叉握住。

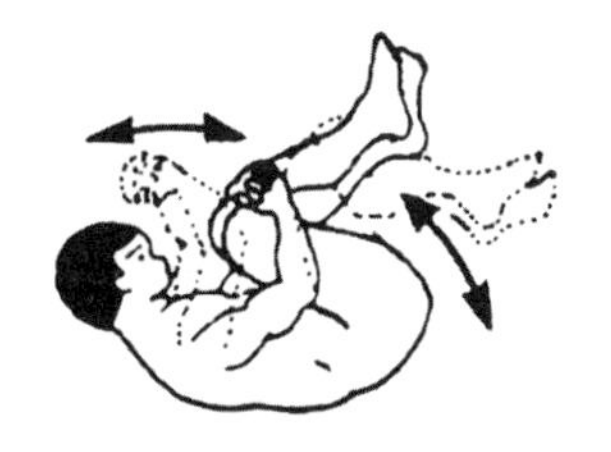

圖249

1時曲起兩膝，同時以交叉握住的雙手抱住雙膝（頭部也彎曲，形成弓形）。

2時一口氣伸直雙腿及全身。3時再曲身，4時再伸直，反覆練習3～4次。

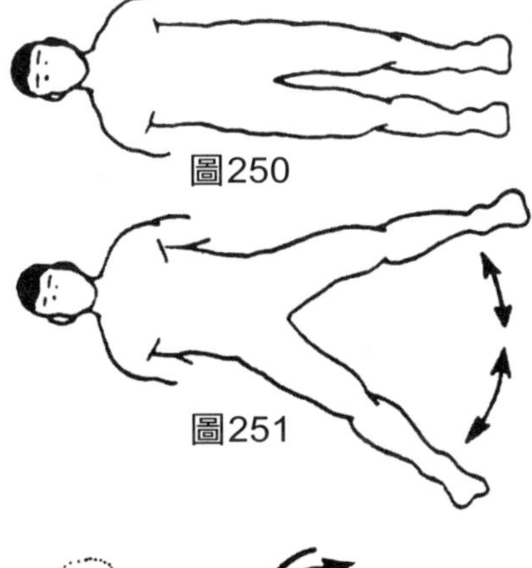

圖250

圖251

兩腳往左右兩側做張開、合併的動作，如麻痺的腳因彎曲而無法張開時，可藉護理者之力來協助。

1時打開，2時併腳，3打開，4併腳（反覆進行3～4次左右）。

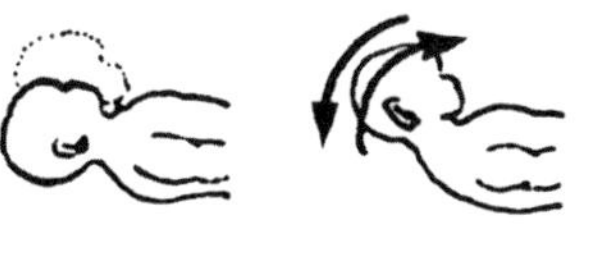

圖252

頭頸部的運動。1向前彎曲、2放下、3彎曲、4放下。

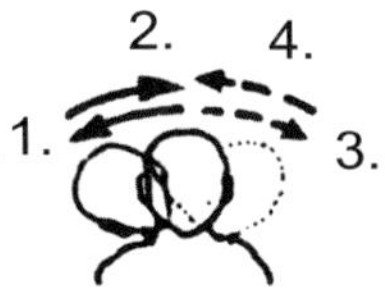

圖253

1往右偏、2恢復原來的位置、3往右偏、4放下。

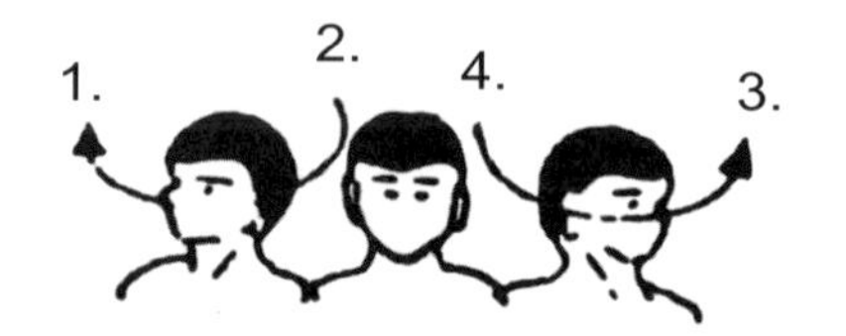

圖254
與圖350的動作相同，頭向左、右側扭轉。

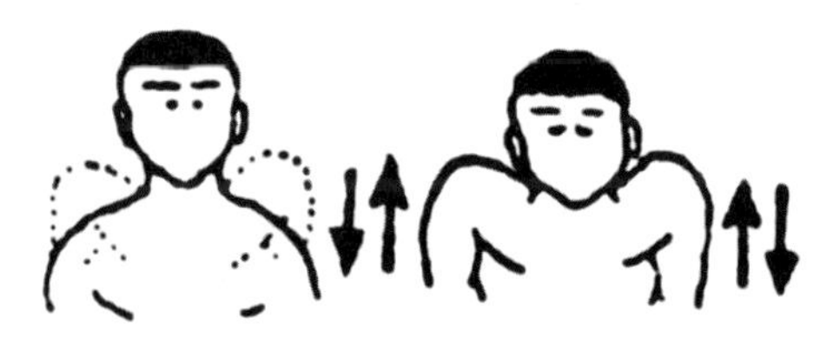

圖255 聳起兩肩。（號令1）
恢復原狀。（號令2）
3再往上聳肩，4時放下雙肩。

圖256

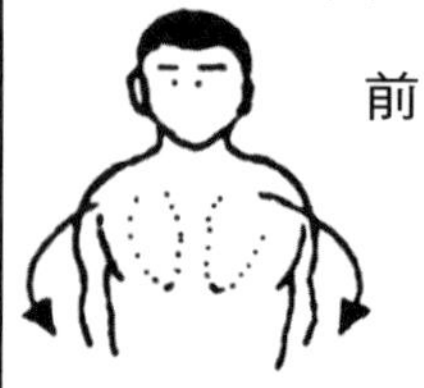

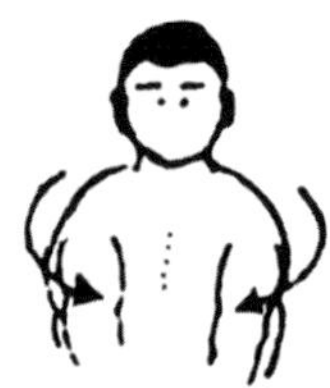

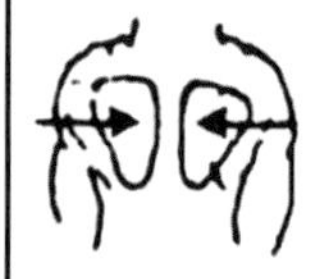

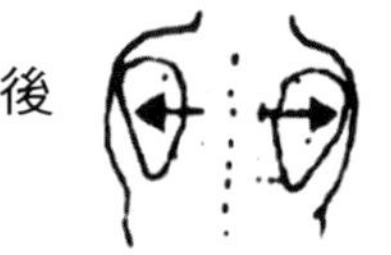

活動肩胛骨。
1時如做擴胸運動一般，胸部儘量後張，使肩胛骨密合。2時放鬆力氣，恢復原狀。3時收縮胸部，兩肩往內側緊縮，使肩胛骨完全分離。4恢復原狀。

從圖267～圖271為止。進行一連串的動作，反覆練習2～3次。完成之後，再做4～5次深呼吸，完成所有的動作。

立位期

到了立位期間，患者無論是體能的恢復或改善都已有長足的進步。到了此時期，患者不但可以自行站立，對自己身邊的日常動作也相當熟練且能夠獨立。

日常動作與移動動作的訓練

【立位的訓練】

(1) 抓附物體的身體移動

雙膝微曲站立，使身體向前後左右移動，並嚐試此不同的感覺。往左右移動時，無論可行動的腳或麻痺的腳，都必須完全支撐體重，以區分兩者間不同的感受。往前後移動時，需留意可動的腳絕不可過度支撐體重，往後移動時以腳踵著力，往前移動時以腳趾著力，體會其中的不同點。雙膝要保持微微彎曲（圖257～圖261）。

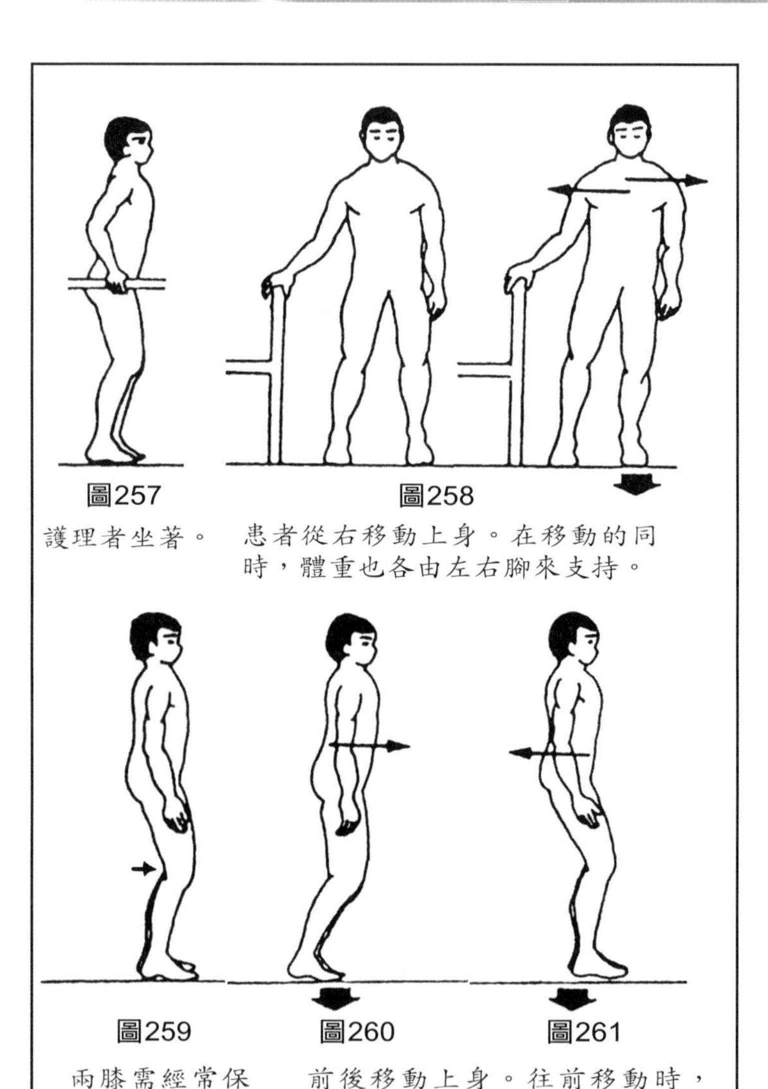

圖257

護理者坐著。

圖258

患者從右移動上身。在移動的同時，體重也各由左右腳來支持。

圖259

兩膝需經常保持稍微彎曲的姿勢。

圖260

圖261

前後移動上身。往前移動時，用腳趾尖來支持體重，往後移動時，用後踵來支撐體重。

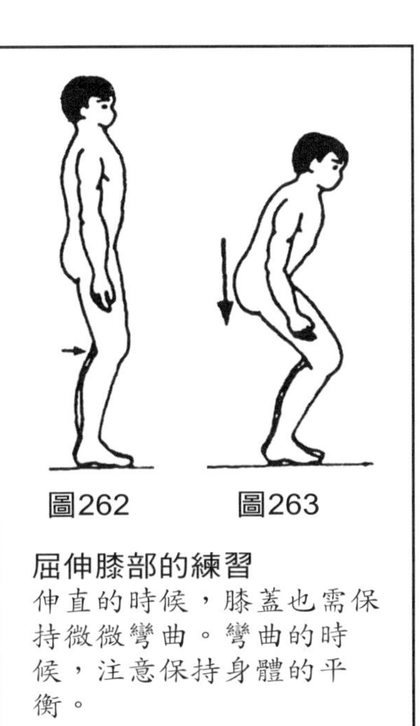

屈伸膝部的練習

伸直的時候，膝蓋也需保持微微彎曲。彎曲的時候，注意保持身體的平衡。

(2) 立位時膝蓋的屈伸

首先以手握住某物體，漸漸地捨棄倚賴物（如手杖、椅子等），完全以自力來運動。以雙腳平均支撐體重，然後緩慢地彎曲四十五～六十度，然後再伸直，但不可過於伸直，只需伸直至稍有彎曲的位置即可（圖262～圖263）。

(3) 單腳站立

首先以可活動的腳單獨站立。且膝蓋保持微微彎曲的姿勢。接著以麻痺的腳站立，站立的同時應留意自己的體重到底輕重程度如何。上身保持直挺的狀態，並逐次增加站立的時間（最初以手倚物來運動，俟身體能夠控制平衡時，則無需再藉助

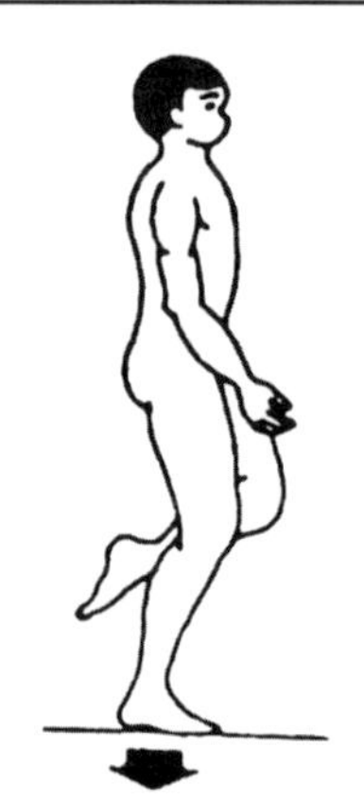

圖264

單腳站立的練習
以可維持平衡的腳站立，膝部微微彎曲，上身保持正直，穩定平衡。

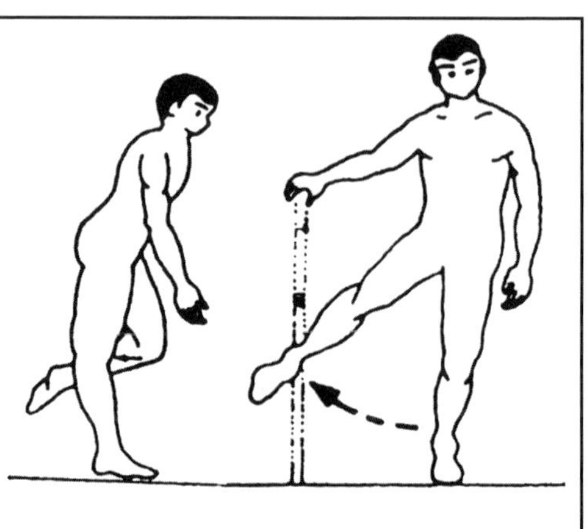

圖265

上身前傾，抬起臀部，膝部不過於直伸。

圖266

腳左右交互往側面上舉。以單腳支撐住身體，另一腳往側面稍後方舉起。上身保持挺直，膝部也勿過於伸直。

他物，以增加訓練的良好效果）（圖264～圖265）。

(4) 腿部的側舉

腳往橫側稍後方上舉起（圖266）。

【起身運動】

(1) 由床上起身

此項動作有兩種方式，一是在床上，單腳伸直，然後扭轉起身；一是伸腳扭腰，利用扭腰的力量，使麻痺的腳往前抬而起身。無論用哪一種方式，都得把體重完全置於腳上，重心放於前面而起身。

(2)利用凳子或其他支撐物起身

圖267～圖270、圖271～圖277、圖278～圖283。

起　身

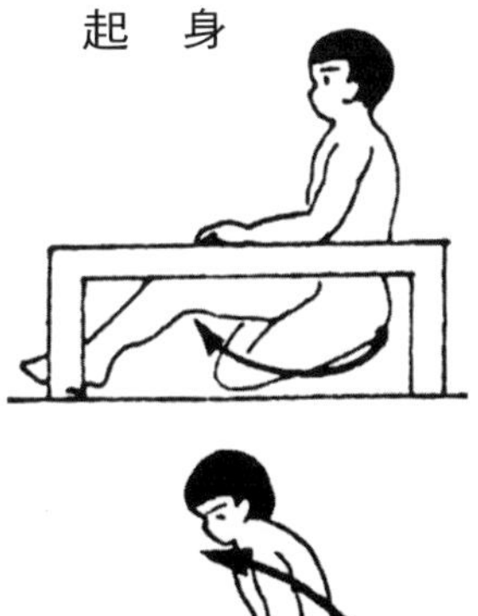

圖267
櫈子置於可活動腳的側面，同時曲腳置於麻痺腳的下方，上身往前傾，使臀部抬高。

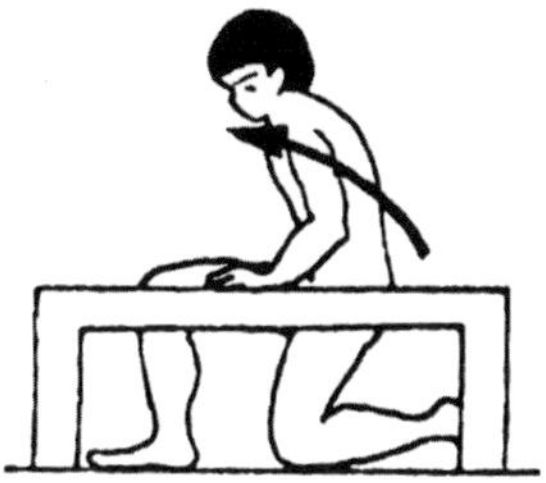

圖268
上身向前傾的同時，抬起臀部並使可活動的腳成高跪姿勢，上身傾向情況良好側。

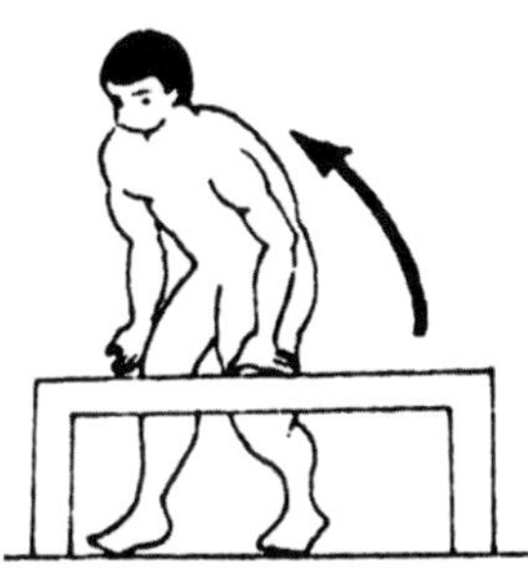

圖269
上身保持前傾的姿勢並起身。麻痺腳同時也支撐體重。俟起身後身體可保持相當的穩定時，再緩緩地挺直腰，伸膝而起。

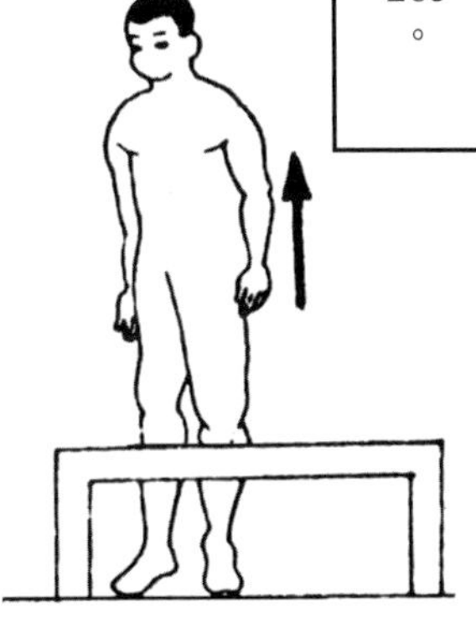

圖270
起身動作至此完成。兩膝保持微微彎曲的狀態。

利用矮櫈子之類的低倚賴物起身

圖271

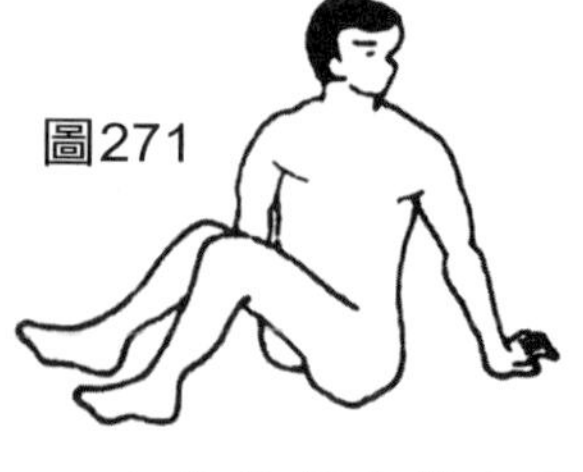

圖272

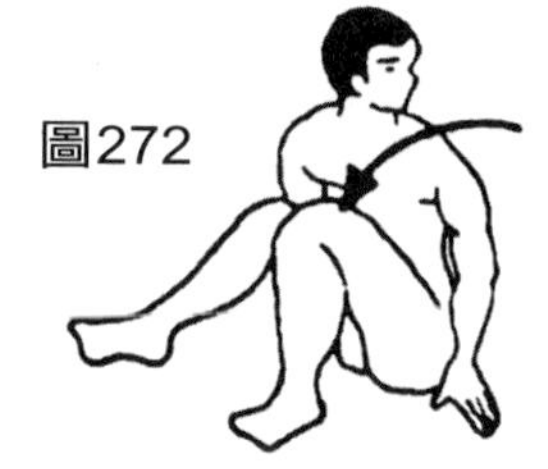

上身前傾使臀部抬高，以可活動側的手和腳支撐臀部，使之上舉。

圖273

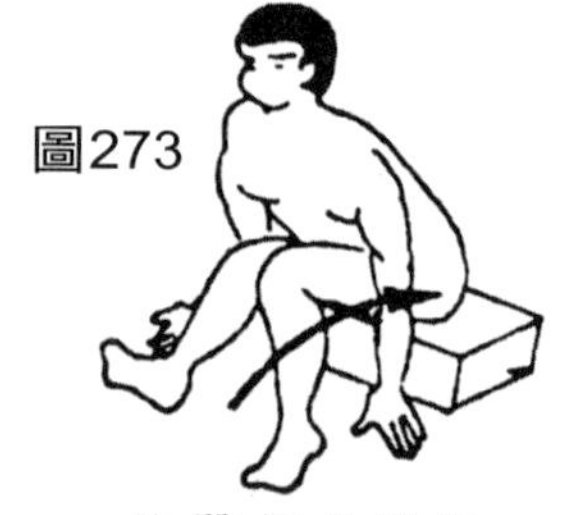

使臀部位於低矮的台階上。

圖274

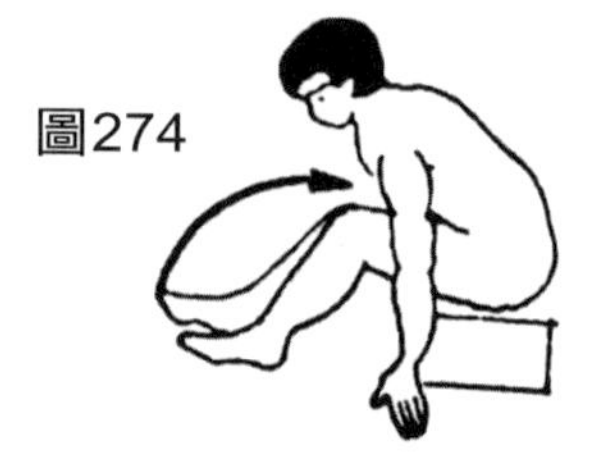

由側面看圖273的動作。

圖275

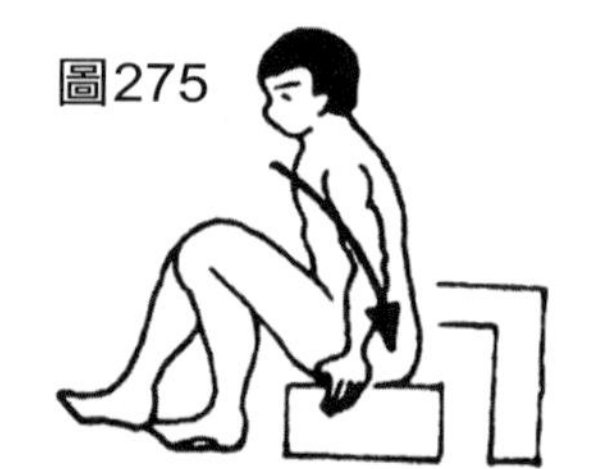

置桌椅於身體可活動側。

圖276

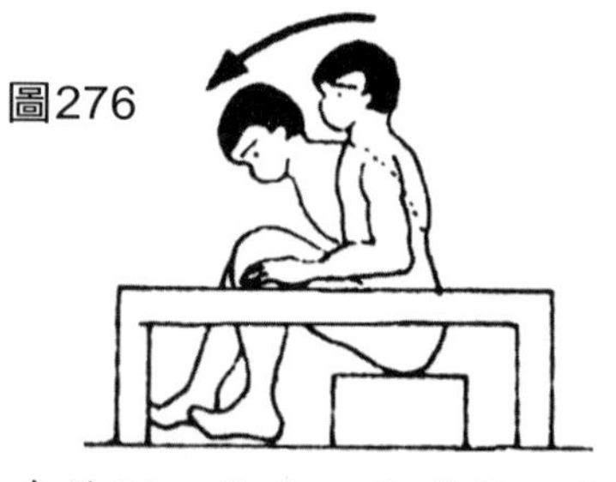

上身前傾，使重心向前移，向身體可活動側傾斜，使手腳支撐住體重。

利用矮櫈子之類的低倚賴物起身

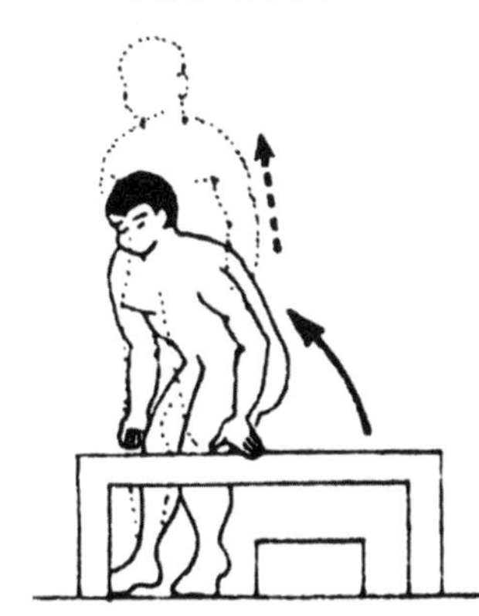

圖277
上身邊往前傾，同時抬起臀部。以可活動的手腳撐起身體，再緩緩地伸直上身。

不需使用工具的空手起身

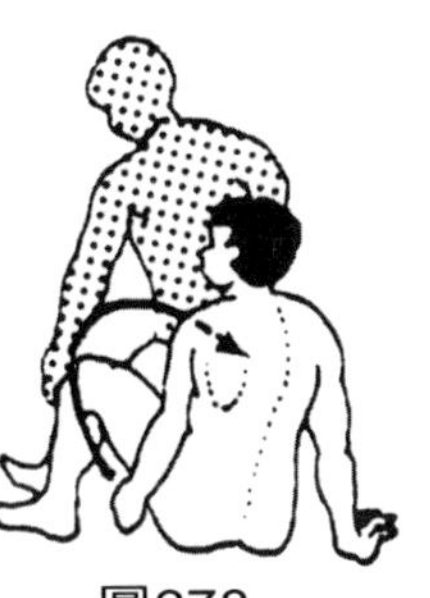

圖278

屈起兩膝，往可活動側扭轉，形成雙手和雙膝著地的狀態，並且趁勢扭轉，使身體重心在麻痺的一方傾倒。

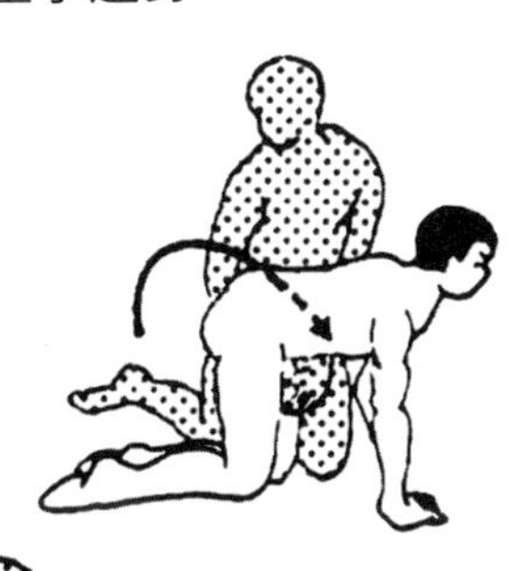

圖279

麻痺的腳往前伸出（如麻痺的腳無法伸出時，伸出可活動的腳亦可）。

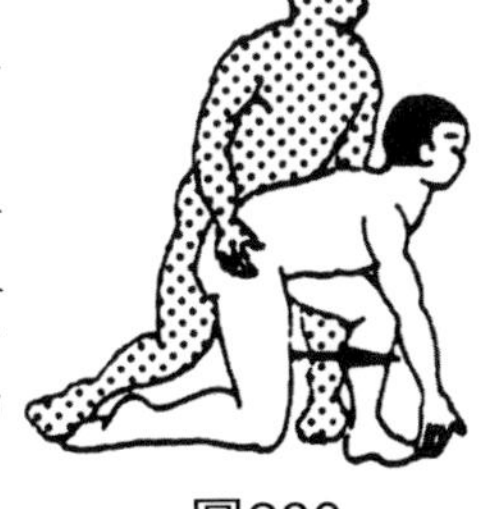

圖280

不需使用工具的空手起身

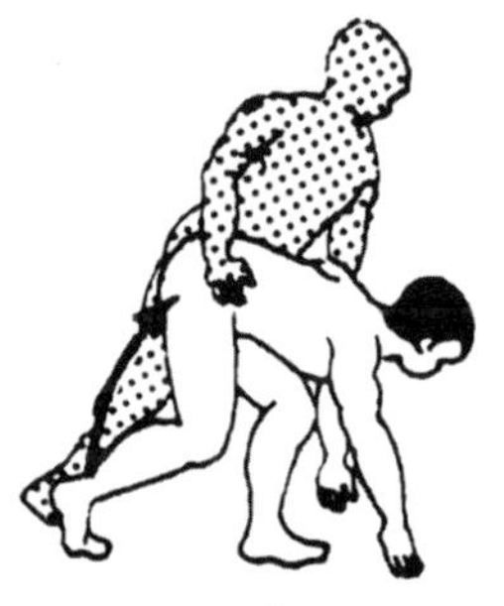

圖281
重心往前移，伸腳的同時，抬起臀部。

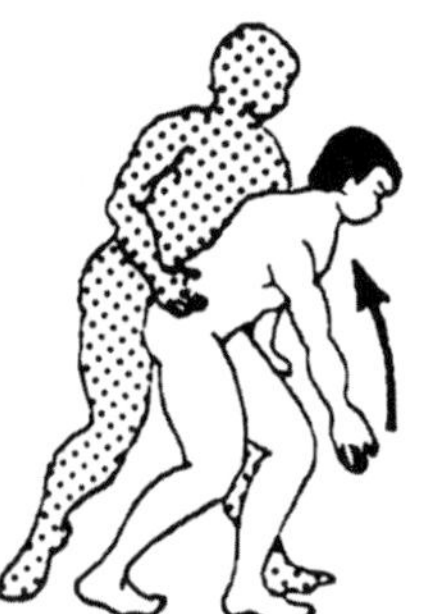

圖282
上身往上抬。此時應以可活動的腳支撐體重而起身，但為避免麻痺的腳騰空，最好也稍微支撐一點體重。

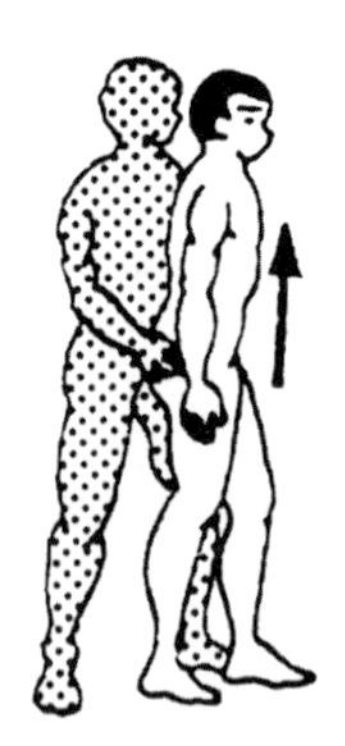

圖283
站立後，擴張雙肩，麻痺的腳收回到活動的腳側，呈平行的姿勢站立。

(3) 由站立的狀態坐下

在後方的膝蓋放鬆地下降，往床面倒下時，則剩餘的單腳必無法支持體重，而往麻痺腳側傾倒。

無論是起身或坐下的時候，儘量由雙腳來共同分擔體重，其要點在於支持面。

由椅子上往地板移坐

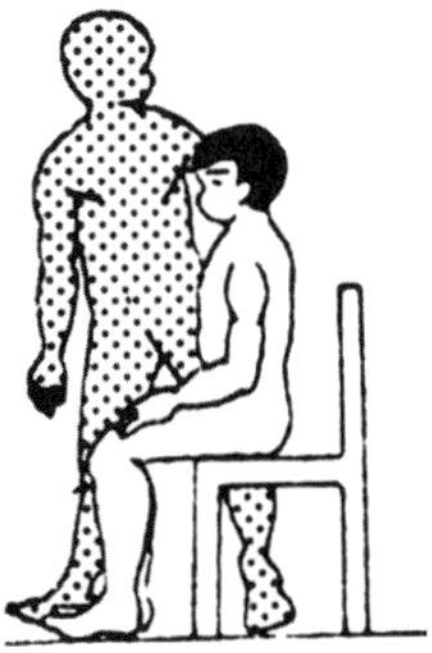

圖284

護理者站立於患者麻痺側。

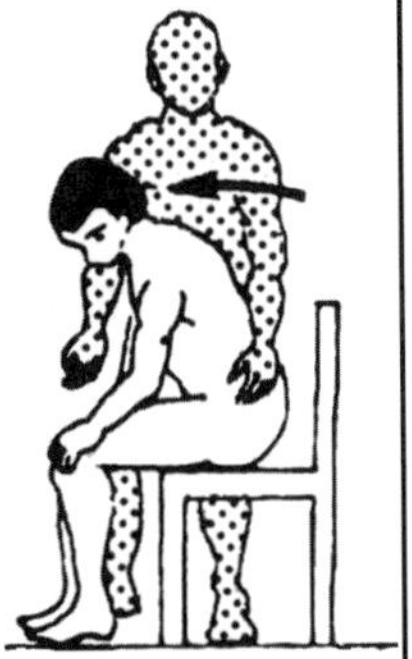

圖285

上身往前傾，使兩腳平均分擔體重，並使臀部上浮。

支撐兩處的兩點與支持三處的三點之間，三點支持不但支持面廣闊，也更能保持穩定。因此，復健運動中，最好能夠長時間訓練三點支持的動作。由站立姿勢改為坐姿的動作，是相當困難的工作，需要不斷地反覆練習（圖284～圖289、圖290～圖295）。

由椅子上往地板移坐

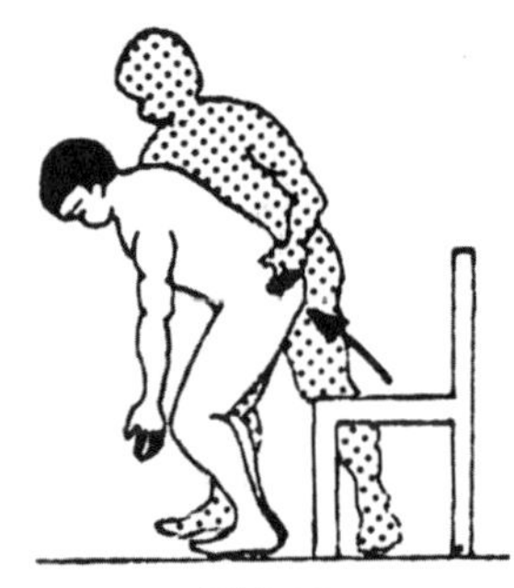

圖286

緩緩地起身站立，上身保持挺直，身體前傾的同時，伸出可活動的手。

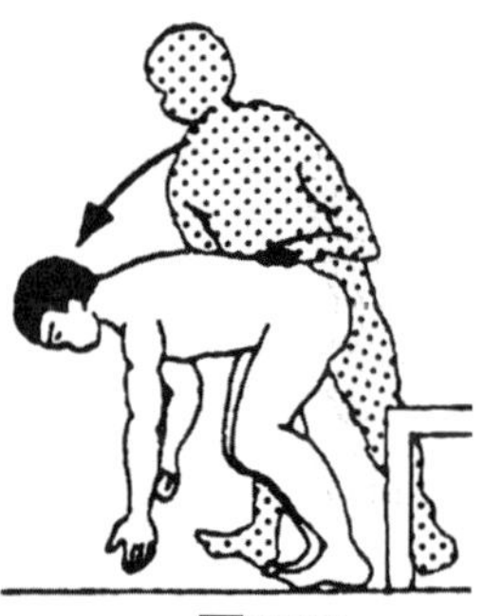

圖287

上身更往前傾，手接觸地面。兩膝隨著上身的前傾而彎曲。體重移向身體可活動側。

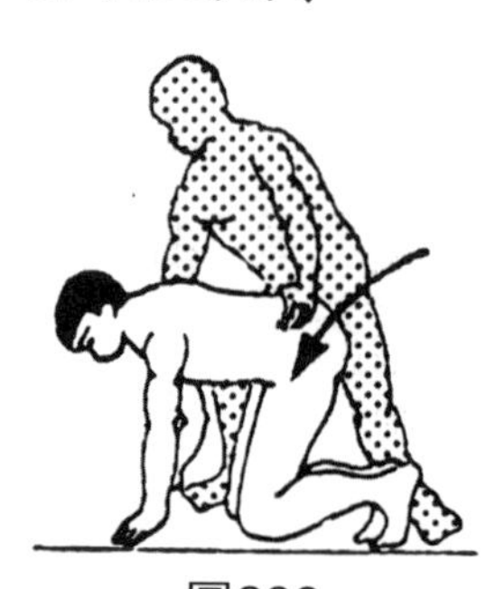

圖288

兩膝緩緩著地。

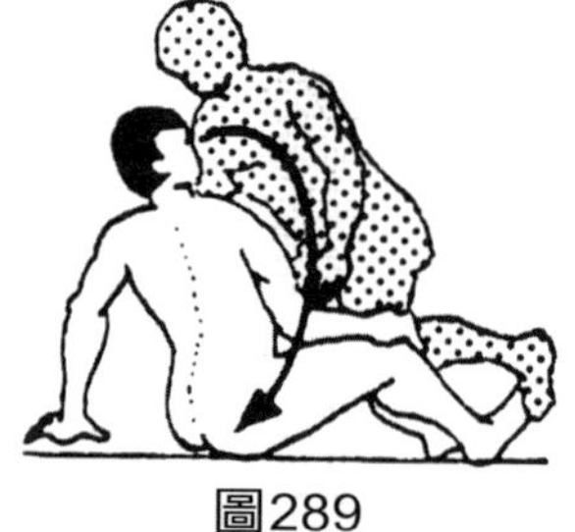

圖289

俟兩膝完全著地後，扭向身體可活動側而坐下。正好以可活動之手為軸。兩膝無法同時著地時，可如圖，伸出麻痺的腳來進行，不依靠任何東西而坐到地上。

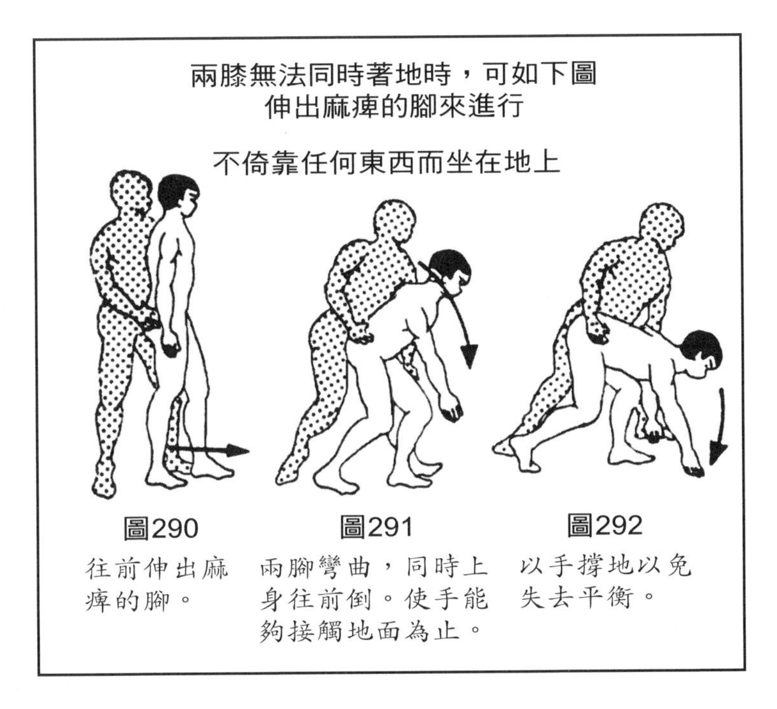

圖290 往前伸出麻痺的腳。

圖291 兩腳彎曲，同時上身往前倒。使手能夠接觸地面為止。

圖292 以手撐地以免失去平衡。

移動身體的動作訣竅，在於體重、重心到底應放在左右哪腳上，以及如何使支持面更擴展等兩個重點上。重心移動於某一方以及擴展支持面這兩種動作，一方面會使平衡感搖晃，另一方面則會增加平衡感的穩定，可以說是完全背道而馳。

但在一連串的動作過程當中，必有其區分點存在，當移動重心而欲轉換成另一動作時，需擴展支持面，使身體保持在最穩定的狀態中，以順勢

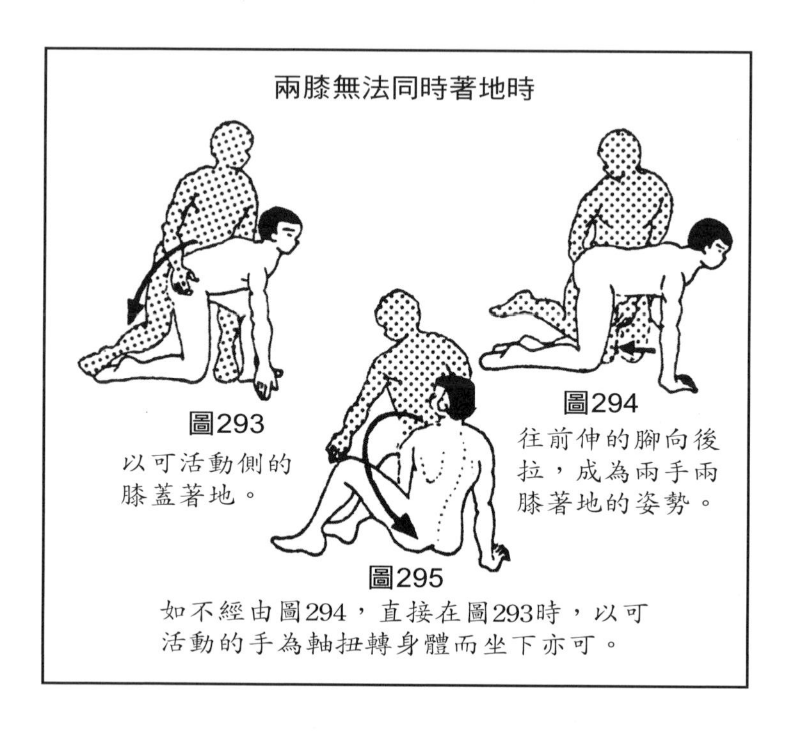

兩膝無法同時著地時
圖293
以可活動側的膝蓋著地。
圖294
往前伸的腳向後拉，成為兩手兩膝著地的姿勢。
圖295
如不經由圖294，直接在圖293時，以可活動的手為軸扭轉身體而坐下亦可。

進入另一動作，這才是動作移動過程的原則。

對半身不遂的患者而言，如果過度延伸膝關節（膝部過度伸展、反張膝），足關節往下方凸張（尖足），或往內側反轉（內反）等狀態會相當嚴重。在步行的時候，下肢無法和諧順暢地擺動，或支持體重有安全上的顧慮時，無妨使用手杖、下肢裝具、或其他的倚賴工具，以維持身體的平衡與行動的順利。

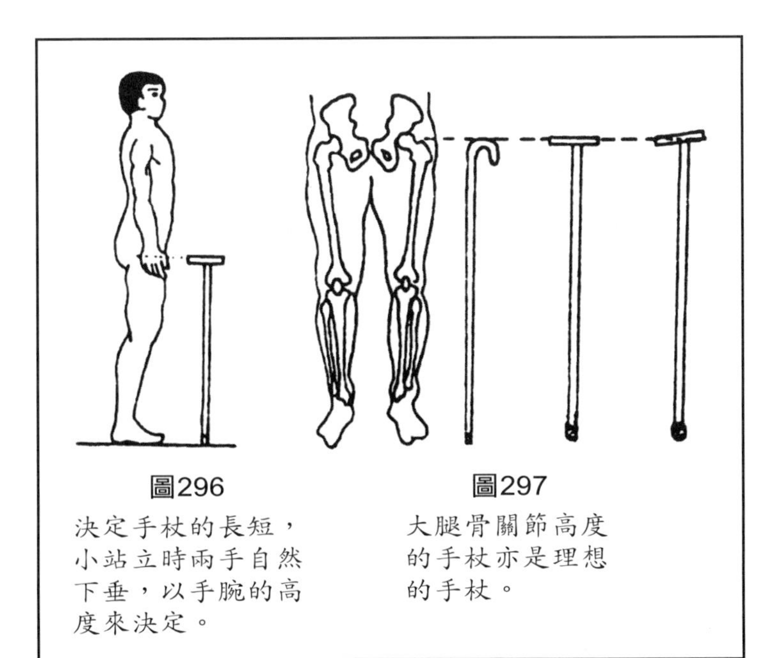

圖296
決定手杖的長短，小站立時兩手自然下垂，以手腕的高度來決定。

圖297
大腿骨關節高度的手杖亦是理想的手杖。

手杖長短的選擇

如圖296所示，兩手自然下垂，手腕部份的高度，即是最理想的手杖高度（此時手肘彎曲的角度約為十五～三十度）。剛開始可選稍長者，再試驗與自己的手長是否相配合，以決定取捨。如最初就用過短的，不但不方便也有危險。杖底可黏加橡皮，以防滑溜的危險。

此外，與大腿彎曲時的軸位置大略相同的大腿骨關節高度左右的手杖也很適合。

下肢裝具

下肢裝具的功用，在於輔助腳的運動機能。可矯正關節，亦可預防腳部的變形。同時，更能輔助喪失的機能及支持體重的安定性，下肢裝具的裝設，可與醫生詳談，選擇適合自己所用的。

⊙進入步行期之前的訓練

①雙腳交互地踏在矮櫈上。先由可活動腳開始，再由麻痺腳代之，同時使麻痺腳完全支撐體重，再慢慢抬起身體。絕對需留心的是，單腳能平衡地支持身體後，方能再動另一腳（圖298～圖303）。

②雙腳前後打開，使平衡感往前後移動。這項訓練，最重要是，在於患者用身體去體會單腳移動時的平衡感覺。做此動作時，上身需保持挺直，同時兩膝微微彎曲（圖304～圖306）。

步行前的訓練

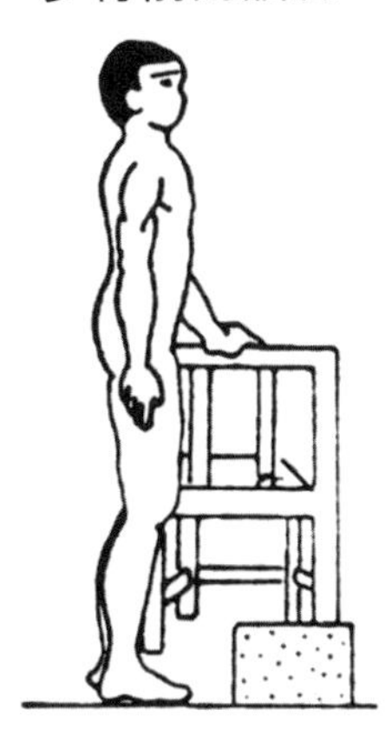

圖298　護理者立於麻痺腳側。

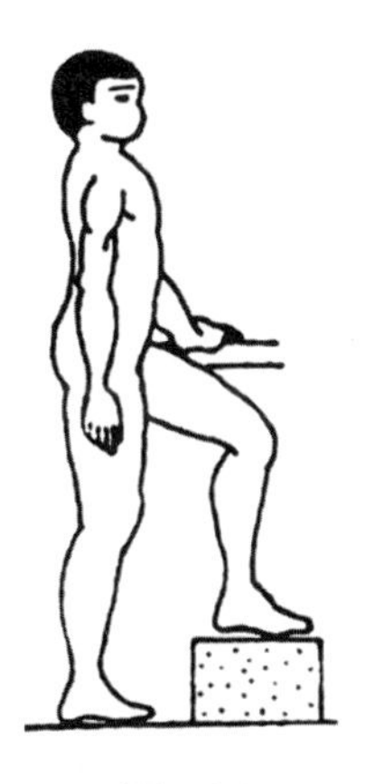

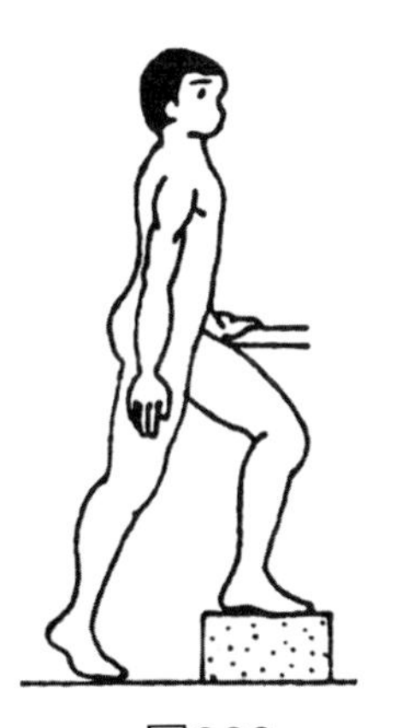

圖299　　圖300

可活動腳置於矮櫈上，體重往前移。臀部不可後揚或下垂。

步行前的訓練

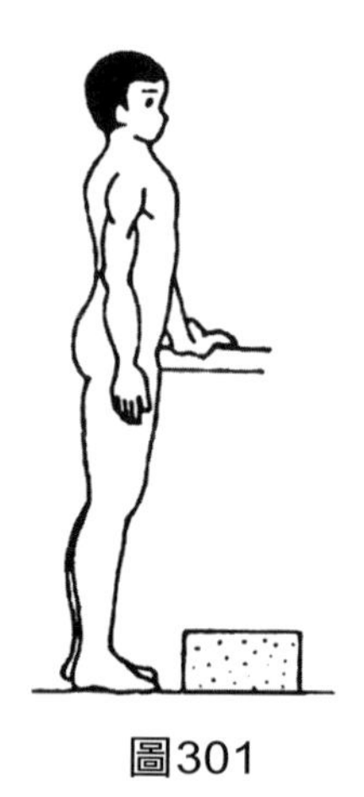
圖301

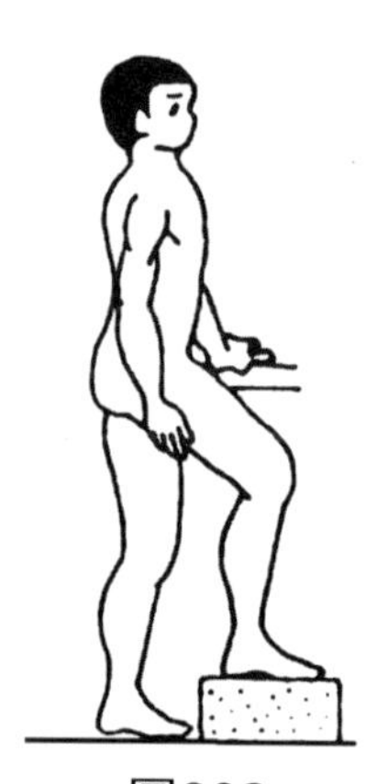
圖302

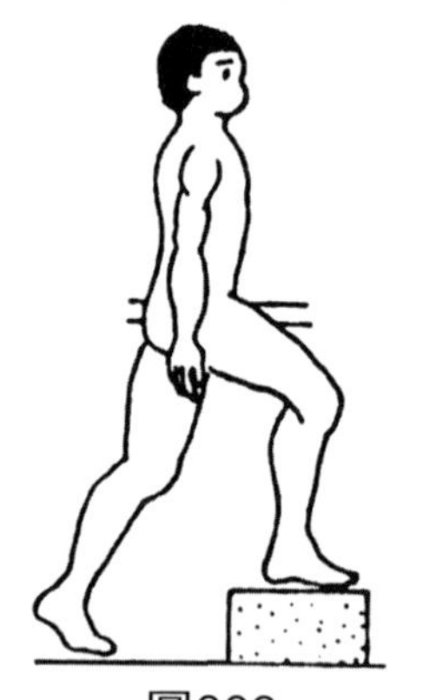
圖303

接著再把麻痺的腳抬上櫈子，體重往前移，由麻痺的腳來支撐體重。

日常生活的動作

入浴動作——使用淋浴。

衣服穿脫動作——以前述的方式，使所有動作皆能由自己完成。

飲食動作——按照前面所說的來施行。

打開雙腳前後移動

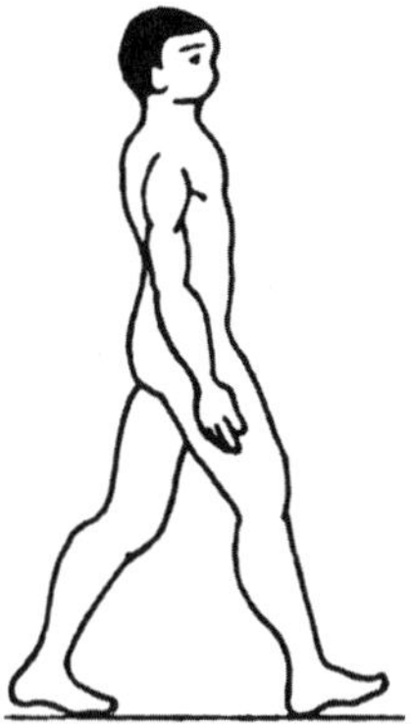

圖304

使患者雙腳向前後打開。

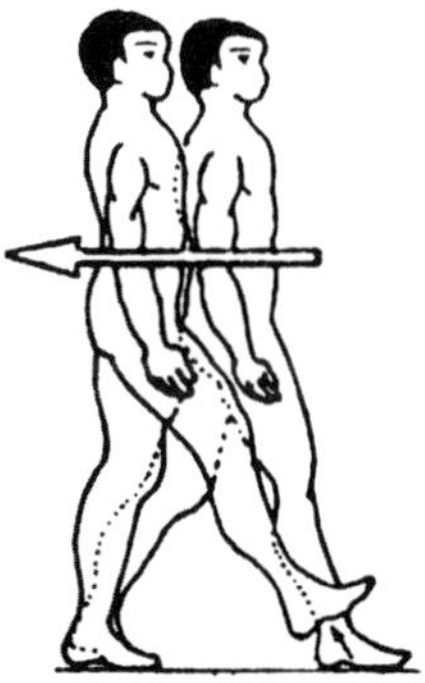

圖305 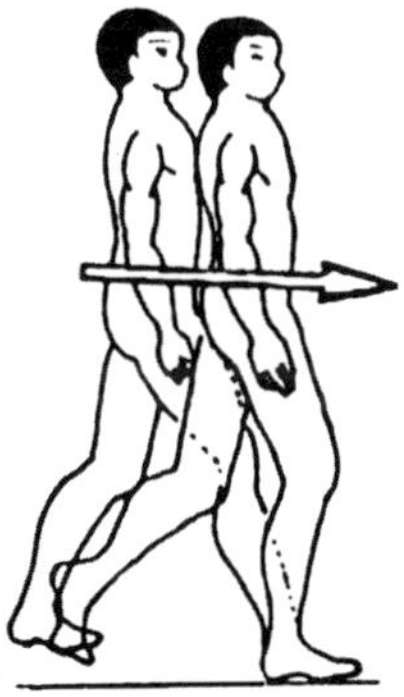　圖306

上身也往前後移動，體重由前腳、後腳交互地支撐。在移動體重時，不支撐體重的腳可稍往上抬。

步行期

充分的站立訓練，再加上移動雙腳也可保身體的平衡時，就可進入步行期了。在步行的前階段中，很容易就可以判斷需不需要手杖或其他輔助工具，使用裝具時，可與獨立步行（不需手杖）同時練習就很充分了。

日常動作的訓練

①往前走的時候，踏出去的腳在著地時，由腳後踵先著地，最好不要腳掌一下子就著地，俟腳掌負荷全身的重量之後再穩健地踏下。支撐體重那一方的膝蓋，必須微微地彎曲，上身保持正直勿彎曲或前傾（圖307～圖321）。

②往橫側步行。實際上往橫走並不真正需要，但為了使支撐體重的臀部肌肉更強韌，橫行還是有必要的（圖322～圖324）。

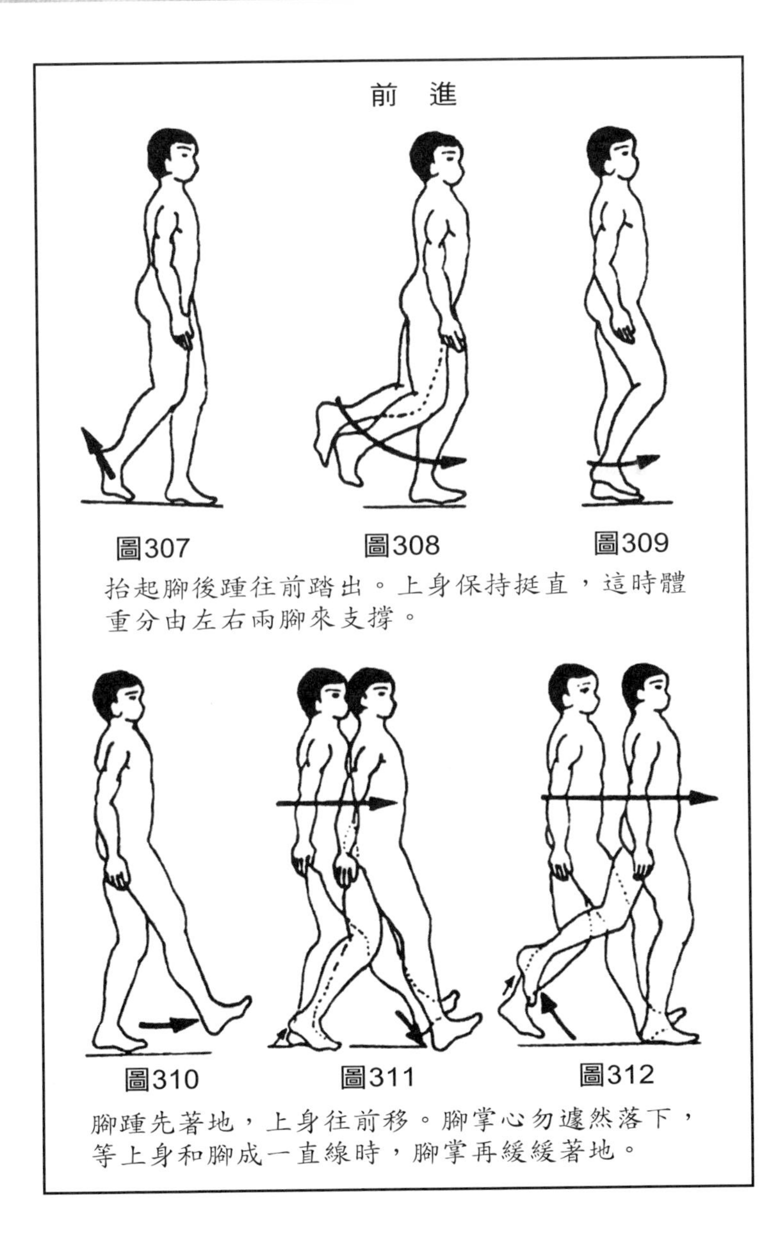

抬起腳後踵往前踏出。上身保持挺直，這時體重分由左右兩腳來支撐。

腳踵先著地，上身往前移。腳掌心勿遽然落下，等上身和腳成一直線時，腳掌再緩緩著地。

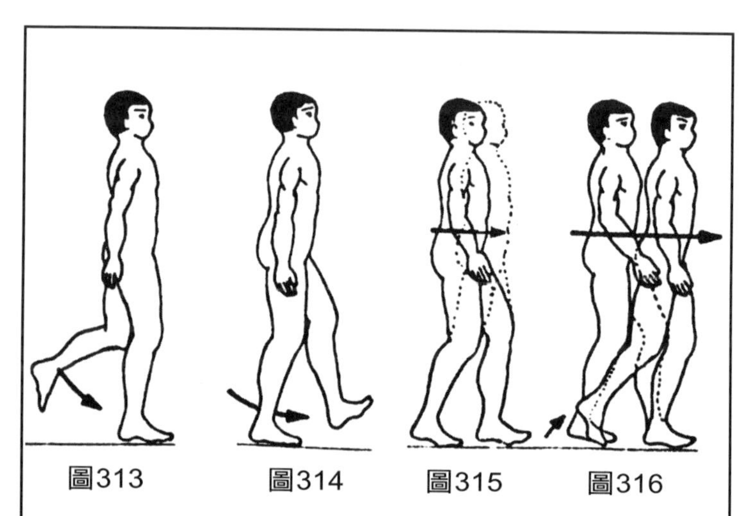

圖313　圖314　圖315　圖316

踏出另一隻腳，其要領與前頁所示相同。

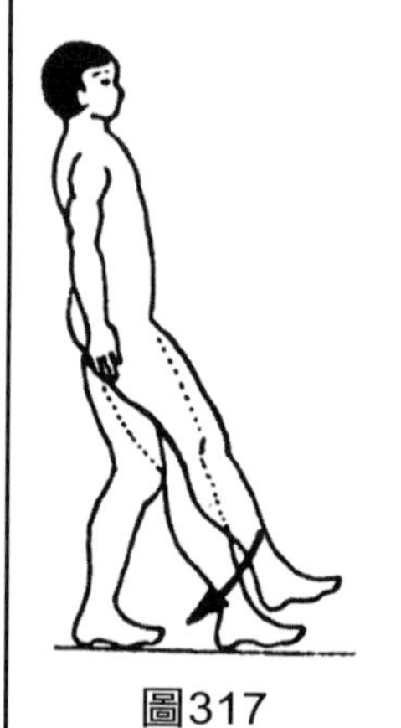

圖317

踏出的腳切勿再伸回。

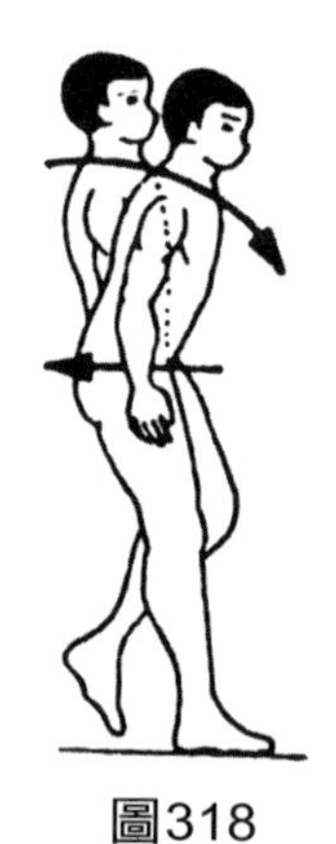

圖318

如果上身往前傾，且臀部往後揚時。

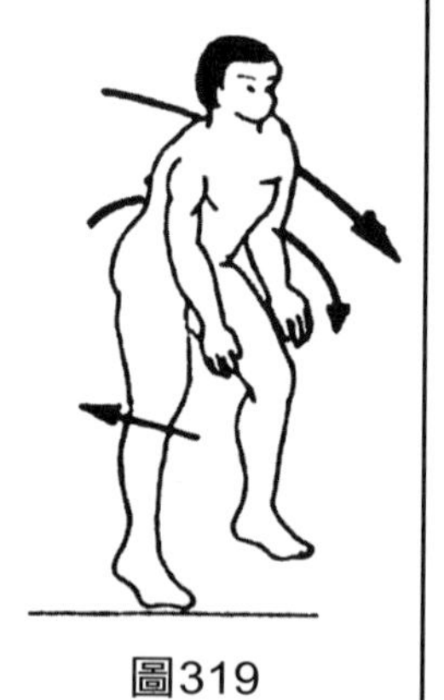

圖319

則會失去平衡而跌倒。

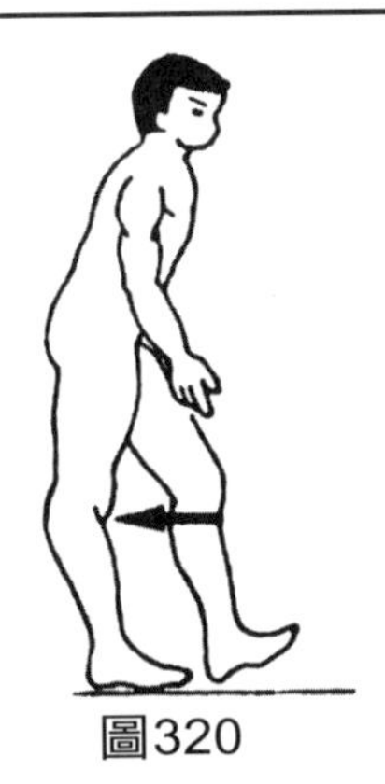

圖320 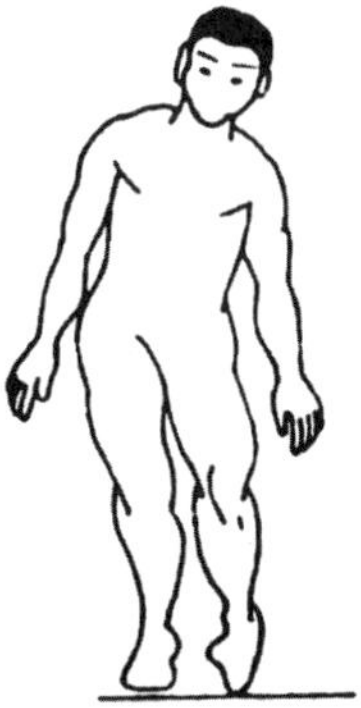　　圖321

膝蓋過度伸直，上身就會向前倒，臀部往後方上揚，上身則朝相反側傾倒。

橫側步行

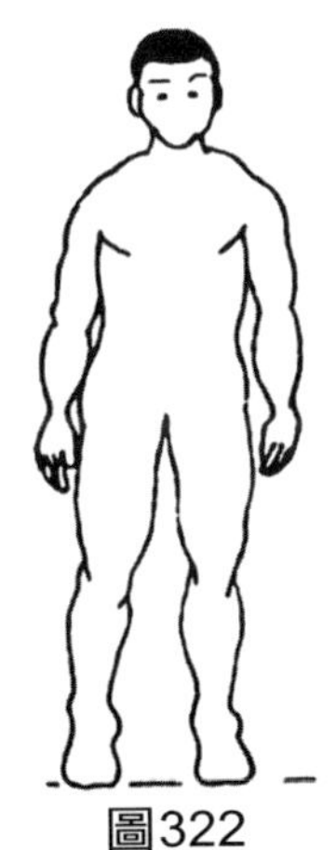

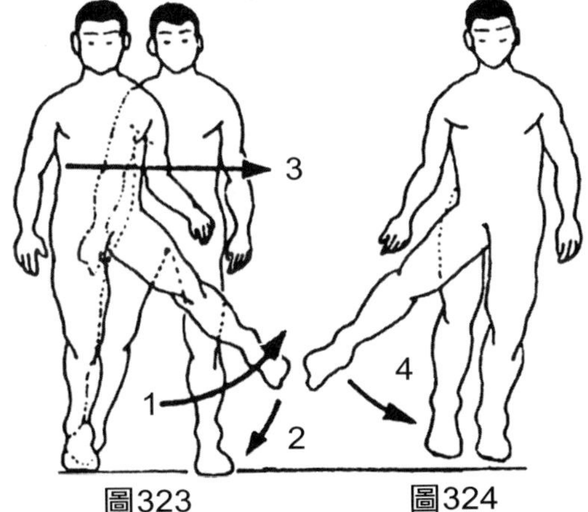

圖322

護理者位於患者身後。

圖323

(1)腳往橫側抬起。
(2)再放下。
(3)體重由放下的腳來支撐。

圖324

另一腳往橫側上舉，然後再靠攏。

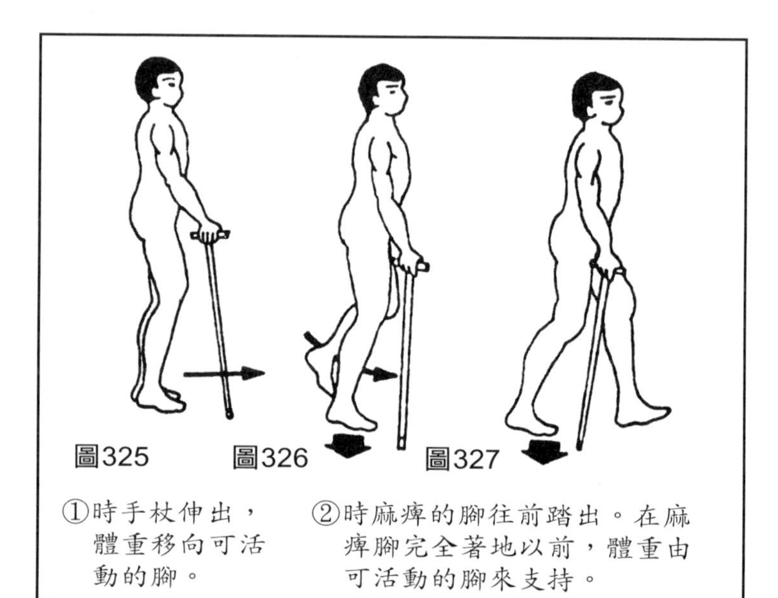

①時手杖伸出，體重移向可活動的腳。

②時麻痺的腳往前踏出。在麻痺腳完全著地以前，體重由可活動的腳來支持。

杖步行

在可活動的腳踏出時，可利用手杖和麻痺的腳來分擔全身的體重。但如果過份依賴手杖，而忽略了確實體會平衡感也不行。所以最好是一邊應用手杖，同時也要保持正確的平衡。

(1) 兩支點的步行法

數1時伸出手杖，2時踏出麻痺的腳，並由伸出的手杖和麻痺的腳來負荷點重，3時再踏出可活動腳。也就是默數123的號令而前進，這種方法雖然步行速度相當緩慢，但是可

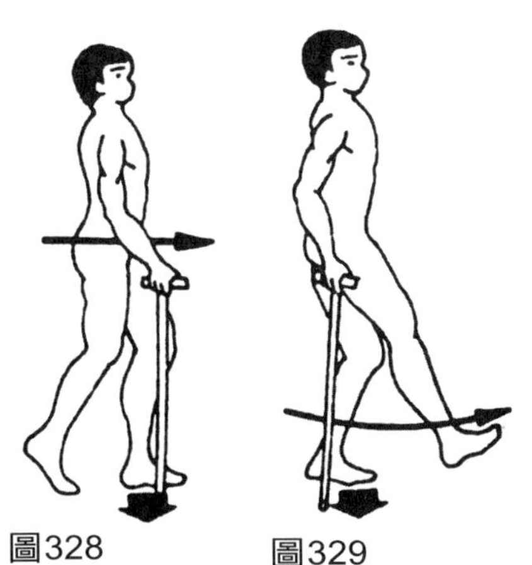

圖328
體重改由手杖和麻痺腳來支撐。

圖329
③時再踏出可活動的腳。

圖330　兩點步行

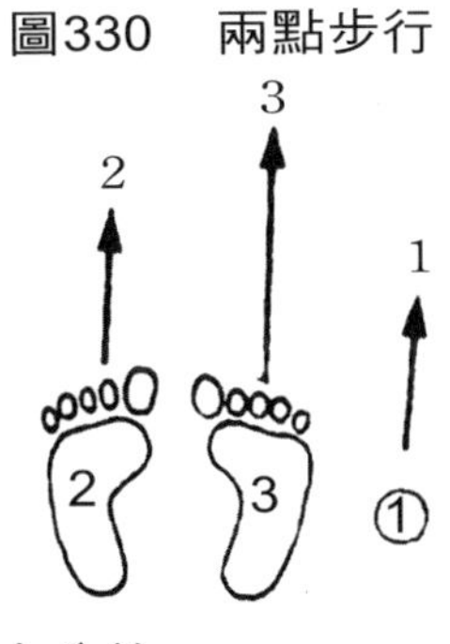

①伸出手杖。
②踏出麻痺腳，體重由手杖和麻痺的一腿來負荷。
③時踏出可活動的腳。此種方式雖速度遲緩，但是具有安定性。

以安安穩穩地行走（圖325～圖330）。

⑵兩支點、一支點的步行法

數1時手杖與麻痺的腳同時踏出，體重往前移，2時可活動的腳再向前踏出（圖331～圖337）。

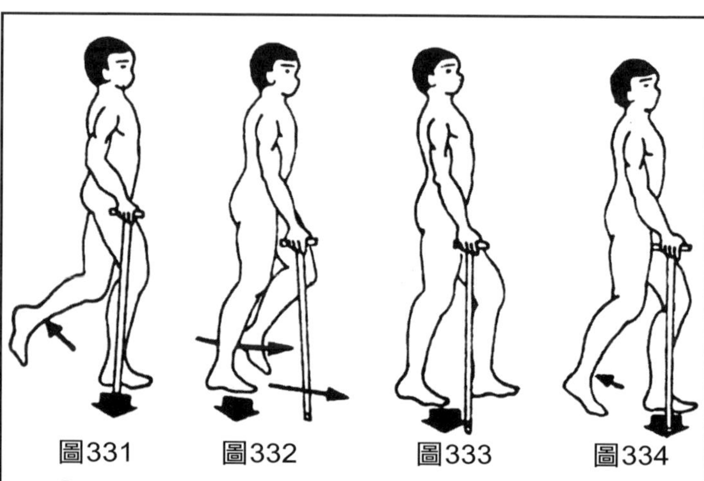

圖331 圖332 圖333 圖334

①時手杖與麻痺腳同時往前踏出。體重分由手杖和麻痺的腳來支撐。

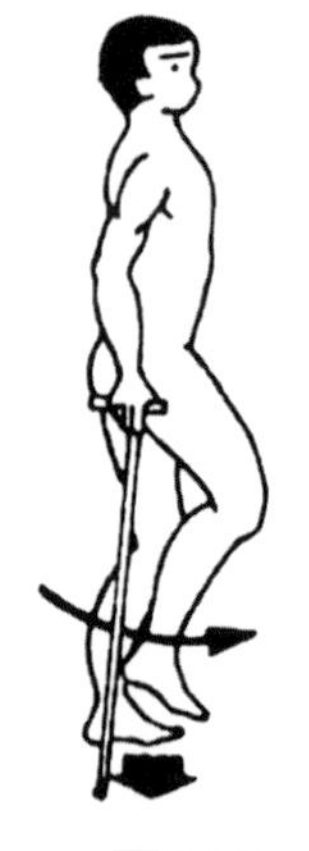

圖335

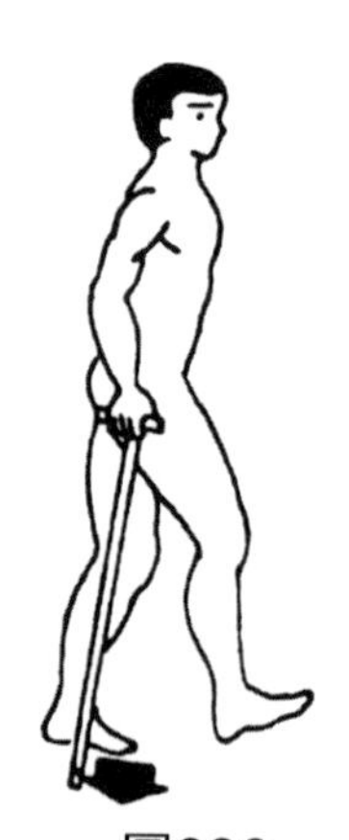

圖336

②時可活動的腳往前踏出。

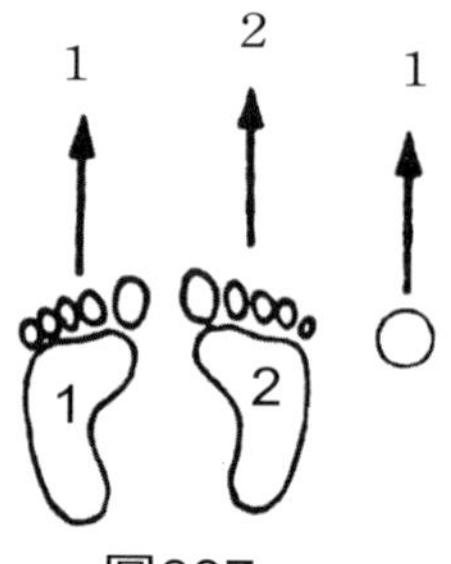

圖337

二支點、一支點步行

①時麻痺的腳與手杖同時踏出。體重分由手杖與麻痺的腳來負荷。

②時再踏出可活動的腳。

日常生活的動作

到此階段，無論衣服的穿與脫、飲食、盥洗等動作，應該都可由患者親自動手且運用自如了。

入浴動作

愛好清潔是人的天性，但如身體有障礙時，入浴卻是相當辛苦的一件事。但我們可運用各種方式來改善入浴的問題。也可利用攀附洗衣機進入浴室，但夜晚浴室的溫度下降，入浴時恐有感冒之虞，因此，讓患者在午間入浴，也是解決入浴問題的方式之一。

入浴是使身體保持溫暖，促進血液循環、增加新陳代謝、消除肌肉的緊張、降低血壓，以及清淨皮膚的污垢等。

●入浴的要點

・適溫——體溫再加一～二度，不可超過四十二度。溫熱的效果在入浴後五分鐘左右即可顯現。

・入浴時間——十五～二十分鐘。如有自律神經失調，或出汗功能低下的現象時，可縮短五分鐘左右的時間。

・經常保持浴水的溫度，至少需保持半小時的恒溫，然後安靜的休息。

・浴室的溫度——在攝氏二十一～二十四度間，並注意空氣的流通。

・絕不可將患者單獨留在浴室內，需有人陪伴在側。

現代化的浴室，幾乎全都舖上磁磚，遇水容易滑倒。因此，如果腰部後仰，而且麻痺的腳過度伸直形成無法支撐體重的狀態，則無法好好地走路，同時更有摔倒的可能性。所以，必須要有防止摔倒的設施。例如，在地板上裝設防滑的塑膠墊也是好方法之一。此外，患者雙腳微微彎曲，完全承受體重再步行則能保平穩。

每家的浴室不盡相同，麻痺的腳也有左右不同的區分，在浴缸上置以木板（圖

338～圖339），最好能再釘上一橫桿以利攀附。根據左右不同的麻痺及無法釘加橫桿時，也可以利用洗衣機。入浴時，以可活動的腳接近浴槽（圖340），先坐於木板上（圖341），可活動的腳先伸進浴缸內，身體再滑向中央，由可活動的手來移動麻痺腳（或由護理者來協助。圖342～圖343），俟兩腳完全接觸缸底時再起立。護理者詳細查看患者的雙腳是否已確實密接缸底，是的話再拿掉木板。木板移去後，患者邊屈雙膝並前傾上身，緩緩地坐下浴缸（圖344）。護理者視情況需要予以協助。臀部接觸缸底後再伸膝，且上身稍往前傾（圖345～圖346）。

出浴缸時，首先上身稍向前傾，兩膝彎曲，體重完全由腳支撐，且上身更往前彎，手握浴缸邊緣或牆上的橫桿而起立。俟患者起身後，再把木板重新放回原來位置，患者坐於木板上，雙腳依序再踏出浴槽外面。

●利用椅子

利用與浴缸同高的椅子，且在椅子與浴缸之間，放置木板（圖347～圖349）。

至此時期，患者大概已經完全對周圍的動作駕輕就熟了。

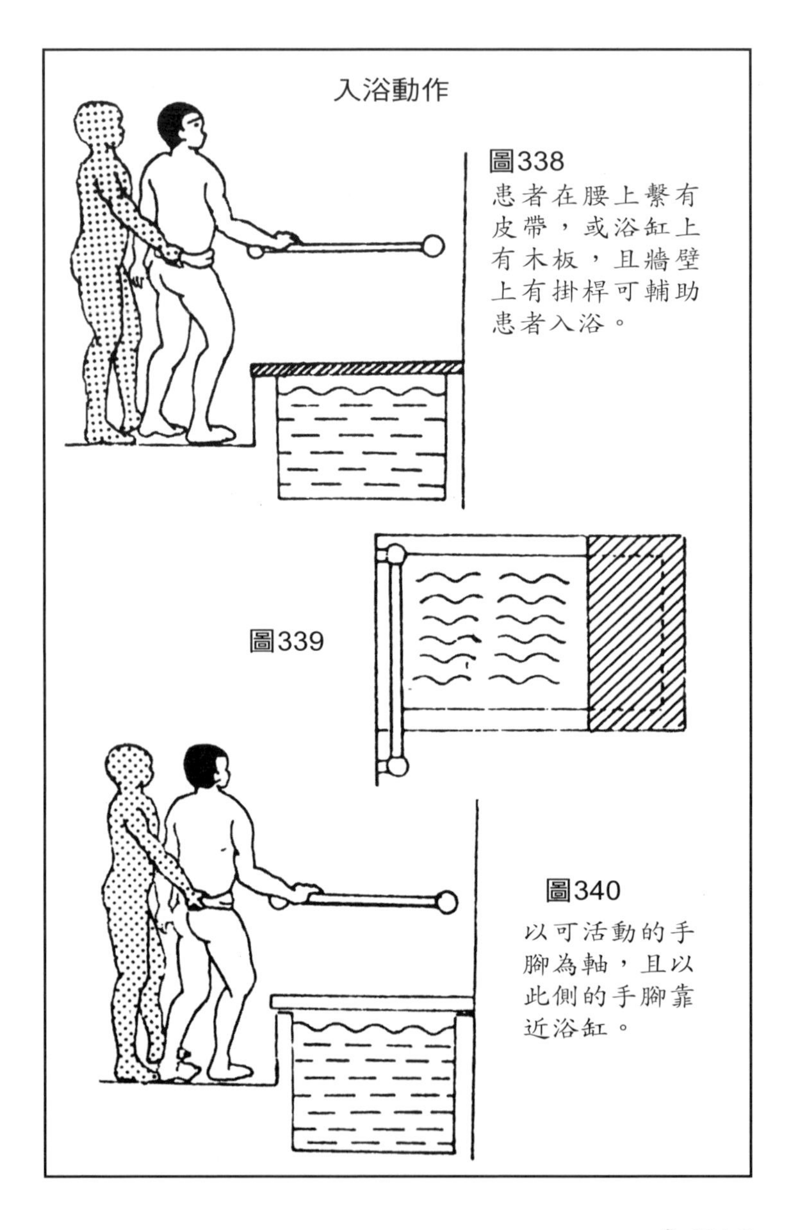

圖338
患者在腰上繫有皮帶，或浴缸上有木板，且牆壁上有掛桿可輔助患者入浴。

圖339

圖340
以可活動的手腳為軸，且以此側的手腳靠近浴缸。

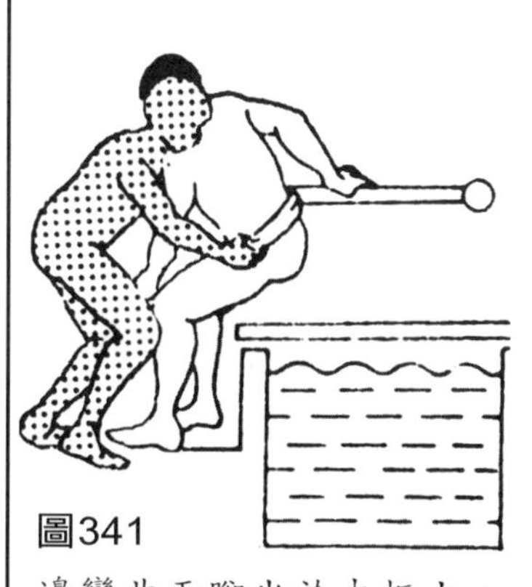

圖341

邊彎曲兩腳坐於木板上，
上身不可往後倒仰。

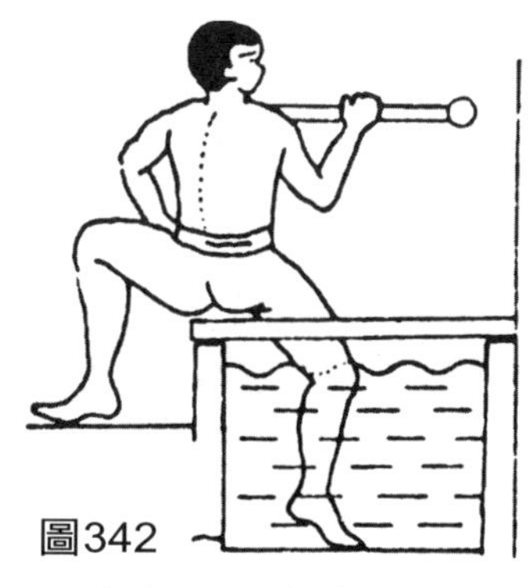

圖342

可活動的腳先伸進，
身體稍往內側滑入。

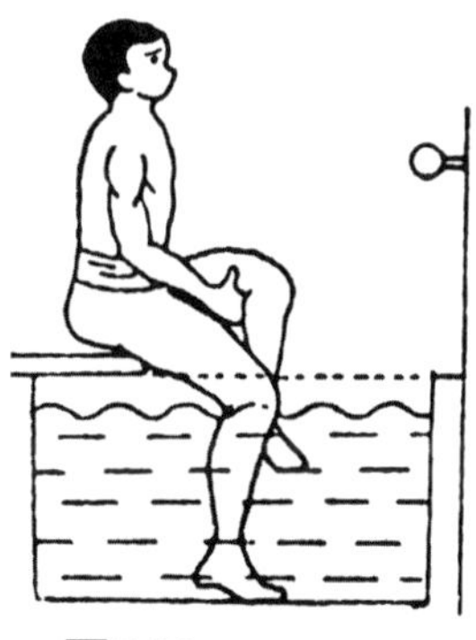

圖343

以可活動的手將
麻痺的腳抬入，
腳上抬時，要有
向前倒的感覺，
由可活動的腳來
支撐體重。

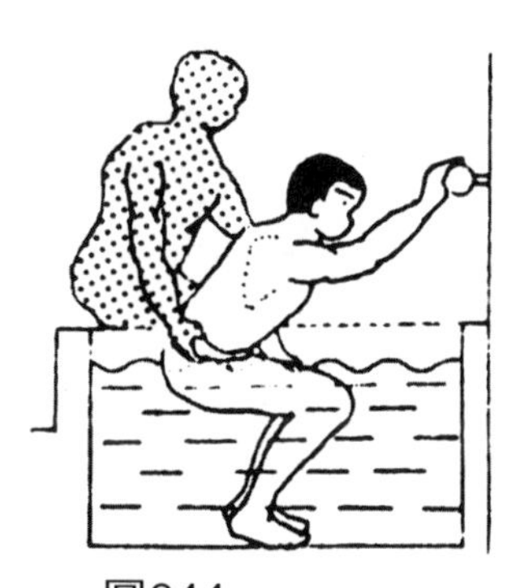

圖344

上身往前彎曲，屈
兩膝而坐下。

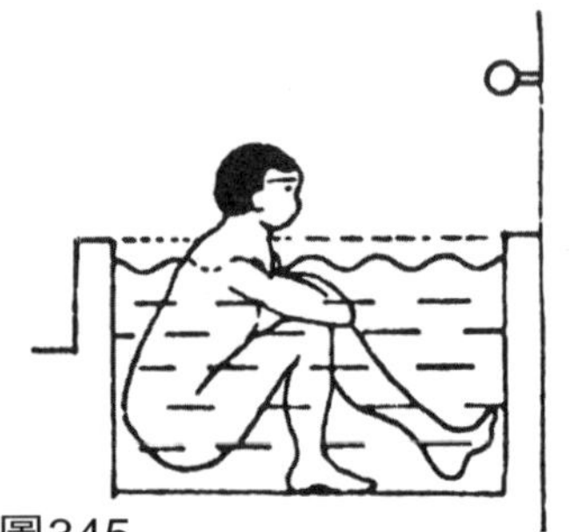

圖345
坐下後伸直兩腳，上身也放鬆靜坐。

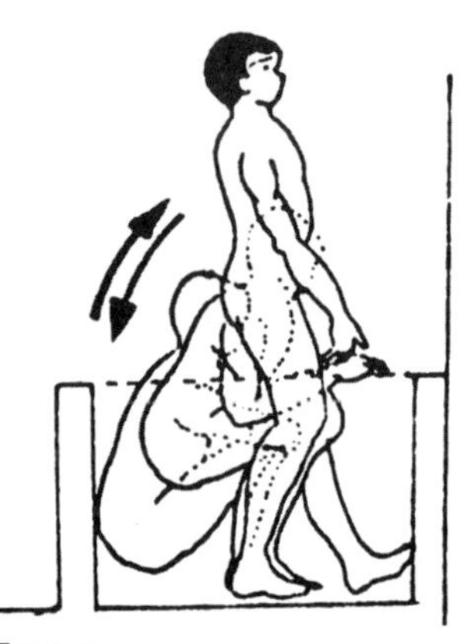

圖346
此時也可依賴浴缸邊緣或掛桿來做起立、坐下的練習動作，但要以上身前彎，兩膝微屈的姿勢來站立。一旦起立後，上身要挺直。

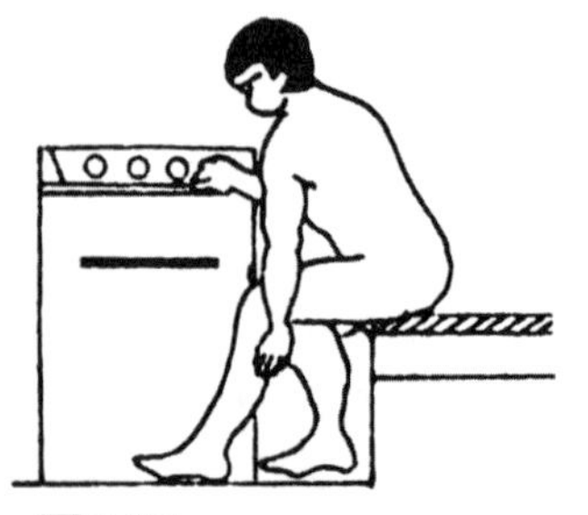

圖347
如無法增設掛桿時，也可利用洗衣機等做為協助的工具。

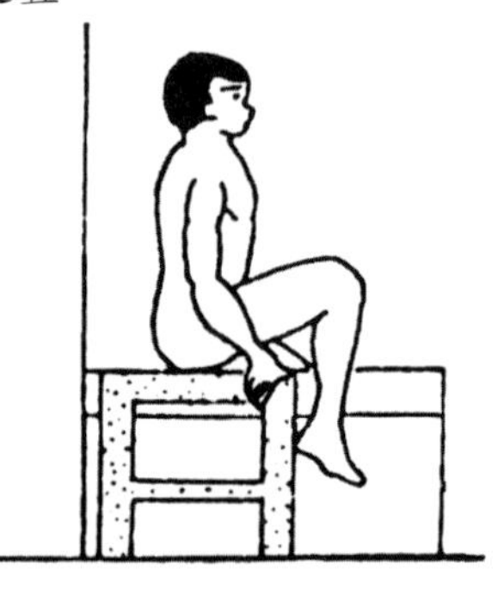

圖348
利用和浴缸同高度的椅子也很方便。

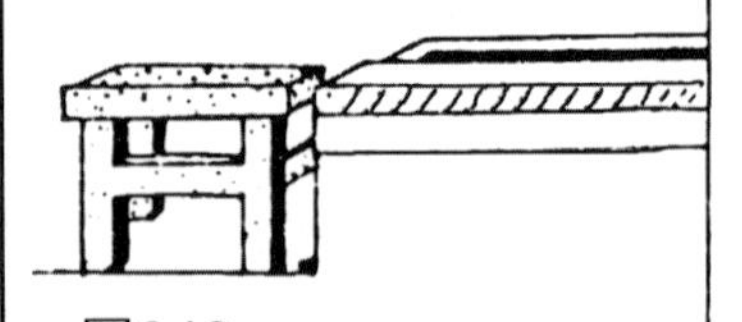

圖349
與浴缸同高的椅子和放在浴缸上的木板。

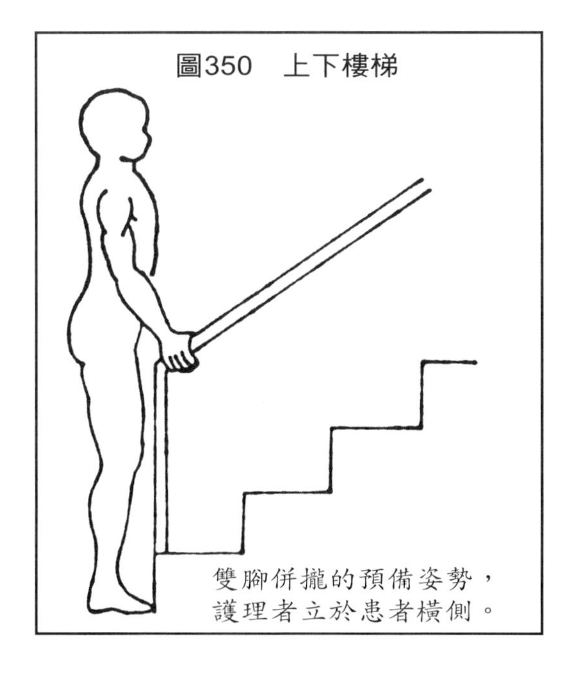

雙腳併攏的預備姿勢，
護理者立於患者橫側。

圖350　上下樓梯

室外步行期

上樓下樓

上樓梯時，從可活動的腳先登，下樓時由麻痺的腳先下。但上身絕不可勉強往前傾。雙膝勿過度伸直，保持微微彎曲的姿勢。下樓時，上身不可往後仰。上身應該稍往前，麻痺的腳下樓時，可活動的腳保持微曲的預備姿勢（圖351～圖365、圖366～圖374、圖375～圖382、圖383～圖391）。

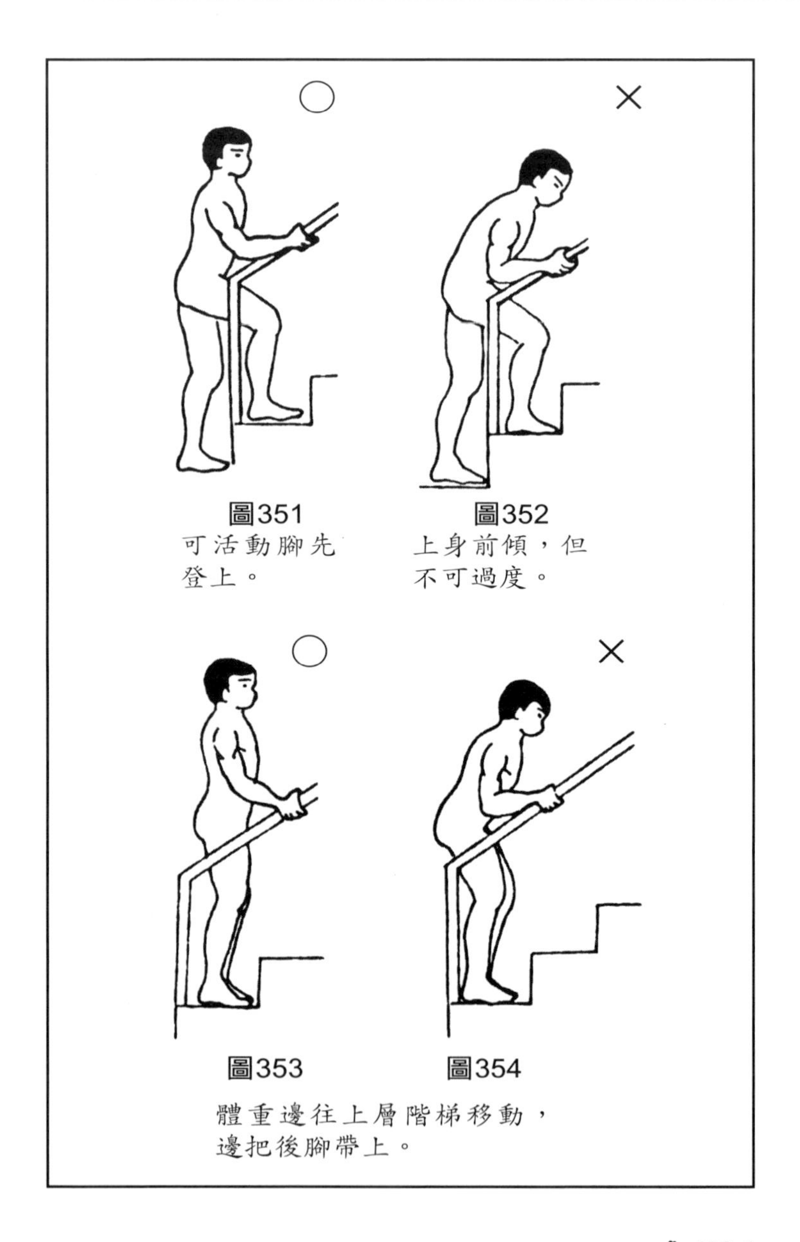

圖351
可活動腳先登上。

圖352
上身前傾，但不可過度。

圖353

圖354

體重邊往上層階梯移動，
邊把後腳帶上。

可活動腳先登上。

上身前傾，但不可過度。

體重邊往上層階梯移動，邊把後腳帶上。

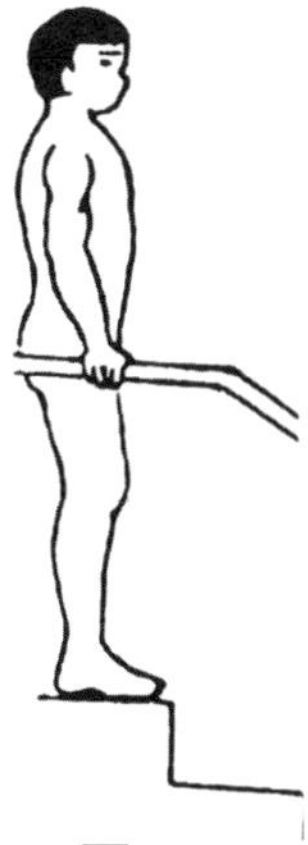

○　×　○

圖355 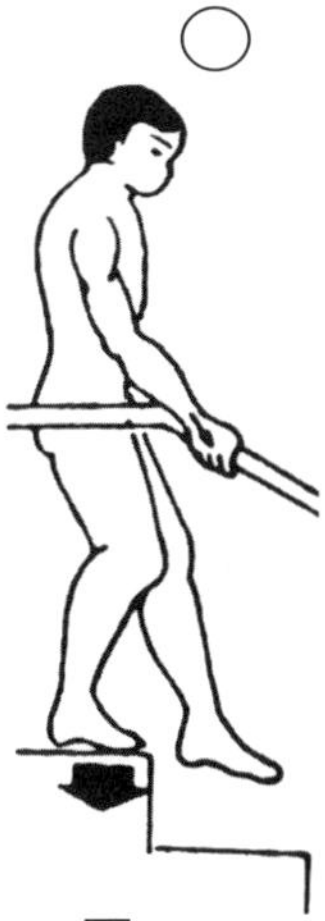　圖356 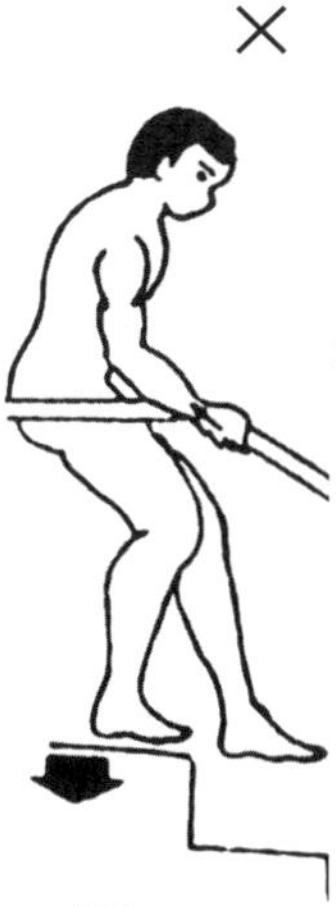　圖357 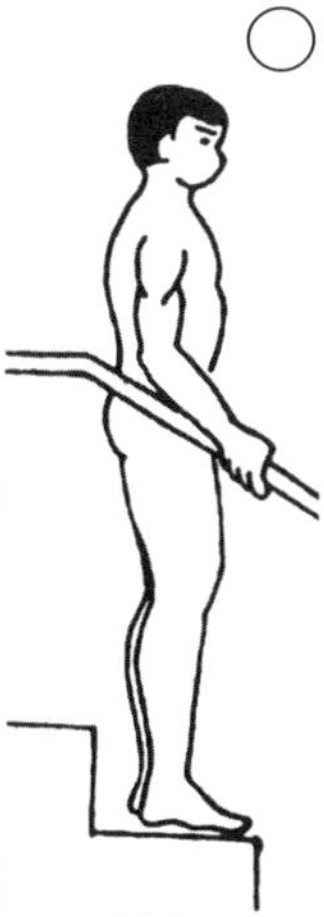　圖358

下樓時由麻痺的腳先下，上身不可向後傾。一旦麻痺腳移進內側，活動腳即難以抬下了。

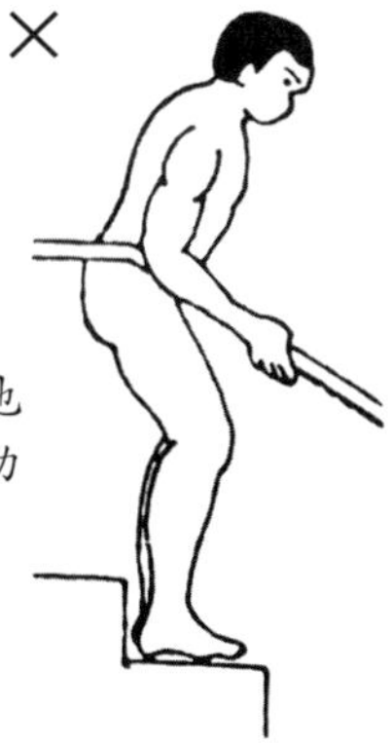

×

圖359
麻痺的腳先下，俟足心完全著地後，再抬下活動腳。

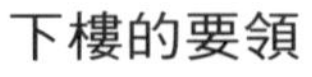

下樓的要領

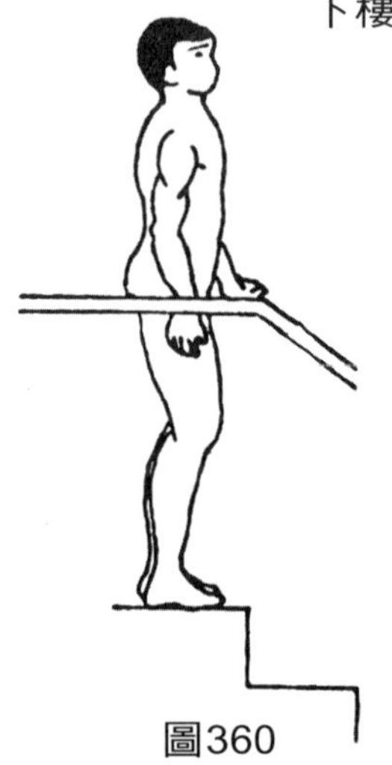

圖360

麻痺的腳先下時，需由可活動腳完全負荷體重。

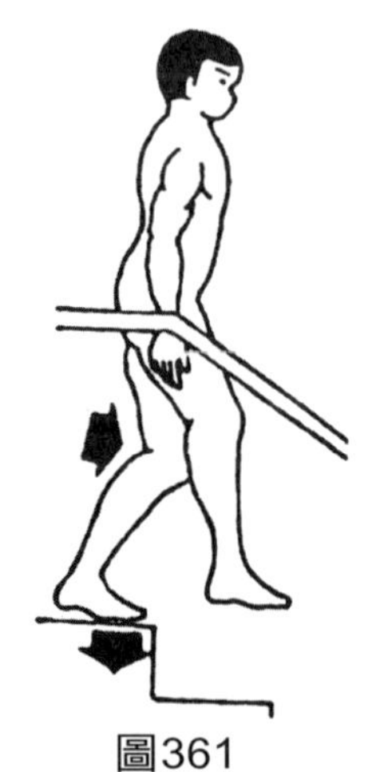

圖361

麻痺的腳往下移動時，可活動腳預先彎曲好。

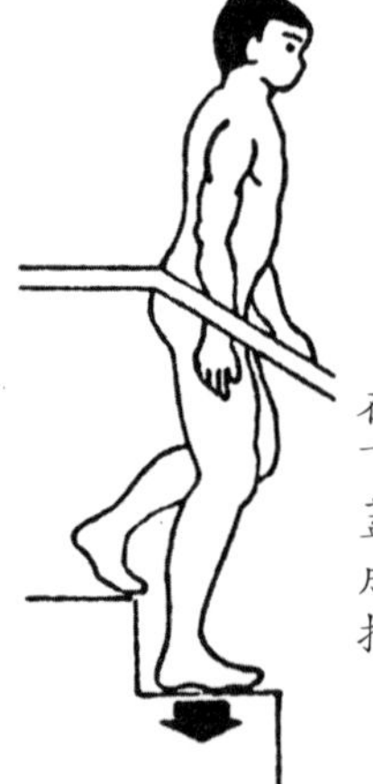

在麻痺腳完全接觸到下一個階梯之前，膝蓋需下彎指向階梯完成準備姿勢。上身保持挺直。

圖362

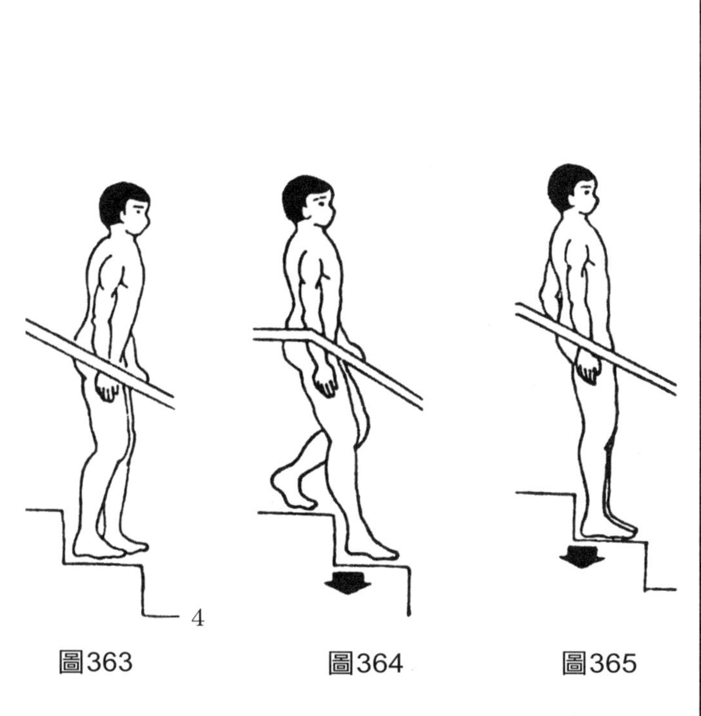

圖363　圖364　圖365

臀部後揚或上身後仰而下梯時，上身即會扭向可活動側，而且腳部往內側扭彎，如此一來，支持面會變窄而不易活動。

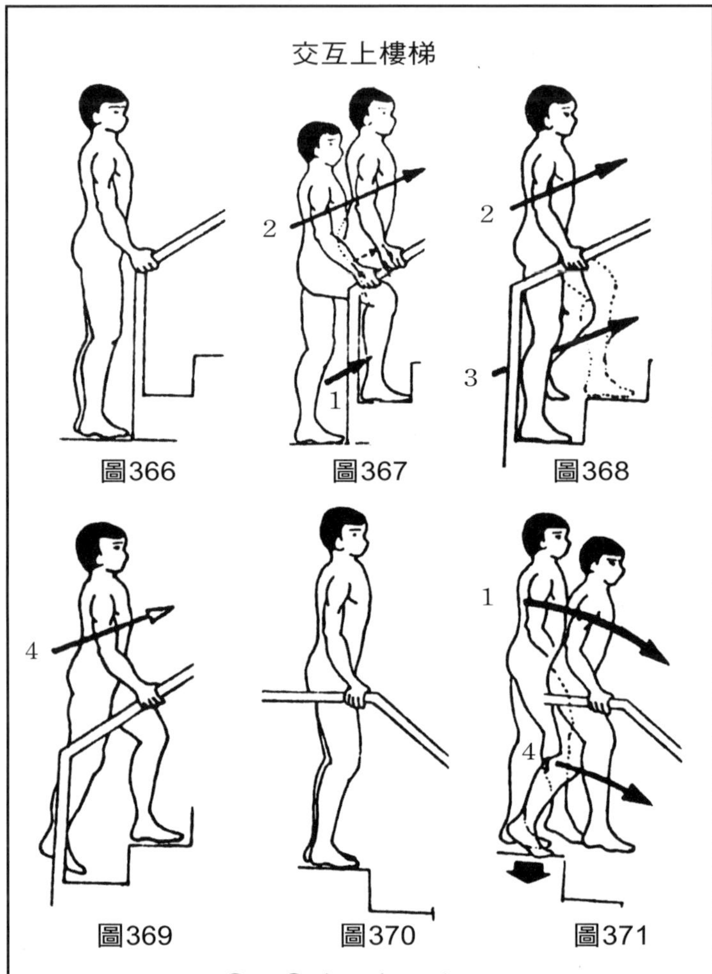

交互上樓梯

圖366 圖367 圖368

圖369 圖370 圖371

可活動腳上抬①，②時上身跟著移向上一個階梯。②、③時麻痺腳抬至上一階梯，以手和麻痺腳來分擔體重，支撐上身往上一階梯④。原則上由麻痺腳先下樓梯。

交互上樓梯

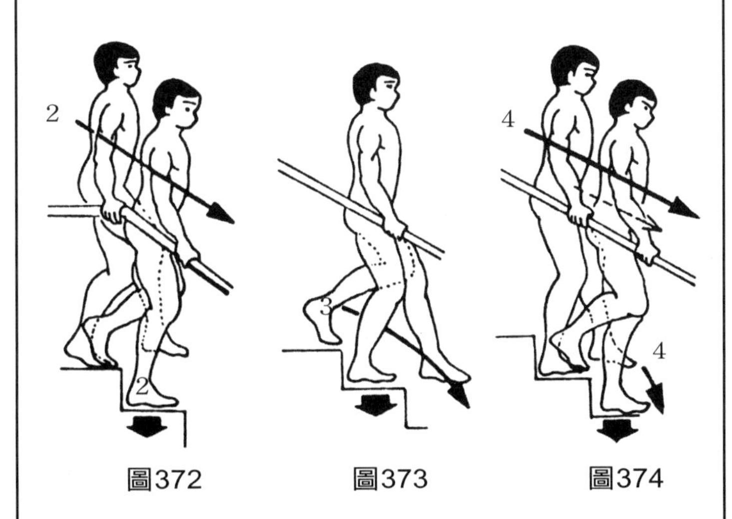

圖372　圖373　圖374

②時支撐體重，膝部彎曲保持向下的預備姿勢，然後麻痺的腳往下一階梯踏出。③時手往下伸，以手和麻痺腳支撐體重，然後再踏出可活動腳。

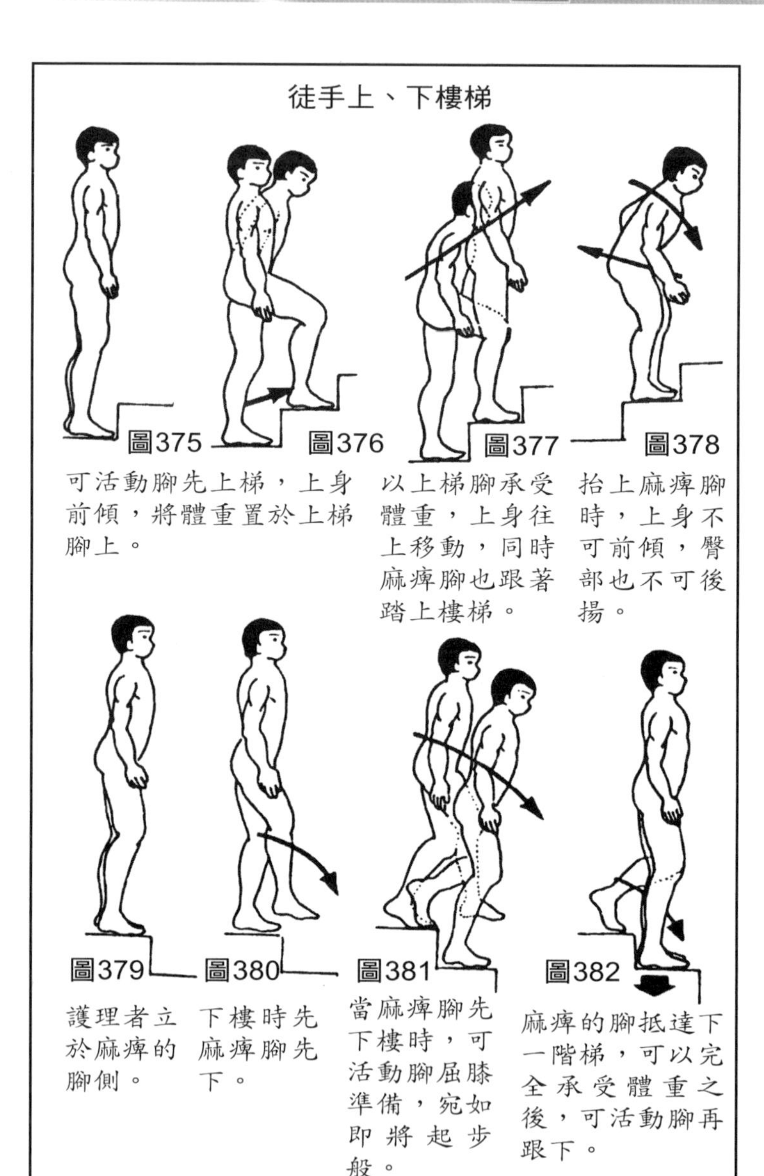

徒手上、下樓梯

圖375 圖376 可活動腳先上梯，上身前傾，將體重置於上梯腳上。

圖377 以上梯腳承受體重，上身往上移動，同時麻痺腳也跟著踏上樓梯。

圖378 抬上麻痺腳時，上身不可前傾，臀部也不可後揚。

圖379 護理者立於麻痺的腳側。

圖380 下樓時先麻痺腳先下。

圖381 當麻痺腳先下樓時，可活動腳屈膝準備，宛如即將起步般。

圖382 麻痺的腳抵達下一階梯，可以完全承受體重之後，可活動腳再跟下。

徒手交互上樓

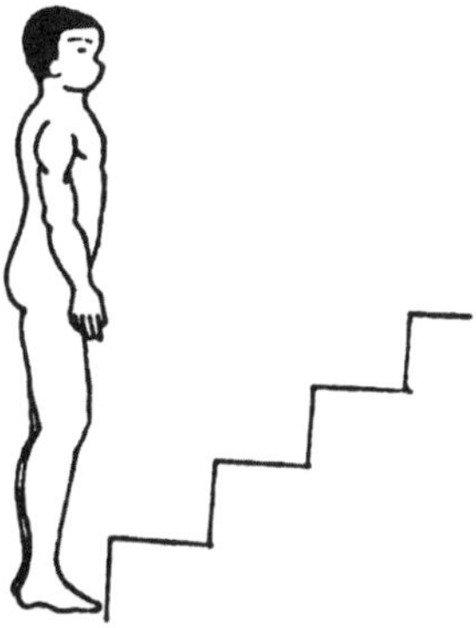

圖383

護理者立於麻痺的腳側。

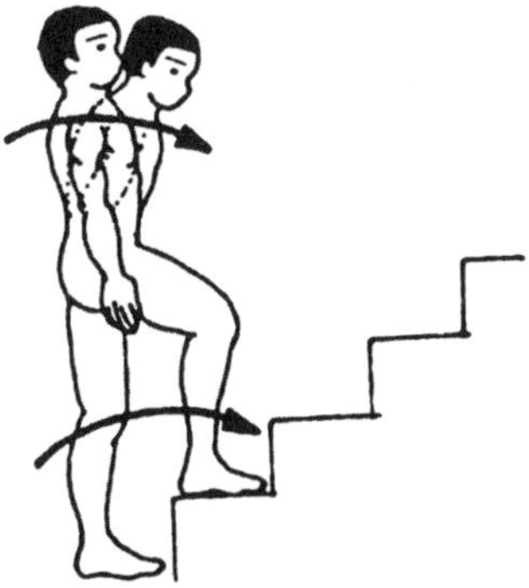

圖384

先抬上可活動腳，上身前傾，體重移於前腳。

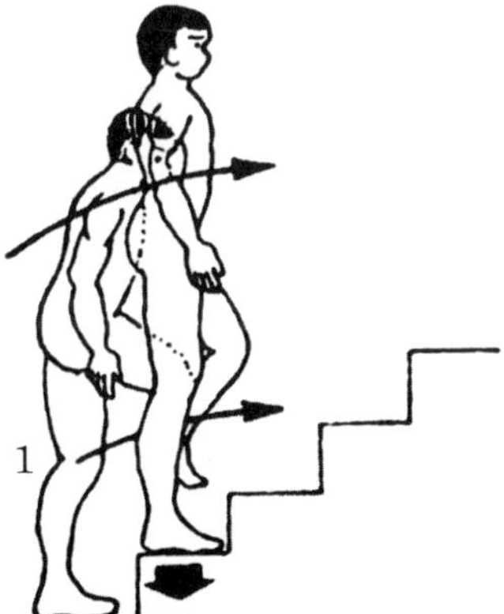

1

圖385

上身抬上之後，麻痺的腳同時跟進上梯①，然後上身再跟上。

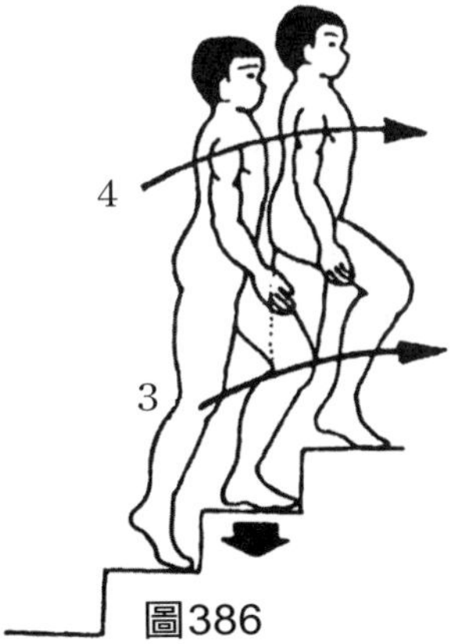

4

3

圖386

體重由在上梯的麻痺的腳來承受，可活動腳上抬至股部。

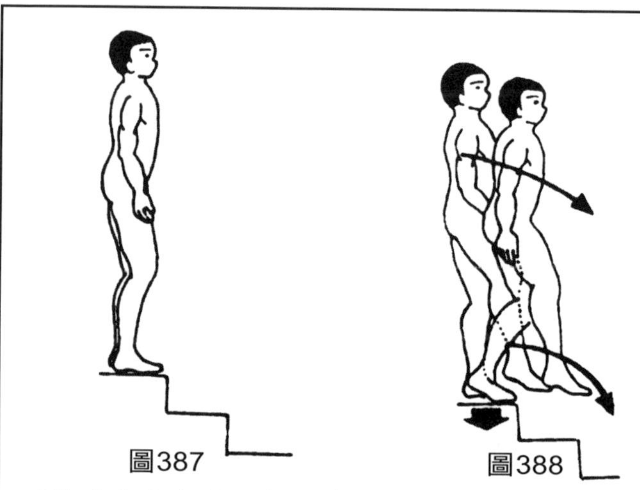

圖387　圖388

下樓時由麻痺的腳先下（由可活動腳先下亦可），但無論以何腳先行，都應適切地利用膝蓋來支撐體重（護理者可立於麻痺的腳側或其前方）。

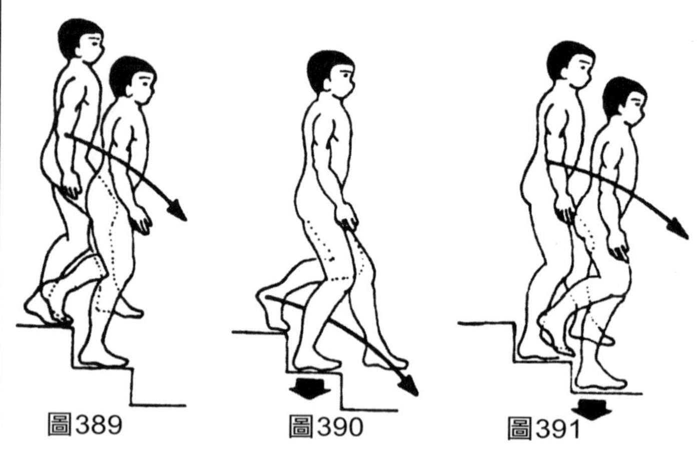

圖389　圖390　圖391

支撐體重的腳需彎曲，宛如即將起步般，以協助將往下踏的腳穩住身體。

爬上斜坡時

爬登坡道時，上坡以前腳支持體重，下坡則以後腳來支撐體重。

通過人行道時

通過人行道時，一定要在綠燈亮著的時間內走過才行，因此速度非加速不可。至少在十五秒內要走十公尺左右的距離，否則是不可能通過的。

無人行道的一般道路

無人行道的一般道路並非全都是平坦的道路，普通都是左右兩邊較低，例如右側麻痺的患者，在道路右側行進的時候，麻痺的腳側就走在傾斜的一側，平衡不穩固，因而無法順暢地行進。因此，右側麻痺的患者，最好走在右側比較舒適，而且也能保持平衡的狀態。

第三章

護理者須知

Health

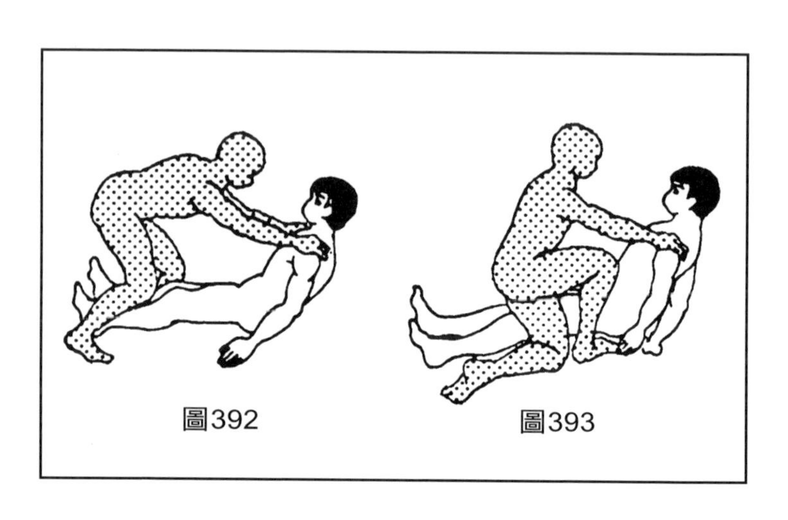

圖392　圖393

防止腰痛的方法

護理臥床的患者，或照顧日常生活起居的瑣事，或移動患者的身體等動作，大都需要彎腰或使用腰部的力氣，因此，增加腰部的負擔，也容易致使腰部疼痛。腰痛對於護理者而言，是相當痛苦的，應儘量事先預防。

①如圖392所示般，以半腰的姿勢扶起患者時，必定會引起腰痛。如果腰部的位置放低，同時立起單膝，成類似高跪姿勢來扶起患者（圖393），則可以減輕腰部的負擔。

②如圖393所示的姿勢做動作時，無論護理者或患者都應有如下的正確觀念：「患者自己

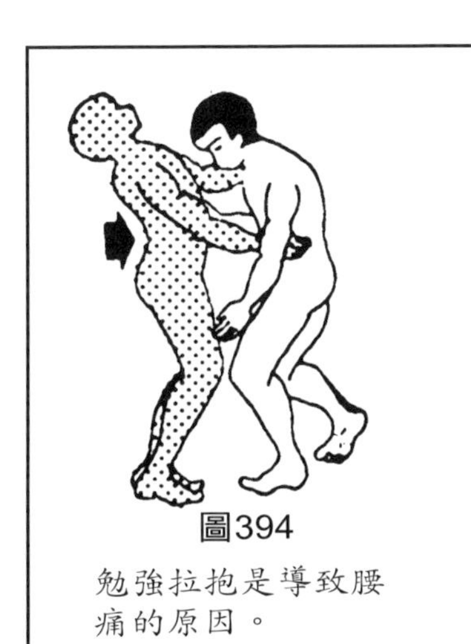

圖394

勉強拉抱是導致腰痛的原因。

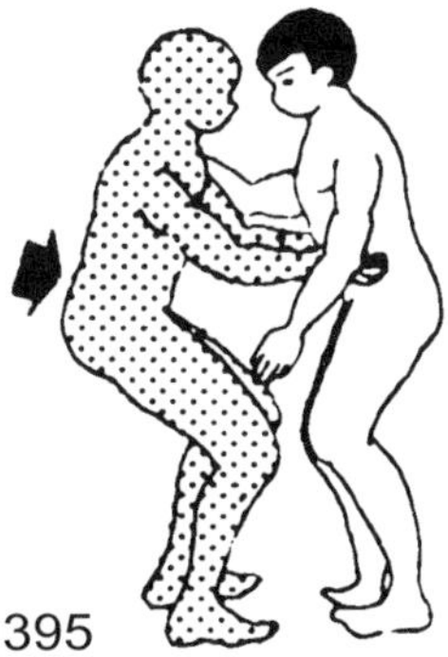

圖395

利用患者的努力與配合，輕微支撐的程度來合作，微屈腳部來負擔一些體重。

應該致力於配合動作，儘量起身，護理者只不過是予以協助而已」。

③如圖394所示，為了要使患者站立，而勉強挺腰用力拉上來，或為了穩住患者的平衡，而強力拉著不使倒下，時間一長，必定會使腰部疼痛難當。

④如圖395所示，護理者微屈兩膝，則姿勢自然而舒適，也不必勉強抱著患者起身。而是以支撐著患者的感覺，患者也以自助來站立。患者意欲站立的意志力比什麼都來得重要。

需注意的重點

①兩膝微微彎曲。
②以身體的力量來支撐。
③避免使用半腰的姿勢。
④協助患者的部份動作。
⑤患者意欲活動身體的意志才是康復的靈藥。

但是，並非患者的意志力，就能夠或多或少使患者在某種程度內，活動部份的肢體。在卒倒的初期，患者意識不清臥床救護的階段，根本沒有辦法可以活動，在此一時期內，是以轉動身體躺臥的方向為主，當然也不可能訓練患者坐起或站立等動作。

不過，患者會一直往下不由自主地滑下去，倒是常見的現象。如果能有患者的協助，欲恢復原來的躺臥姿勢，則是相當簡易的工作；如患者實在無法活動，可如圖396～圖399所示，暫時橫向而臥，彎曲股、膝，護理者雙手伸入頸部、臀部之下；

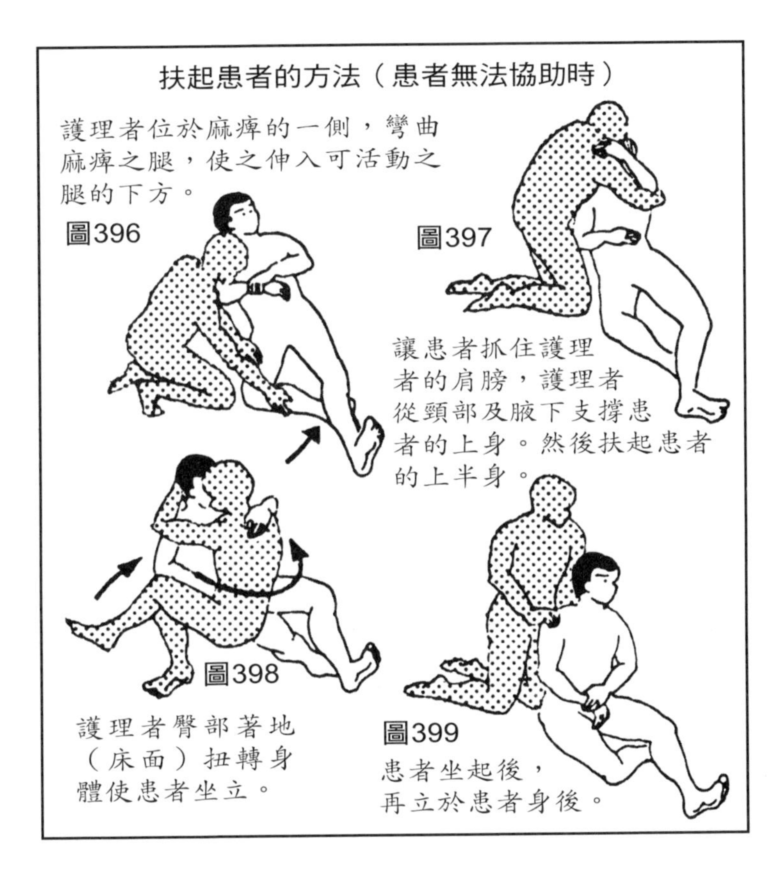

扶起患者的方法（患者無法協助時）
護理者位於麻痺的一側，彎曲麻痺之腿，使之伸入可活動之腿的下方。
圖396
圖397
讓患者抓住護理者的肩膀，護理者從頸部及腋下支撐患者的上身。然後扶起患者的上半身。
圖398
護理者臀部著地（床面）扭轉身體使患者坐立。
圖399
患者坐起後，再立於患者身後。

抬起患者的上半身起立。此時，要點在於把患者拉向自己身體所在的方向。因為如此一來則不會導致腰痛。

對護理者而言，強化腹肌也很重要，強化腹肌可以防止腰痛。腹肌是在腹部上的帶狀肌肉，一旦外力加於腹部時，可負擔腰部所承受的壓力，換句話說，這是自然的一種反應（圖400～圖406）。

防止腰痛的腹肌運動、輕度腹肌運動

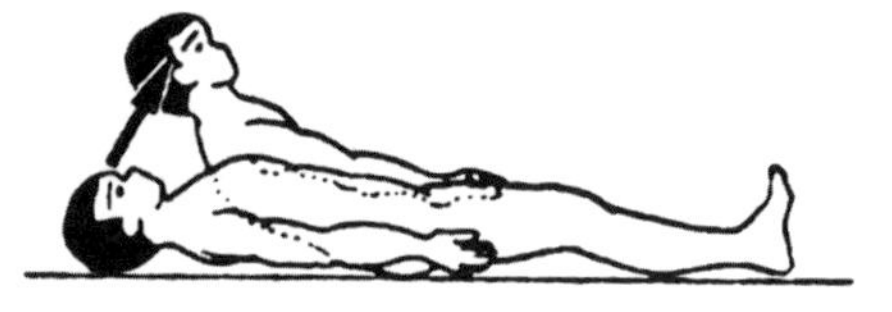

圖400

怎麼開始做都可以，只要能力所及的範圍皆可。可連續做10次左右。

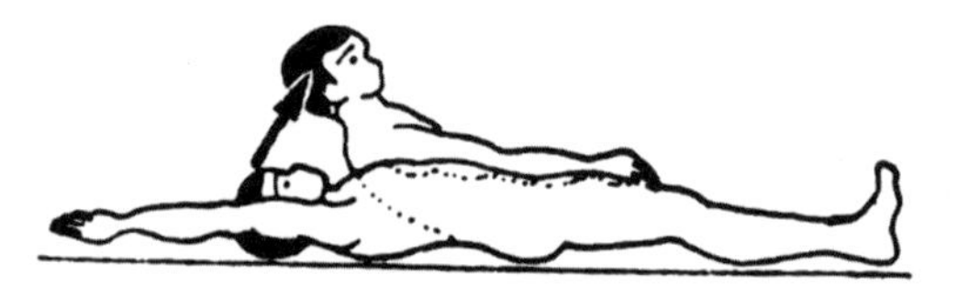

圖401

上抬25～30公分左右，抬起臉部，使下顎幾可抵及胸部的程度為止。暫停數秒鐘保持此姿勢，再回復原來的狀態。以緩慢舒暢的速度進行。中度的腹肌運動

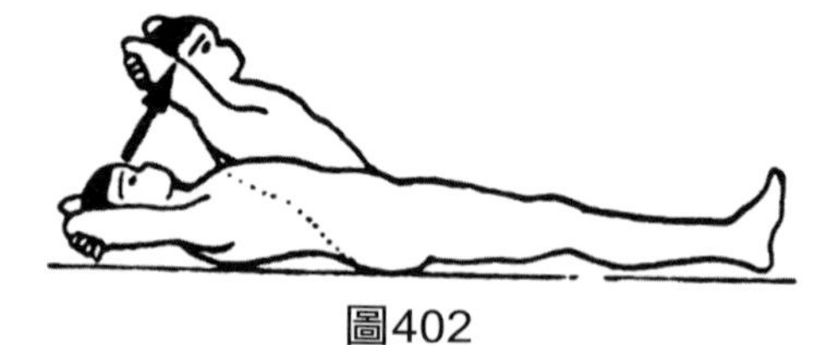

圖402

雙手抱住後腦，上仰約25～30公分。

防止腰痛的腹肌運動、輕度腹肌運動

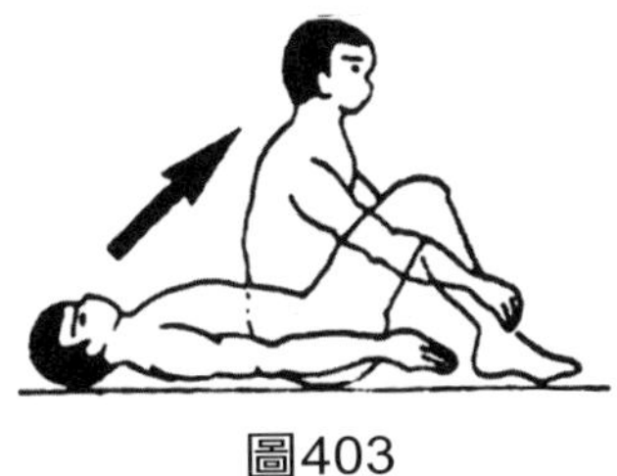

彎曲兩膝做動作。以緩慢的速度進行，直到胸部接觸膝蓋為止，多做數次。

圖403

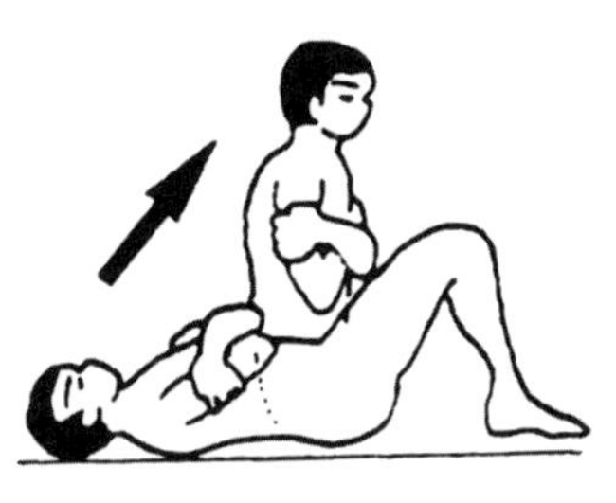

雙手抱胸起身，腹部感覺疲勞時，就要停止此一動作。

圖404

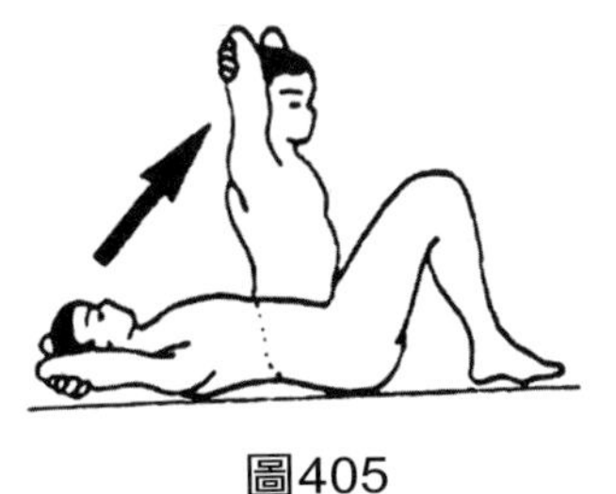

雙手抱住後腦做仰臥起坐的動作。高血壓者可先從輕微的動作開始。

圖405

腹肌是保護腰部的舒緩地帶。一個充氣十足的皮球，即使受到外力的撞擊也不致於凹陷，腹肌的功能也是一樣，將腹壓縮入體內，支撐腰部。如同空氣鬆弛的皮球易於凹陷一般，鬆弛的腹肌無法使腰骨承受外來的壓力。

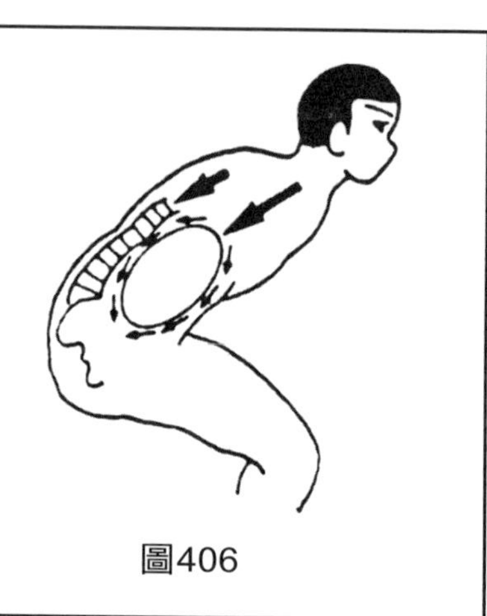

圖406

照顧患者的注意事項

協助或護理者以及其他的指導人員等，一定要絕對留意以下的事項。

①康復的目標在於使患者能夠再度過著獨立的生活。即使某個動作需花很長的時間來練習，也儘量由他本人來做，勿過於協助患者的練習。

此外，注意不可過於慣寵患者，流於過度的保護，永遠都只給予最少限度的協助即可。

②患者幾乎全站在接受的立場，極欲家人時時刻刻細心照顧。如果再助長他的這種

心情，則康復可說完全無望。可能範圍內，儘量讓患者自己多加活動肢體。

③另一方面，也不能不考慮患者身體的狀況，而勉強患者。同時更嚴禁對患者大聲吆喝或斥責。

④關節經常由本人或他人協助活動，以常保柔軟度。

⑤早日讓患者熟悉支撐體重的感受。這並不是要讓他早日學會走路，而是要如本書所列舉的進度循序漸進。

⑥患者自己的協助也很重要。半身不遂（單邊麻痺）的患者必定是左右某一腳麻痺無法活動，但可別忘記相反側的手腳卻是正常又可自由活動的。換言之，別忘了使用正常的手腳來活動，否則在扶助患者起身時，必會不得要領而腰酸背疼。風濕症的患者，也可在不致疼痛的範圍內協助護理者。

⑦不要期望有奇蹟出現。不可期望經由訓練或其他的醫療行為就會使患病的手腳或後遺症完全恢復正常，充其量也只能努力地使患者的身心恢復到極接近正常的狀態，就已經相當滿意了。

⑧麻痺後的手腳或留有後遺症的手腳之恢復，並非全都能復健至正常狀況。復

健工作會隨患病時間的長短而有不同的結果。因此，最重要的是要在早期就進行治療訓練。當然，在開始早期治療時，促使疾病自然治癒的機率也較高，俟自然治癒的階段一過，巧妙適切地應用身體殘留的機能來復健也很重要。

⑨即使無法站立，無法行走，但僅只學得移動身體的方法，在減輕護理者的負擔方面也功勞不小。成天躺在床上是最要不得的行為。

⑩護理的時候，並非僅由一個家人來負擔，應該全家商討協議，由全家人輪流負責。此外，如護理上不周或無法盡如人意時，也不應指責其護理不周，而要體會其辛苦與勞累，衷心的鼓勵與慰勉才是正確的態度。

⑪護理者應記載簡明的護理日誌。記載體重、飲食的攝取狀況、服藥、通便、運動或工作的狀況、體熱的狀況、脈搏、血壓等等資料。這些資料對於定期檢診及日後的治療相當有幫助。記載的方式可請教護士、保健員、醫師予以指導。

⑫讓患者也分擔一部份的家務事，同時培養患者的某項嗜好也是相當重要的。這些事情可使患者得到生命的意義，使患者獲得豐富飽滿的精神生活，和愉快的每一天。

⑬為維護患者的健康，也可讓患者關心家中的衣食住，以及日常生活的指導。如經常穿著同一件衣服，或飲食不規律，房間雜亂無章，不但會使患者情緒惡化，同時也難以維護健康。開朗的生活，使患者擁有堅強的復健信念，是早日康復的不二法門。

如何才不使患者終身臥床

⑴早期離床、早期站立

這些在前文都已詳述過了。避免終身臥床，早期離床、早期站立是最重要的原則。

⑵關節的活動法

預防臥床最重要的第一要務，就是活動關節。

活動關節的方式，已如前述，可分為他動式方法，亦即患者全身放鬆由護理者（非患者自己）來代為轉動。以及由患者以自力活動的自動式方法，或由護理者僅協助患者能力所不及的範圍的協助式方法等三類。

經由此三種方法，使關節在可能活動的範圍內儘量地活動。

(3) 以他動式方法活動關節的注意事項

①一天兩次，將所有關節在可活動的範圍內全力活動。

②注意患者的疼痛。如極端地屈、伸，會使疼痛加劇，所以，應該緩慢而輕柔地，在可耐疼痛的範圍內，韻律性地轉動。

③事事小心謹慎比什麼都重要。能夠小心謹慎，日後就無需多餘的協助或護理。如果施行方法錯誤，關節變硬，肌肉無伸縮力，結果衣服的穿、脫會變得相當困難。

④留心身體的異常，以及臉色、脈搏跳動的次數等（他動式的方法是使患者處於放鬆的狀態，所以無論護理者如何轉動，似乎無任何變化，因此，應更加小心謹

慎的觀察）。

⑤注意不可使患者過度疲勞。

⑥切勿對患者提出極為無理、勉強的要求。患有關節炎的時候，運動以患者活動的自動運動為原則，但輕微的協助也無妨。且要在不痛的範圍內施行。不可強力地運動，應以輕緩為主。

更換床單的方法

床單需經常更換，儘可能使用新購而且經洗濯後的清潔床單，張舖平穩不可有皺紋出現。如不經常更換，不但會引起併發症，如床單經常皺成一團，更易於導致褥瘡。

更換床單的方式如下：

①使患者側臥（圖407）。

②將背後的床單往前捲起（圖408）。

更換床單法

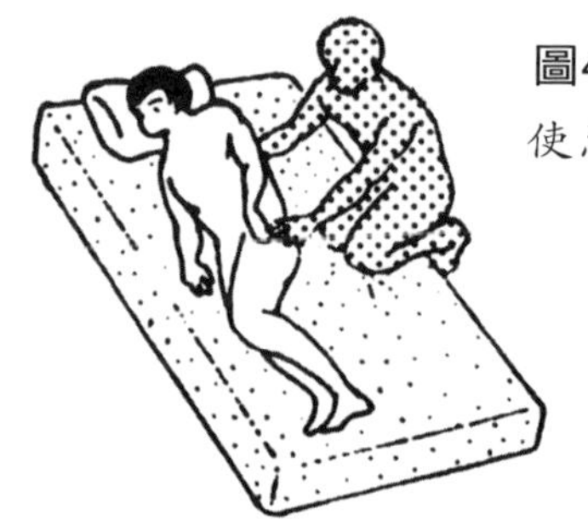

圖407
使患者側臥。

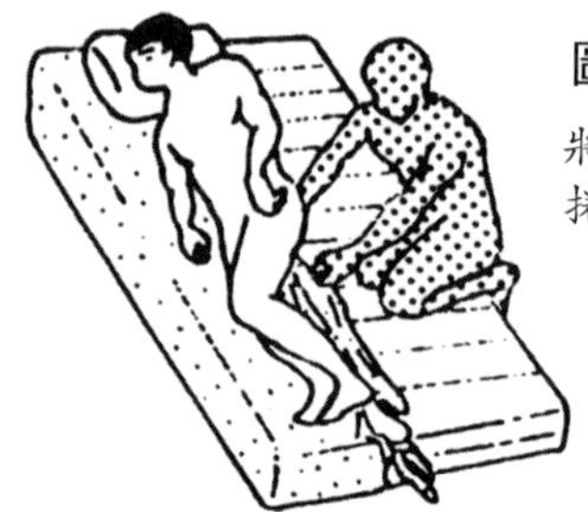

圖408
將換下的床單捲至背後。

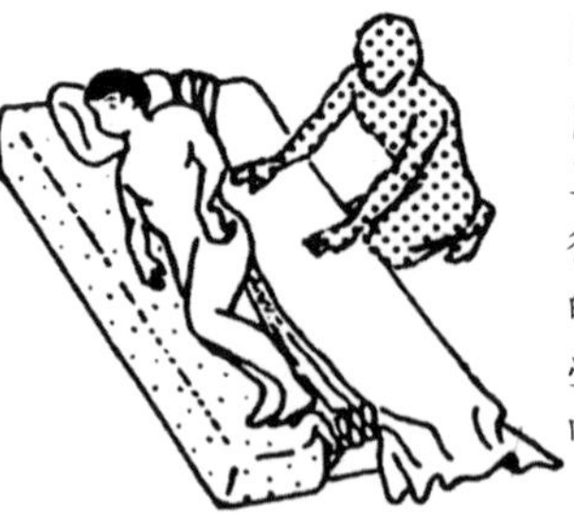

圖409
同樣地把新床單平鋪至背後。將新床單的剩餘部份折疊至床鋪下，兩端都壓妥。

③再鋪上換新的床單於捲起處，計量剩餘處，內折於床鋪之下壓妥（圖409）。

④再使患者朝相反的一面側臥，身體翻轉過成捲的床單，然後將用過的床單取下（圖410）。

⑤新背單拉緊平舖，疊妥在床舖下，不可有皺紋（圖411）。

用床單包裹橡膠墊、坐墊等類的床墊時，其要領也相同，使用較大的床單舖妥整平（圖412）。

更換床單法

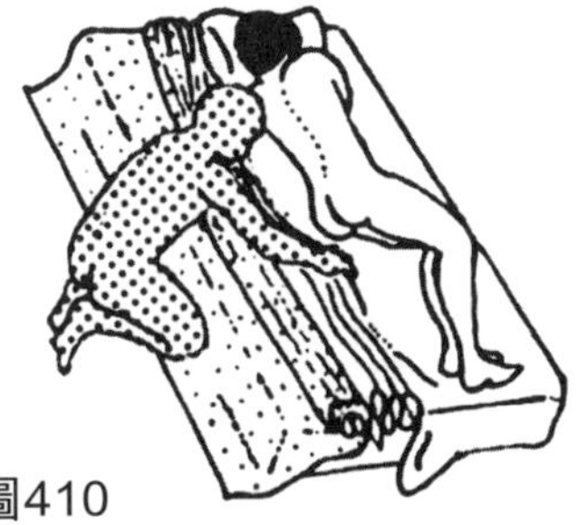

圖410
使患者翻轉至另一側，欲換的床單就在護理者的前方。

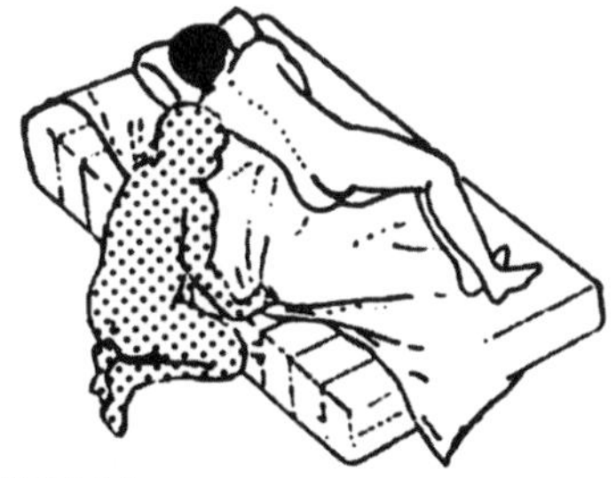

圖411
取下舊床單，把新床單舖平綳緊地拉齊。

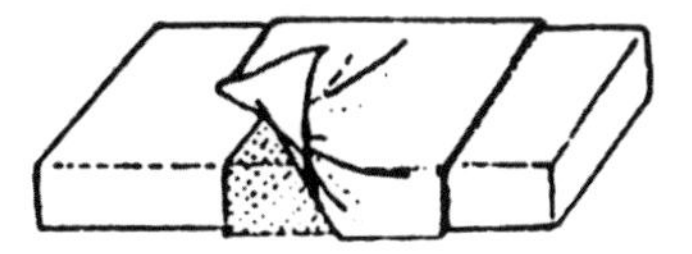

圖412
在橡膠墊上，先舖上廣幅的床單，予以固定好。

更換睡衣的方法

臥床狀態下的患者穿、脫睡衣可說比較方便，睡衣應選用寬鬆舒適、形狀單純而且較少縫線為宜。而且質料以百分之百的綿織品為最佳。睡衣也應時常更換，保持清潔與乾燥。

更換睡衣的方法如下：

①先脫下已穿髒睡衣的一邊，把脫下的一邊捲起，並塞進身體的下側。護理者的手從新睡衣的袖口穿入，拉引患者的手伸出袖口穿上單邊，且同樣地將另半邊塞入體下。這時腰帶也一併塞入（圖413）。

②護理者移至另外一面，使患者側臥，脫下髒睡衣（圖414）。從體位下拉出半邊睡衣，將皺摺完全拉平後穿妥（圖415）。

睡衣或床單的皺紋，都是造成磨擦的原因，可能的話，並儘量予以拉直，如欲漿平，也不可過硬。

睡衣更換法

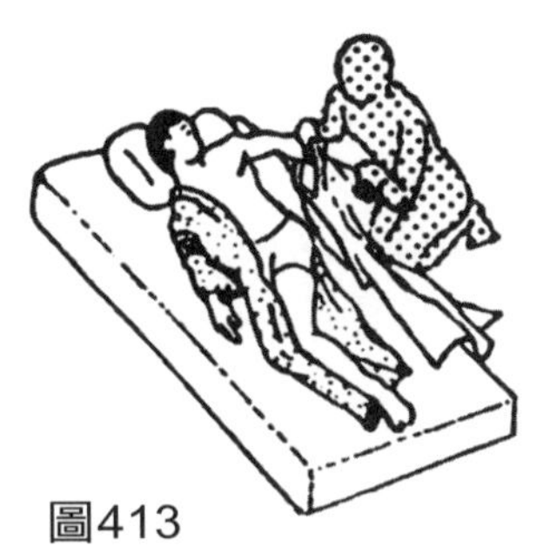

圖413

將欲換下的睡衣脫下半邊，並捲至背後。接著穿上新換的半邊睡衣，同樣捲至背後，不可忘記塞入腰帶。

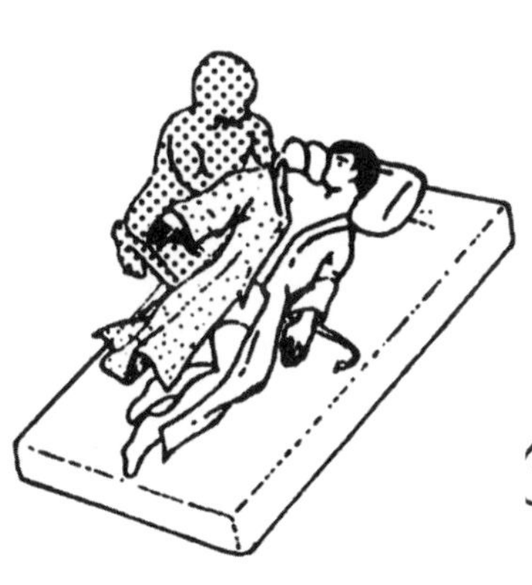

圖414

使患者轉向臥於相反側，脫下睡衣。

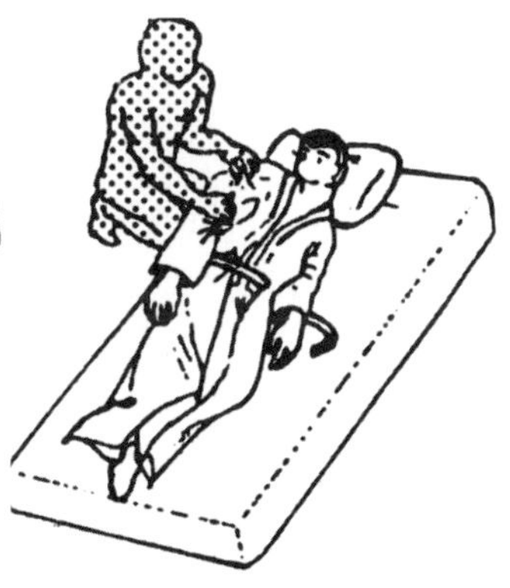

圖415

再穿上新換的半邊睡衣。

第四章

自助用具

自助用具的選購與使用

自助用具並非永久性的使用工具。不必要的可逐漸捨棄，只留下真正需要的，也就是不可或缺的才留存下來。

協助四肢在身體四周動作的自助用具，在患者機能上有些許障礙時，非常的有效。使用這類的自助用具，使患者無論在飲食，衣服的穿著、替換或家事工作等方面，都可以得心應手。

以下列舉數項實例，供各位參考，這類自助用具在市面上都有出售，可先找物理治療方面或復健方面的專家、醫生商談後選購適合患者使用的用具。

裝具是以輔助上體、四肢的活動為目的之工具；且針對各類患者的需要而配合製造。裝具同時也是矯正關節不適當的動作，或支持身體或預防變形為目的，此處也列舉數種常見的實例，提供參考。

(1) 飲食的自助用具

雖說自助用具，但諸位也不必認為是多麼精緻或高級的東西。如果能夠從身邊的物品中選擇改裝應用，都是最為理想不過了。

・餐　盤

應用厚重且具有深度的最合適。因為若深度夠，即使碗、盤等食器在盤內晃動的時候，也不致於傾覆。而且厚重者重心低而穩固，不易動搖。

如果患者的手仍然顫抖不停，進餐時無論如何控制都會翻倒餐具時，可配合食具的大小，將木板挖洞，使食具能夠固定在洞孔中，然後再釘牢於餐盤內，如此就穩固多了（圖416）。

此外，在碗盤下方使用防止滑溜的海綿墊或橡膠板（圖418），以及附有防滑吸盤的食器等，也可各自配合需要來使用。

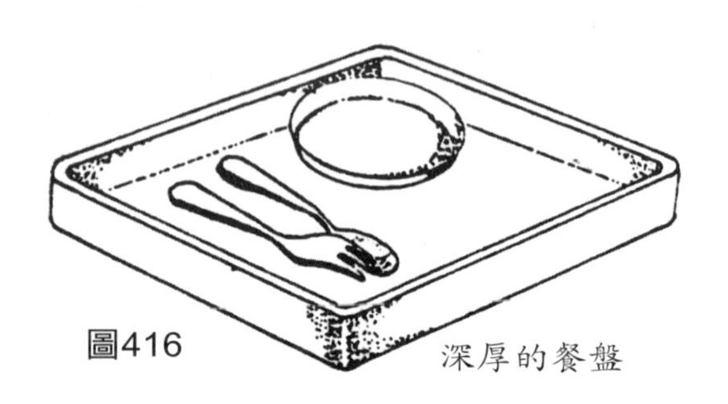

圖416
深厚的餐盤

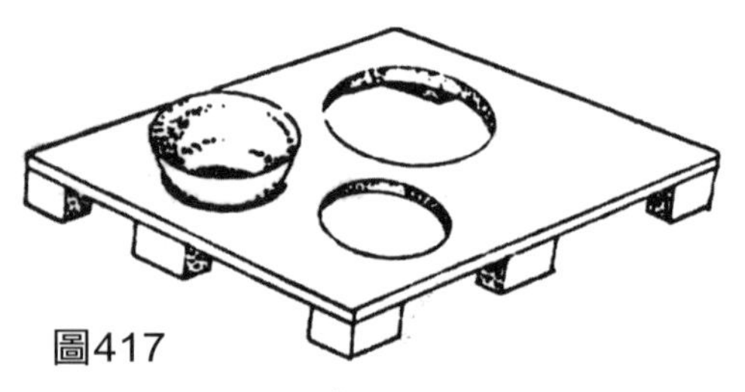

圖417

做一個上面開有數個合適洞孔的平枱，並放在上面的餐盤裏。洞孔並非要完全吻合食器的形狀，碗要如圖露出一半到三分之一以上的部份。

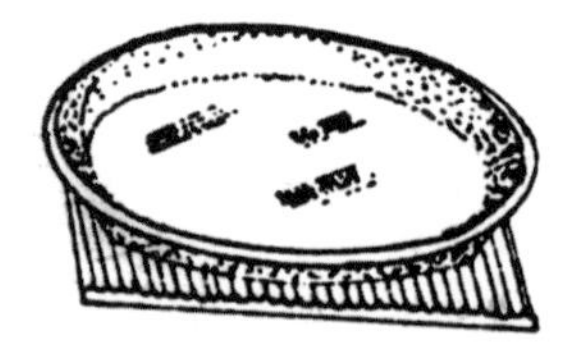

圖418

防止滑落而使用的塑膠板。

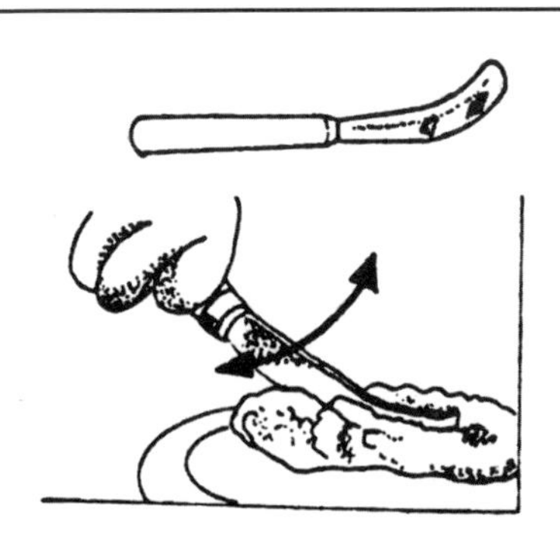

圖419

蹺蹺板形的刀子。像玩蹺蹺板一樣的上、下滾轉。

●筷子、刀、叉類

叉子是應用最廣泛的食器，如果是關節炎患者，手掌無法充分握住叉子，或彎扭手肘也搆不到餐盤時，可以把叉柄加大，或附加長柄，使用起來就相當容易了。此外，目前有一種刀子，其尖端比普通刀的尖端曲度較大。

如患者能使用筷子，那什麼問題也沒有。而且，四方形的筷子要較圓形的筷子更易於握持，夾東西也方便。竹筷子更比塑膠筷子好用（圖419）。

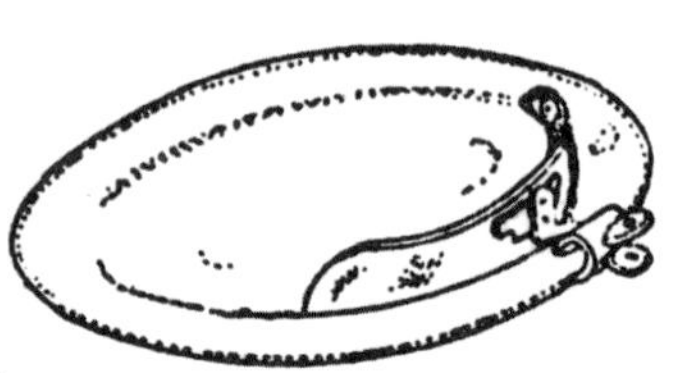

圖420
在器皿上附加防止食物流出的用具，並將食物向此一用具傾斜時，可輕鬆地用湯匙將食物舀起。

•淺盤等食器類

深厚的食器似乎較易於使用。同時附加把柄的更為方便。又例如圖420所示，在盤緣附加防止食物因傾斜而流出的用具，這樣，用湯匙來舀也很方便。樹脂製的食器如果沒有其他的怪味道，也是很好的用具。又，杯子要附有把手的較為方便。

半身不遂（單側麻痺）的患者，很容易忽略了麻痺側附近的東西，平常應多加留心。

⑵ 穿脫衣服的自助用具

•背部的拉鍊

在拉鍊頭（手握上下的部份）加一小鎖鍊，在

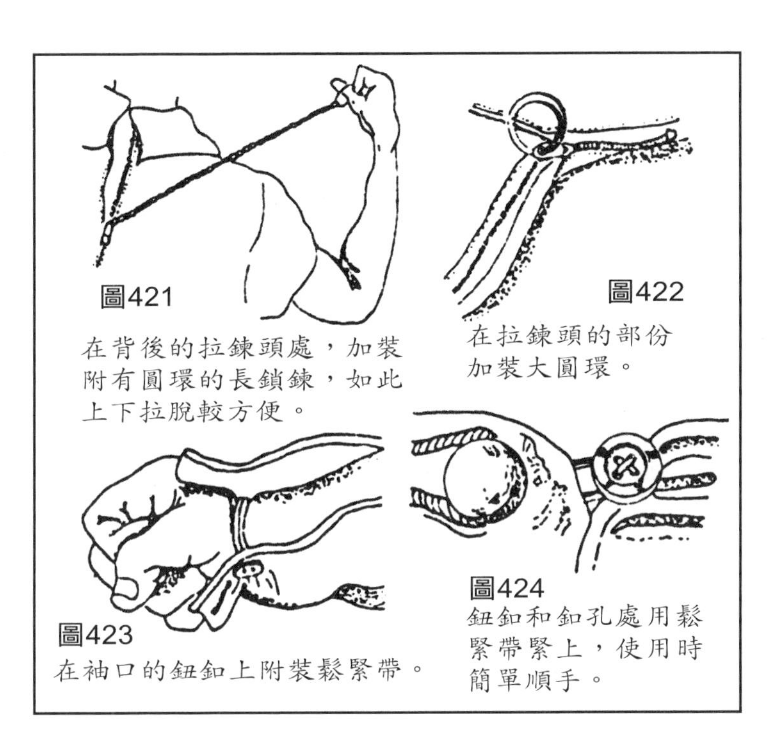

圖421
在背後的拉鍊頭處，加裝附有圓環的長鎖鍊，如此上下拉脫較方便。
圖422
在拉鍊頭的部份加裝大圓環。
圖423
在袖口的鈕釦上附裝鬆緊帶。
圖424
鈕釦和釦孔處用鬆緊帶緊上，使用時簡單順手。

鎖頭附加圓形環，在拉上、下的時候，則更舒適容易。在前方或橫側的拉鍊，也可自行附加大形的圓環，拉動時就很輕鬆了（圖421、圖422）。

•襯衫袖口的鈕釦

事先在袖口上附加鬆緊帶，這樣手通過袖口更容易，也用不著再釦上鈕釦（圖423）。在其他部位的鈕釦處，如果也附設鬆緊帶來應用，必定更為便利（圖424）。

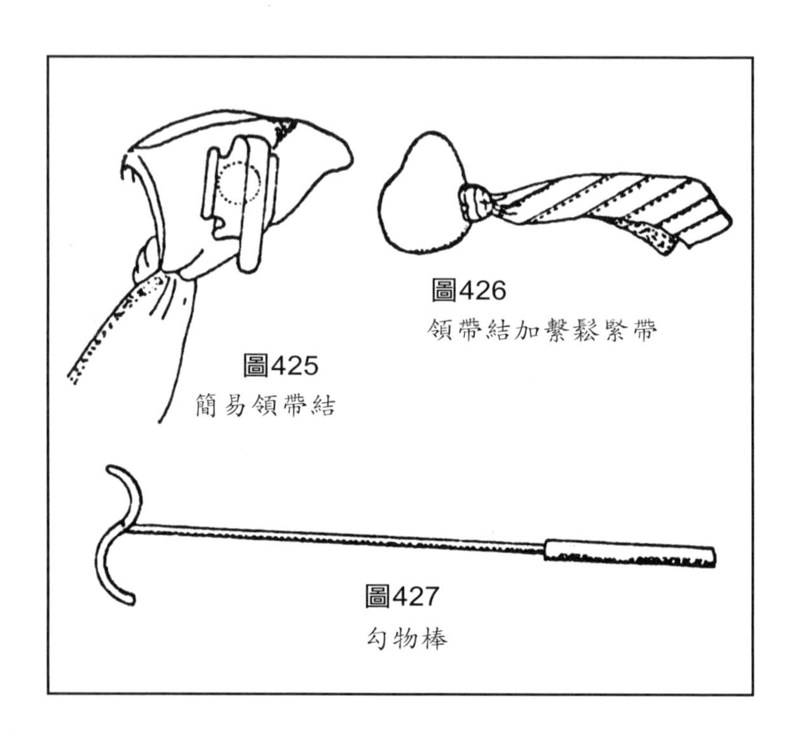
圖425
簡易領帶結
圖426
領帶結加繫鬆緊帶
圖427
勾物棒

●領　帶

使用已繫好的領結（圖425），或領結處附加橡皮圈者（圖426）也相當輕便。

●加裝S型鐵器木棒

這種改良的木棒，在勾取患者的手所不可及的東西，非常便利。無論是稍遠處的物品，或置於高處的東西，都可以用單手很輕易的就拿下來（圖427）。

⑶ 馬桶的改建與自助用具

當然，廁所或馬桶也用不著全面改裝。只在馬桶的橫側加裝攀附用的橫桿，或在蹲式便池上加裝洋式馬桶就可以了。在還不能步行之前可於床上應用簡易便器，一旦進入步行狀態，最好能夠天天步行上廁所，一方面也能夠訓練步行。

一般而言，廁所是室內溫度較低的場所，應隨時留意室溫的變化。可選用輕便的紅外線電燈，或附加暖墊的馬桶蓋（也有電熱式的馬桶蓋）等，在市面上都有販售，可隨時留心選購。

⑷ 入浴時的自助用具

入浴的自助用具，也非什麼大不了的特殊用具，我們常見的木板、椅子、洗衣板、毛巾掛桿、洗衣機、止滑板、橡膠墊等都可以充分地應用。特別是與浴缸同高的椅子，光是坐在椅子上洗澡，也相當方便。

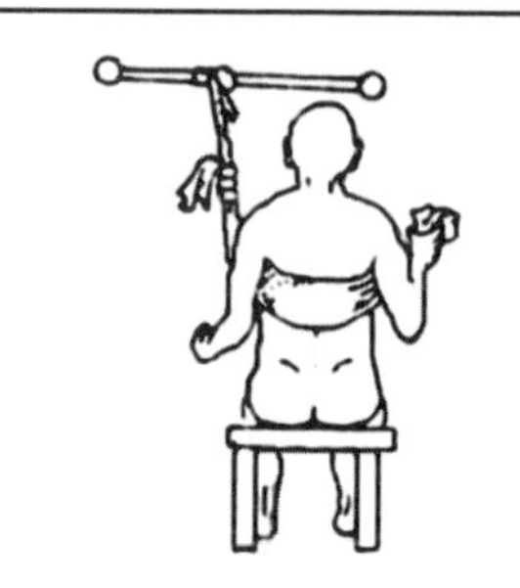

圖428

以橡皮繩子繫住毛巾的一端，繩子不繫在橫桿上亦可，繫於水龍頭的蛇口上，再綁上毛巾同樣也可以使用。

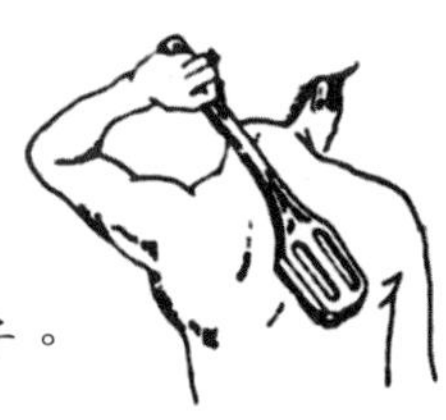

圖429

長柄的刷子。

・橡皮繩子

在壁上的橫桿或水龍頭的蛇口上，繫上一橡皮繩子，另一端則繫於毛巾上，如此即使用單手洗澡也非常的方便簡單（圖428）。

・刷　子

附加長柄的刷子，在洗背部時很方便（圖429）。

・小皂袋

用毛巾製成如拳擊袋狀的手套（無指孔的手套）外側再縫一個小袋子以裝肥皂

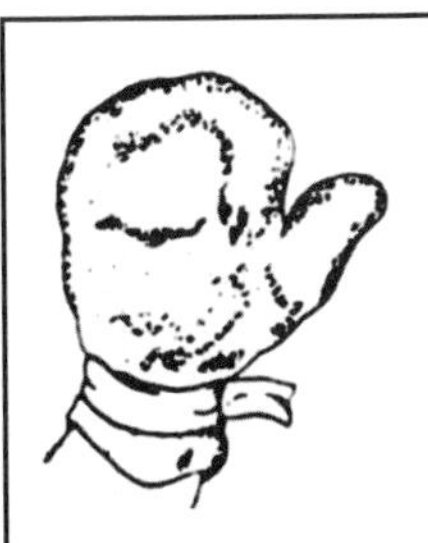
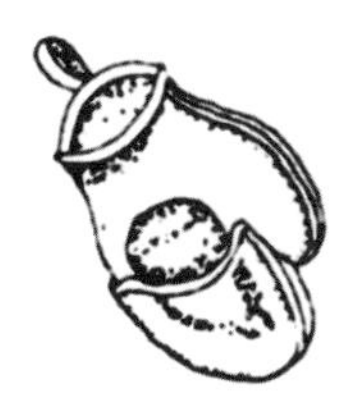

圖430

肥皂袋。用毛巾製作，外面再縫一個小口袋以便裝肥皂，可以同時抹肥皂又擦身體。

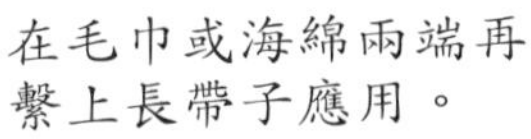

圖431

在毛巾或海綿兩端再繫上長帶子應用。

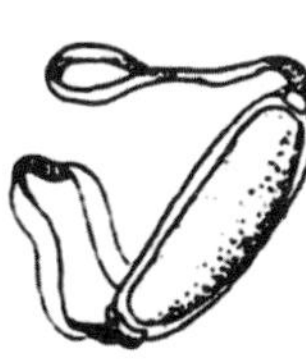
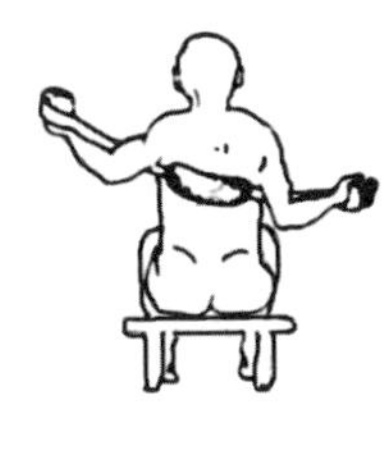

（圖430），這樣利用單手抹肥皂時非常的簡便。

●洗背帶

利用毛巾或海綿製成洗背帶，將毛巾、海綿置於中央，兩端加長帶子，如此洗刷背部則相當方便（圖431）。

洗完澡之後，將浴巾在龍頭的蛇口處疊成對折，以可活動的手，邊拉扯邊扭轉，這樣利用單手也足以把毛巾擰乾。此外，用腳踏住毛巾的一端，以手執另一端來扭轉，照樣可以擰乾毛巾。

洗頭髮時可戴上洗髮帽，如此一來，就可張開眼睛來取用水勺拿水。

在浴室的牆壁上加裝攀附橫桿，浴缸上平鋪坐下用的木板，浴室地板及浴缸底部鋪設防滑板（圖432）。此外，與浴缸同高的坐椅、水龍頭的開關加裝更易旋轉的長把手，或改為更易握持的龍頭（圖433）。取水可用水杓，或用小水桶等比較方便。

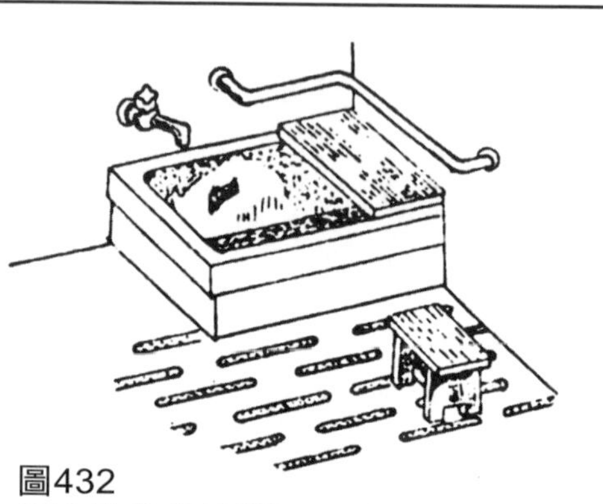

圖432
浴室改裝的實例
浴室的地板、浴缸缸底裝設防滑塑膠板，牆壁上加釘橫桿，浴缸上放置木板，與浴缸同高的坐椅，水龍頭開關改裝成大型易於轉動者。

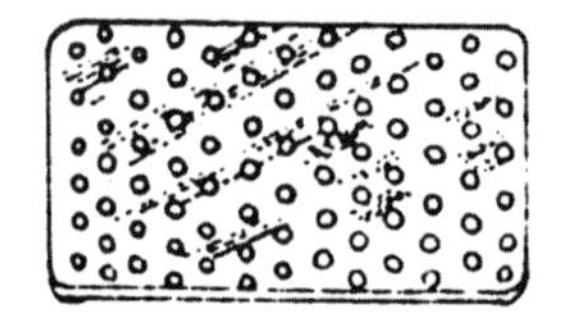

橡膠墊（防滑用）

圖433

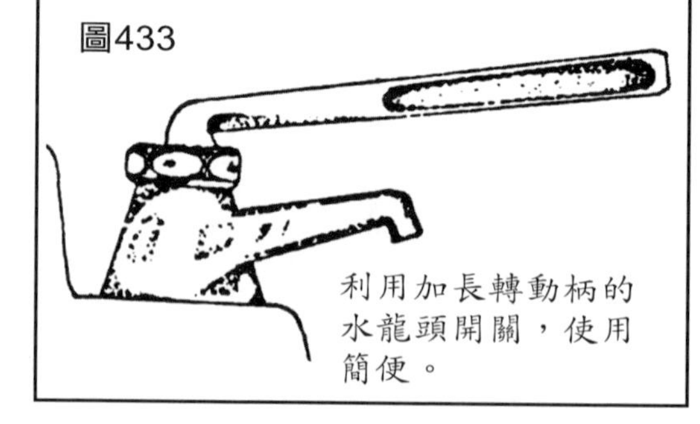

利用加長轉動柄的水龍頭開關，使用簡便。

⑸ 洗臉與口腔衛生自助用具

洗臉時，用浸過溫水的毛巾，自行擰乾來拭臉。如果患者上身稍往前也不會摔倒的話，可在洗臉槽裝入溫水，由患者自行洗臉則更佳。

為免水滴沾濕衣裳，可穿上圍兜或蓋以浴巾。

在床上仰頭而坐，背上墊以枕頭或棉被等物，採取最舒適的姿勢。圍上圍兜以免弄髒衣服或床面。沾些許的水和牙膏，自行刷牙。如患者無法充分刷牙時，可由護理者協助，刷完之後，充分漱口，把口腔中的牙膏沫完全清除乾淨，再用毛巾把嘴角拭擦清潔。

洗臉、刷牙等日常的動作，是每天應做的工作之一，在初期臥床期間或生病時，易於被一般人所遺忘。尤其是半身不遂者，麻痺側口中的食物殘渣更易遺留，甚至凝結成塊，所以應特別的注意。

進行以上的日常動作時，最重要的在於可能範圍內，由患者自行來做。一般護理者眼見患者慢吞吞的動作，或有氣無力的樣子，都會不忍心而協助患者。但是，護理者如果經常代勞，對患者不但毫無幫助，很可能還會有不良的反效果。因此，除非萬不得已，切不可伸出援手。但是，當患者好不容易完成某一動作後，別忘了誇獎稱讚他幾句，因為給予患者信心和鼓勵，比什麼靈藥都來得有效。

附錄

風濕症體操法

風濕症體操

（這套體操本來是坐在椅子上施行的，我們把它改為躺在床上進行）

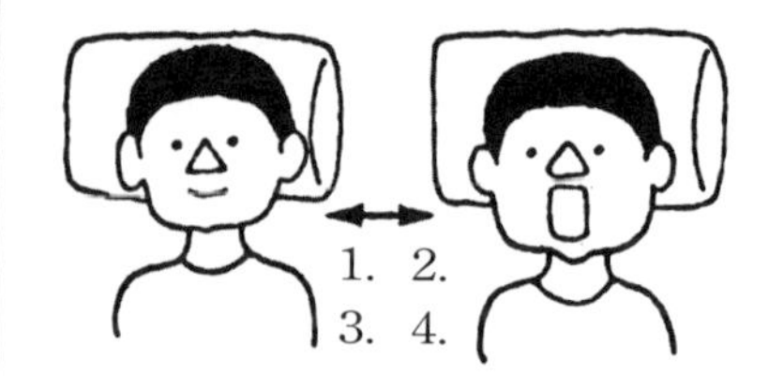

1）下顎

把口用力地張開。默唸口令1、2、3、4來做動作。

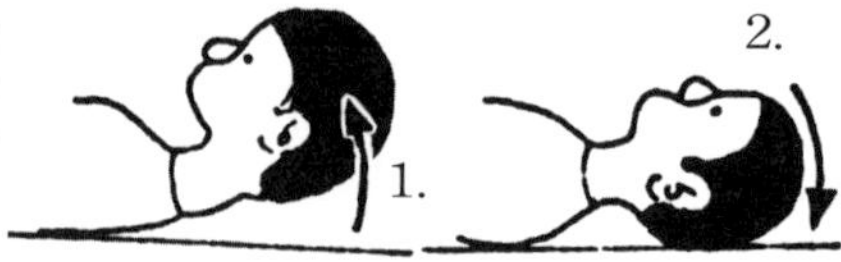

2）頭部

1.時頭部彎曲上仰。
2.時恢復原狀。

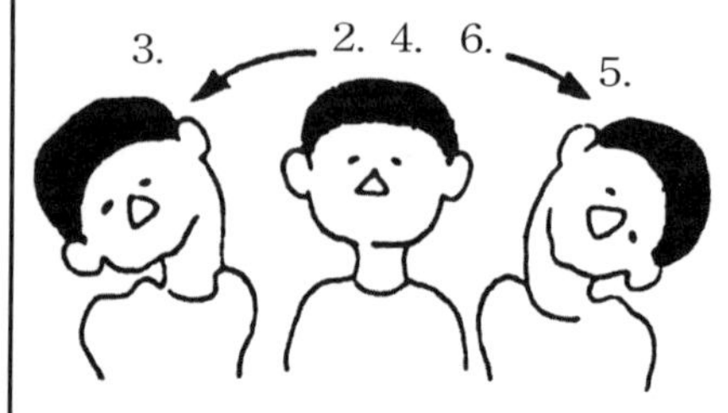

頭部往左右側彎曲
3.時往右
4.恢復原狀
5.往左
6.恢復原狀

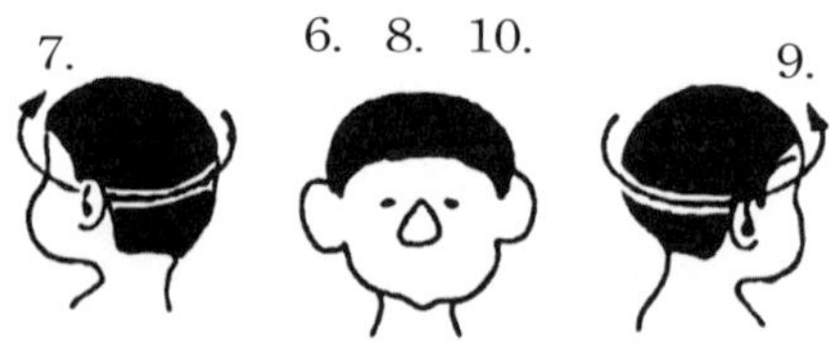

頭往左右後側扭轉
7.往右
8.恢復原狀
9.往左
10.恢復原狀

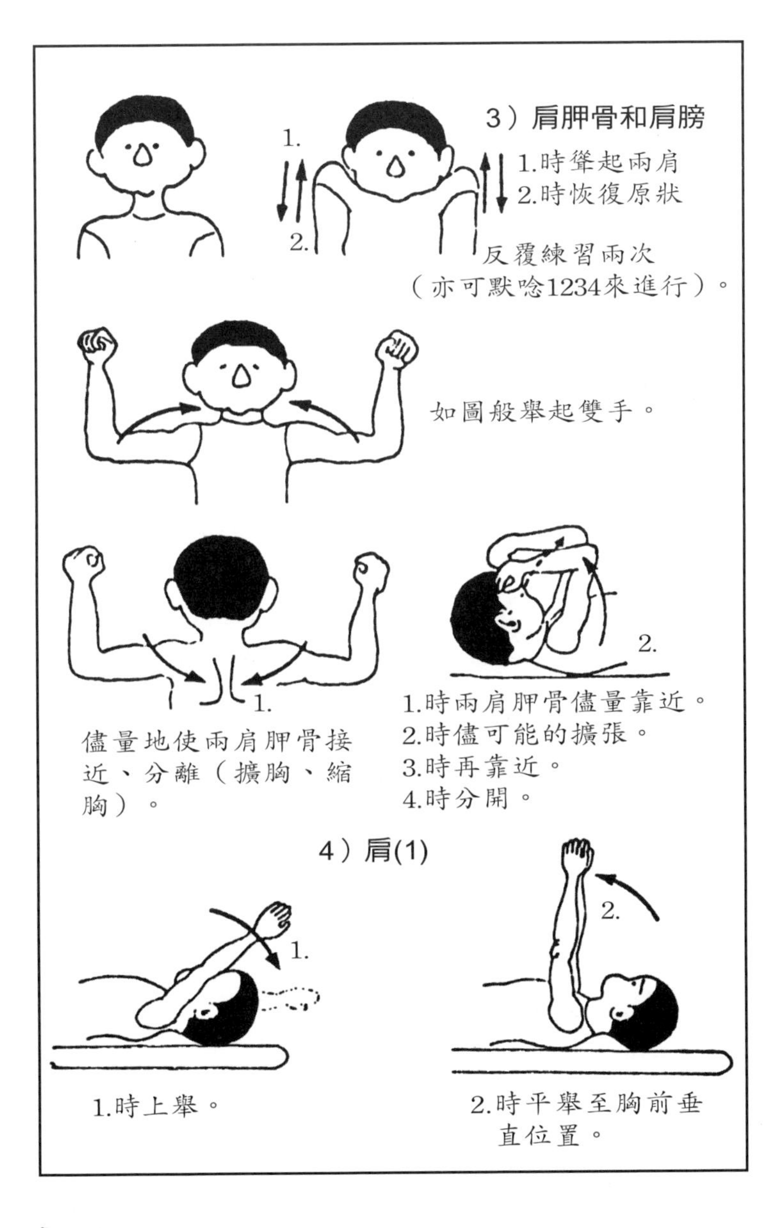
3）肩胛骨和肩膀
1.
2.
1.時聳起兩肩
2.時恢復原狀
反覆練習兩次
（亦可默唸1234來進行）。
如圖般舉起雙手。
1.
2.
儘量地使兩肩胛骨接近、分離（擴胸、縮胸）。
1.時兩肩胛骨儘量靠近。
2.時儘可能的擴張。
3.時再靠近。
4.時分開。
4）肩(1)
1.
2.
1.時上舉。
2.時平舉至胸前垂直位置。

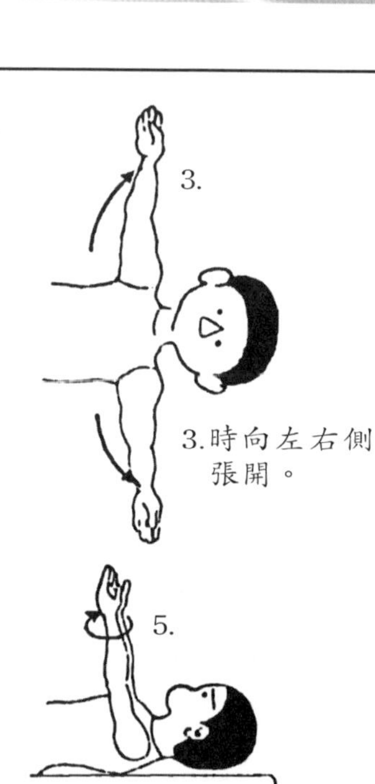

3.時向左右側張開。

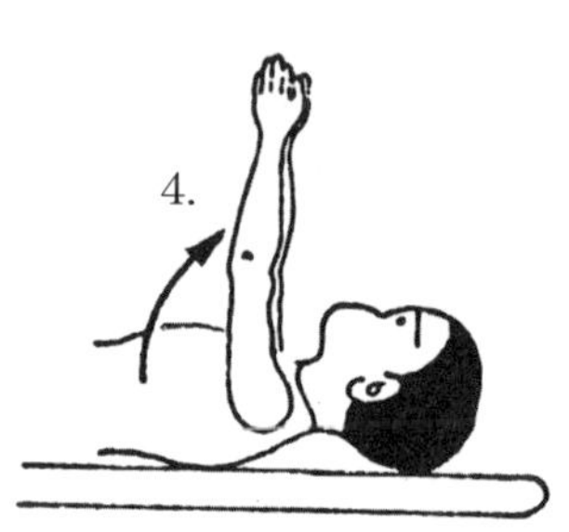

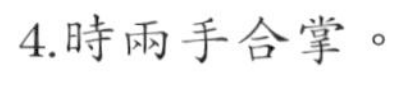

4.時兩手合掌。

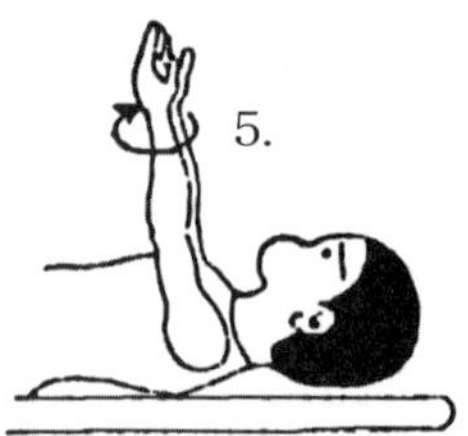

5.時兩手手掌併齊翻轉，朝向頭部上方的方向。

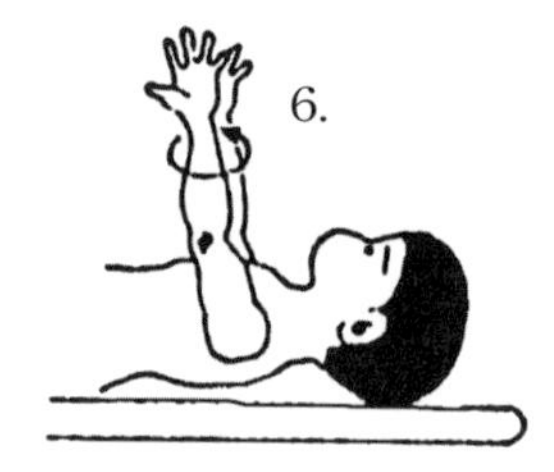

6.時兩手掌朝左右兩側，兩手背靠齊。

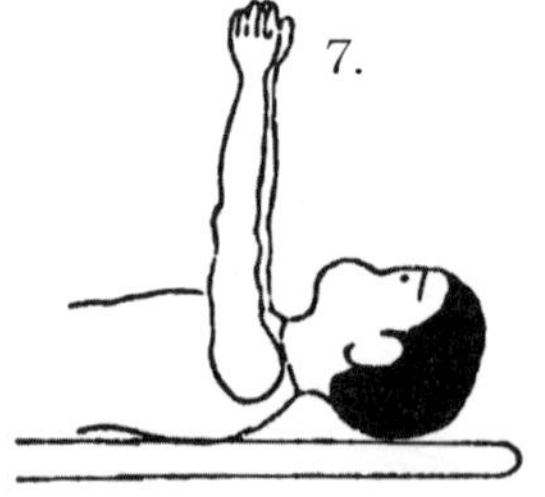

7.時兩手掌再度合併。

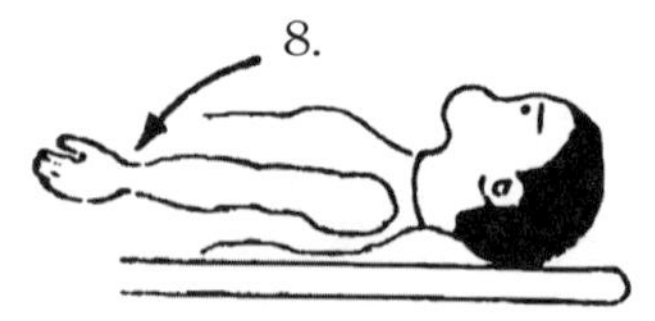

8.時雙手恢復原狀，置於身體兩側。

5）肩(2)

1.雙手向兩側平伸

2.雙手手掌向內，上舉至頭部上方與耳際平行。

3.雙手再恢復至平伸的狀態。兩手手掌朝下。

4.恢復原來的位置，放於身體兩側。

6）手肘的前腕

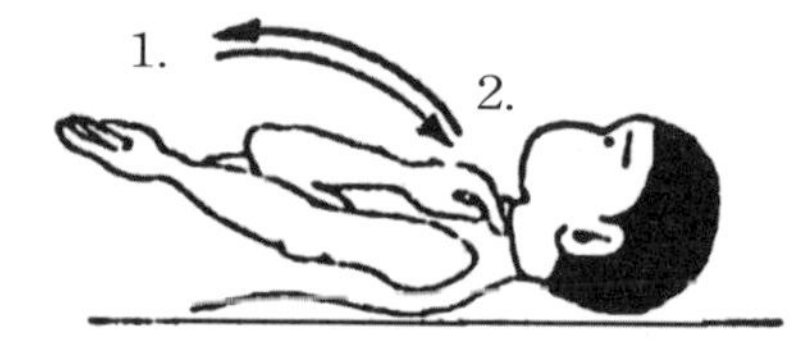

1.時彎肘。
2.時伸直。

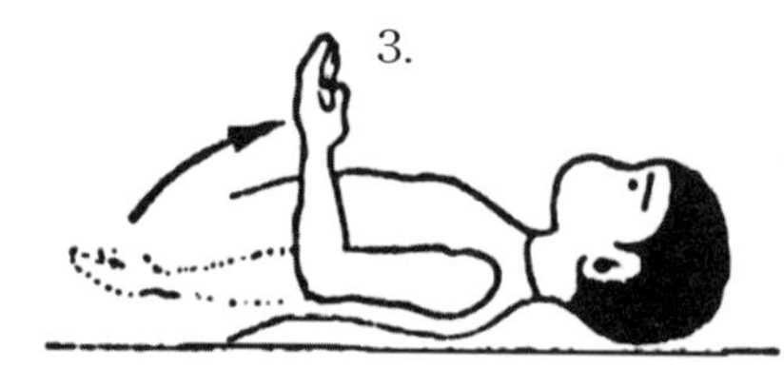

3.時手肘上舉成直角。

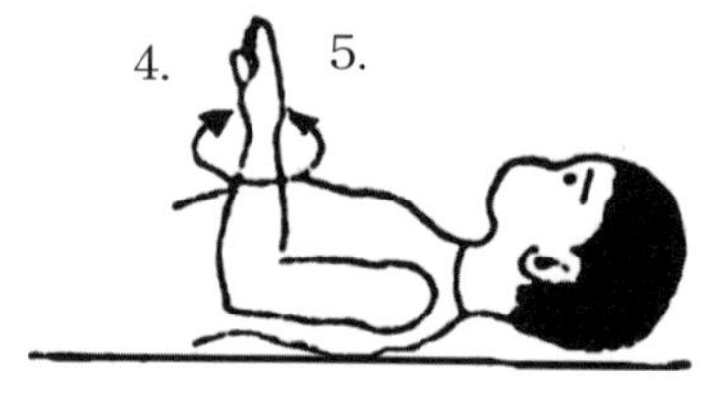

4.手掌向下回轉。
5.手掌向頭部上方，亦即向外側翻轉。

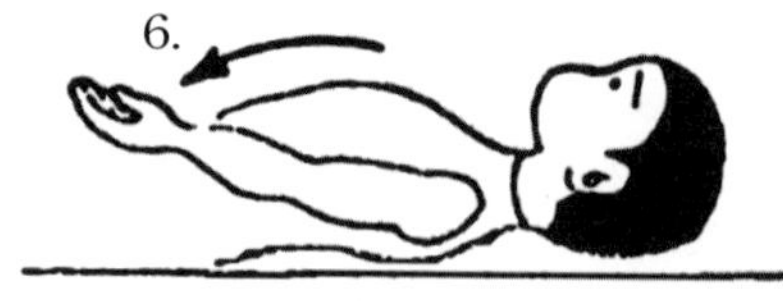

6.手肘放下至原來的位置。

7）手腕關節

放鬆手腕的力氣，用力將手掌上下揮動，反覆練習兩次。

手腕大幅度往內、外側回轉。反覆練習兩次。

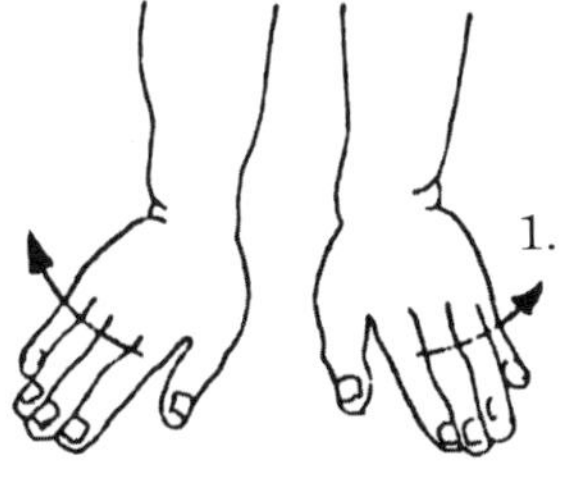

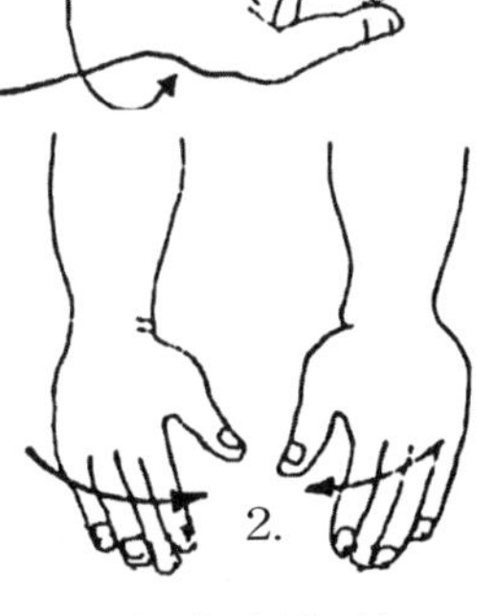

往外側扭轉。　往內側扭轉。

反覆練習兩次。

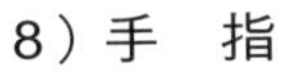

8）手　指

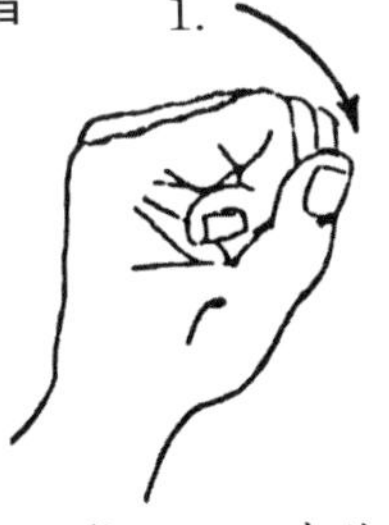

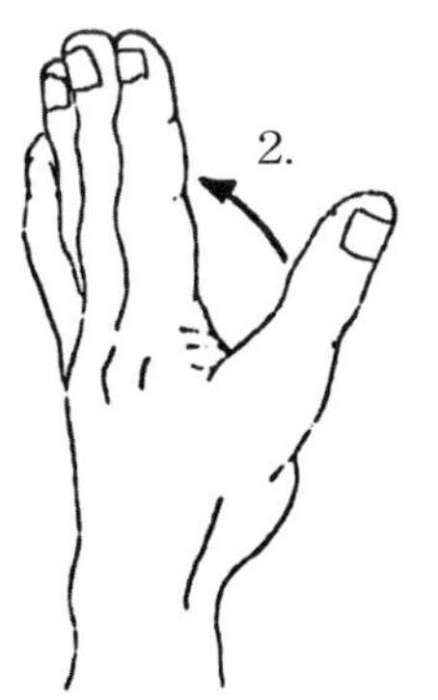

彎曲手指握拳(1)，2時伸直手掌，反覆練習兩次。

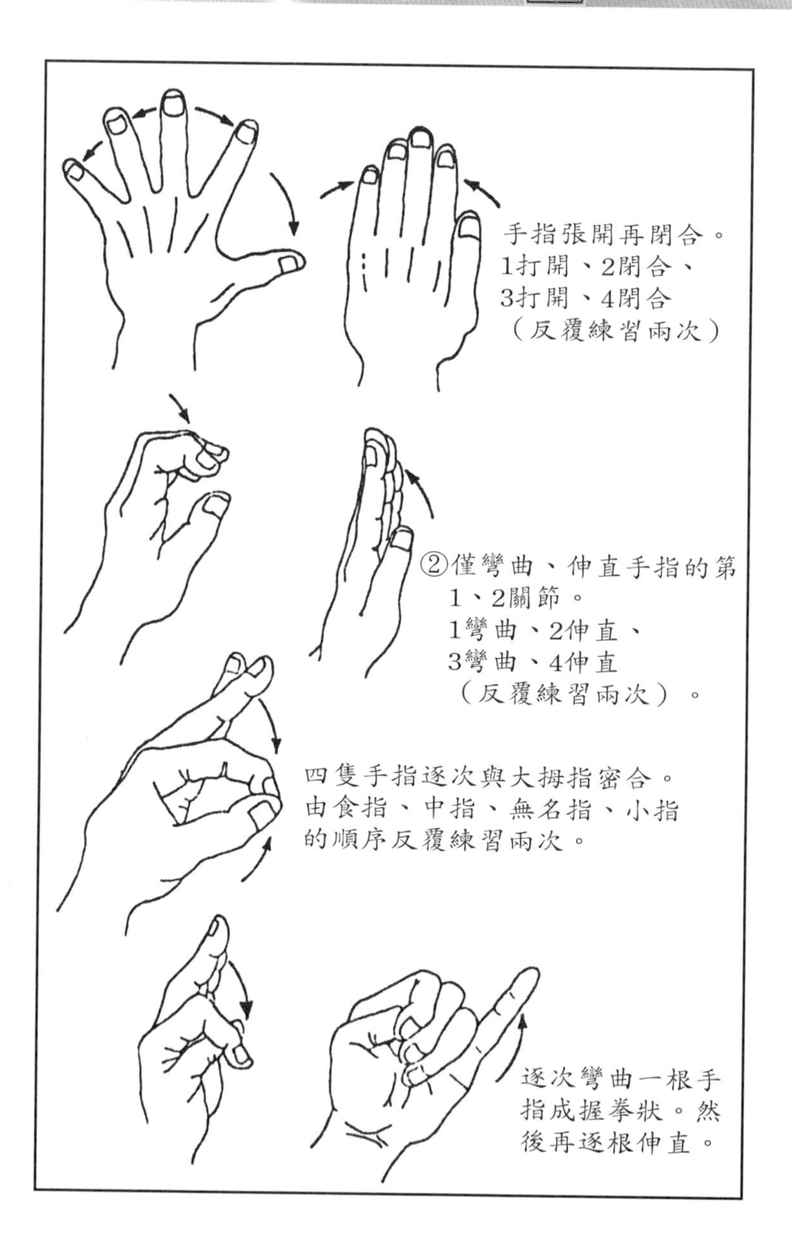
手指張開再閉合。
1打開、2閉合、
3打開、4閉合
（反覆練習兩次）
②僅彎曲、伸直手指的第
1、2關節。
1彎曲、2伸直、
3彎曲、4伸直
（反覆練習兩次）。
四隻手指逐次與大拇指密合。
由食指、中指、無名指、小指
的順序反覆練習兩次。
逐次彎曲一根手
指成握拳狀。然
後再逐根伸直。

9）軀幹運動

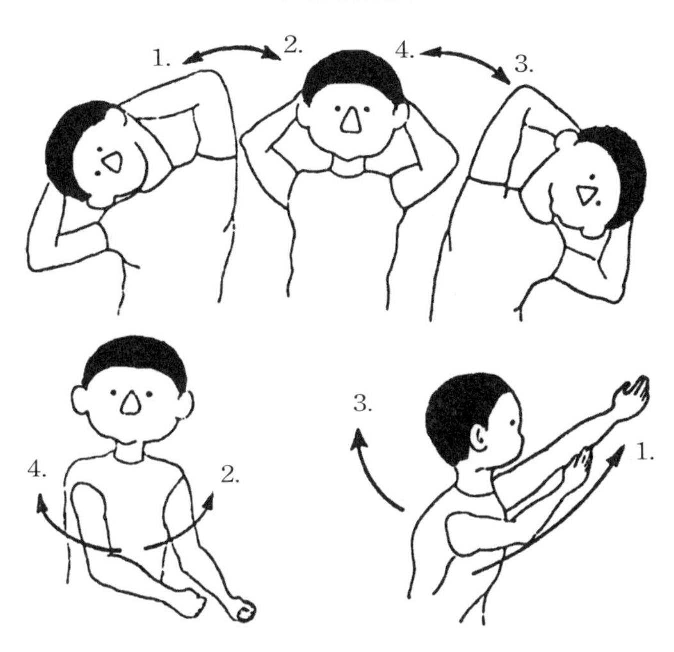

①上身向左右側彎。此時骨盤（臀部）不可晃動，保持穩定，只能使上身運動而已。

1.往右、　2.恢復原狀、

3.再往左、　4.恢復原狀。

②上身往左右扭轉，這個動作同樣是以上身的活動為主，臀部不可晃動。

1.兩手上舉，同時上身與雙手往左側扭轉，如做體操一般。

2.放下。

3.時雙手上舉，上身同時往右側扭轉。

4.放下。

③躺臥在床上，比較不容易做這些動作。

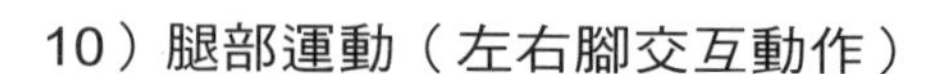

10）腿部運動（左右腳交互動作）

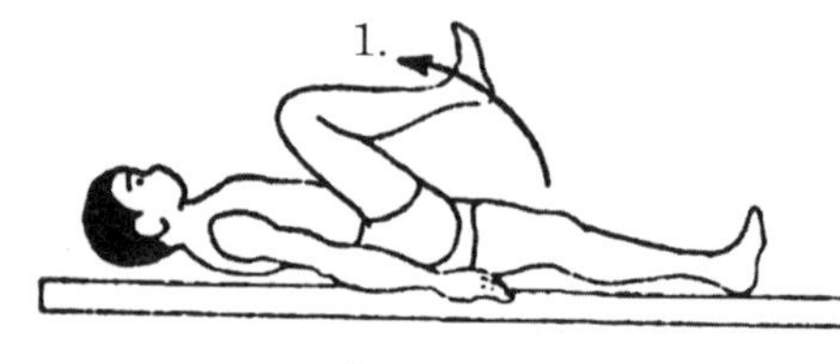

1.時彎曲膝部與大腿。

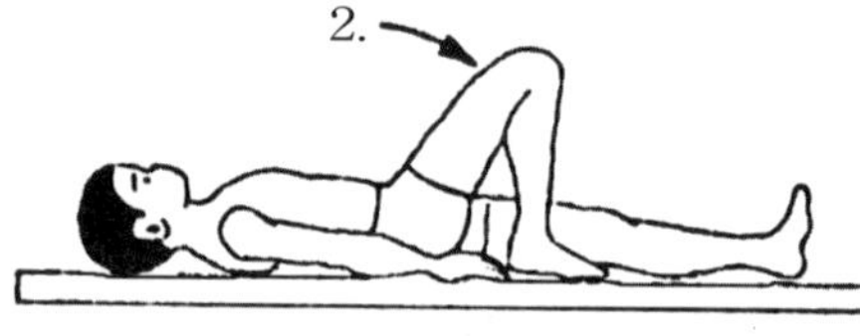

2.時膝部成彎曲狀態，腳掌按觸床面。

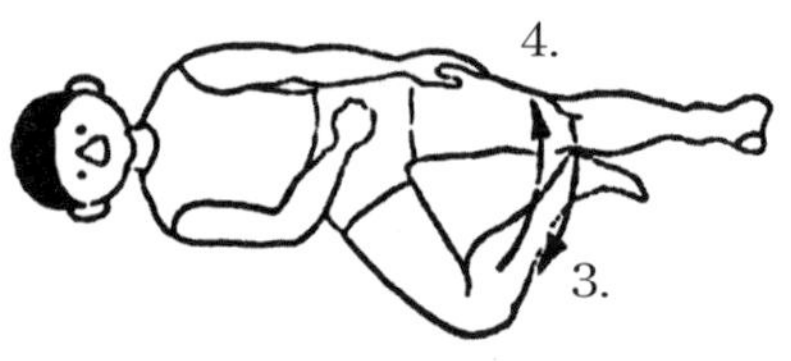

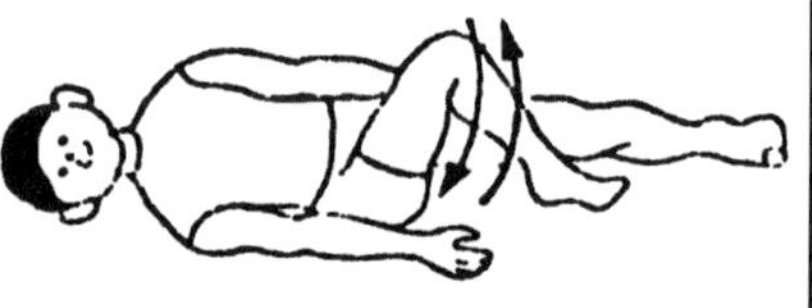

3.時膝部向外側倒下。

4.時再恢復到2的位置上。

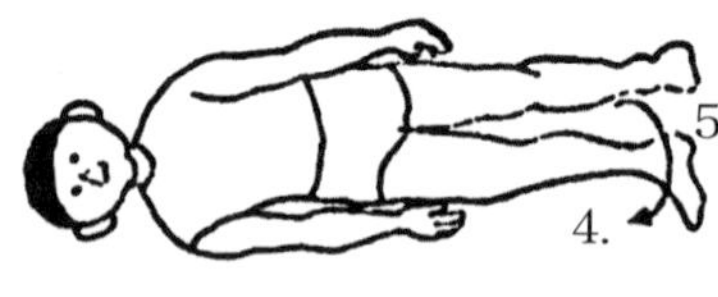

5.時膝部倒向內側。

6.時恢復到2的垂直位置。

7.時將腳伸直。

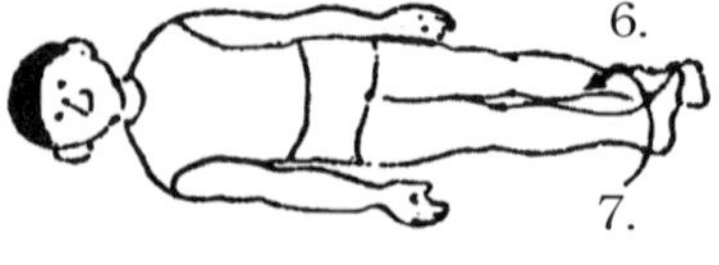

雙腳打開、併攏。

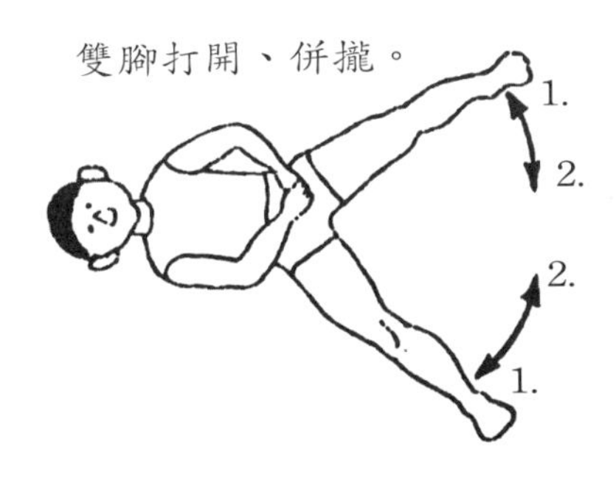

1.時將腳打開。
2.時雙腳併攏。
3.再打開
4.併攏
（反覆練習兩次）

11）膝　蓋

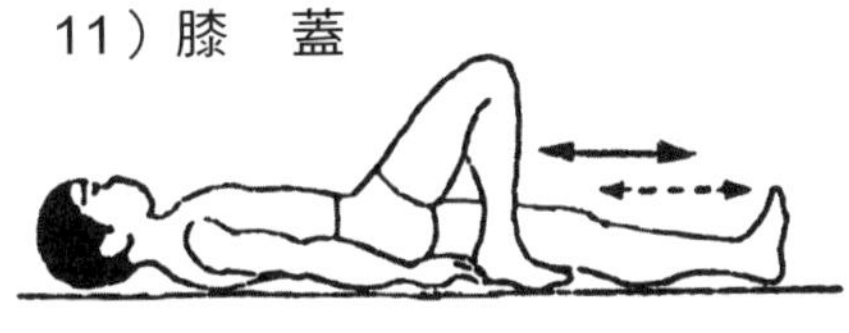

①腳後踵儘量接近臀部，腳掌緊貼床面，不可任其滑溜。

1.時屈起右足。
2.時伸直右足。
3.時屈起左足。
4.時伸直左足。
（反覆進行兩次）

12）腳　腕

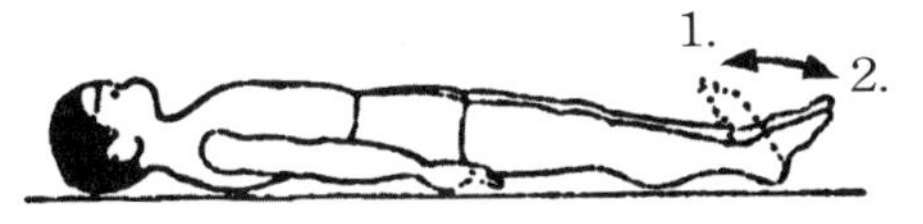

1.時兩腳掌往上彎曲。
2.時腳掌向下壓。
3.再往上彎曲。
4.腳掌向下伸直。

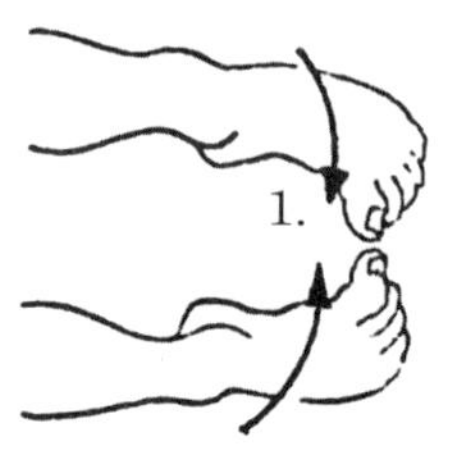

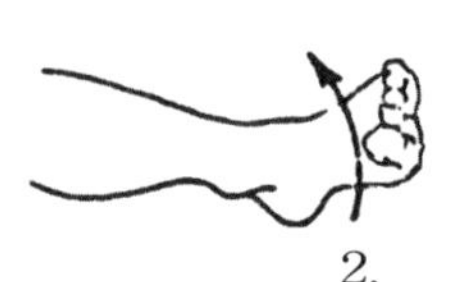

1.時雙腳掌往內側反轉。
2.時雙腳掌往外側翻轉。
3.再往內側反轉。
4.往外側翻轉。
（反覆練習兩次）

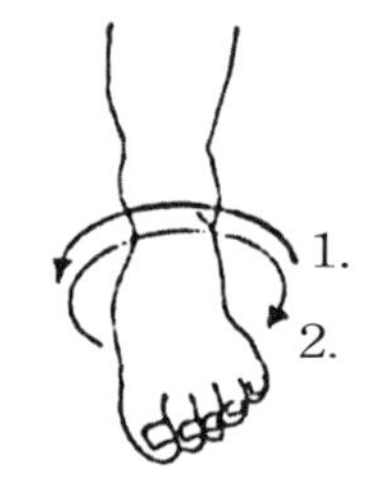

1.腳掌大幅度轉向內側。
2.腳掌轉向外側。
3.向內側。
4.再轉向外側。
（反覆進行兩次）

13）腳趾頭

1時彎曲腳趾、2伸直、3再彎曲、4伸直
（反覆進行兩次）

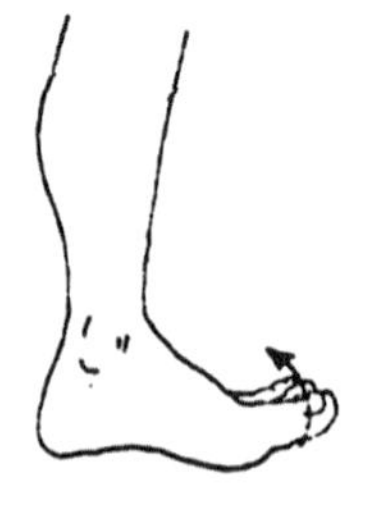

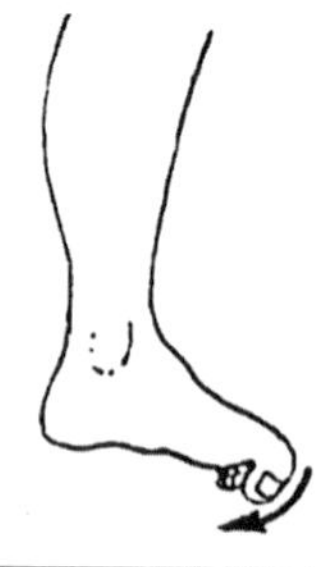

14）深呼吸

深呼吸相當重要，絕不可忘記。盡力的擴胸同時吸足空氣，然後放鬆至最小限而吐氣。
（反覆進行3次）

骨折時的運動

勿活動關節，僅活動大腿前方的肌肉。如下圖所示，膝蓋伸直密接床面。連續6秒鐘左右，然後放鬆力氣。

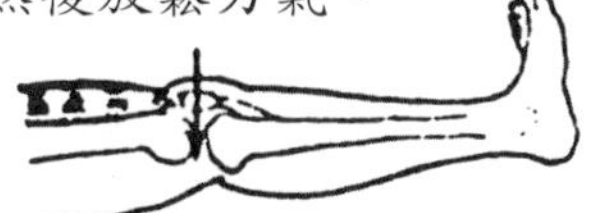

勿活動關節，僅活動大腿後部的肌肉。膝蓋微微彎曲，腳踵密接床面，連續6秒鐘，然後放鬆力氣。

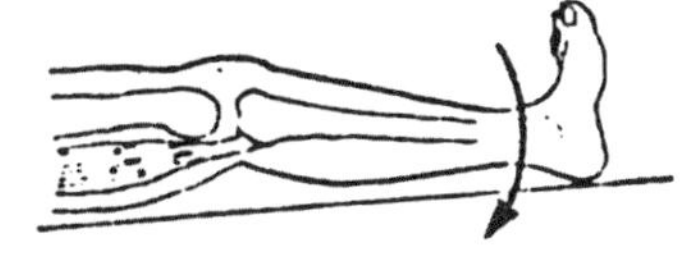

活動膝蓋骨

膝部微微彎曲，放鬆力氣。使膝蓋骨前後左右輕緩地活動。

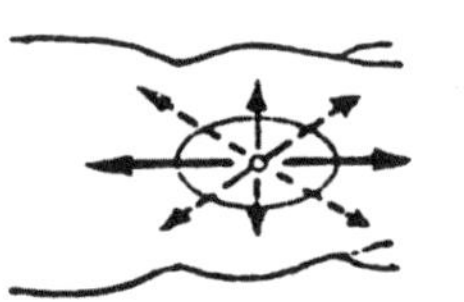

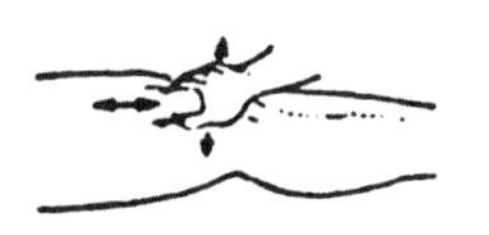

轉動腳脛骨

膝蓋微曲，使患者放鬆力氣。看護者以一手固定大腿使不致於搖動，另一手握住脛骨往內、外側回轉，再使它前後的滑動。往前壓的時候，手放於接近膝頭的腿肚，邊往前壓並使之滑動。後面的腳脛骨則朝相反的方向進行。

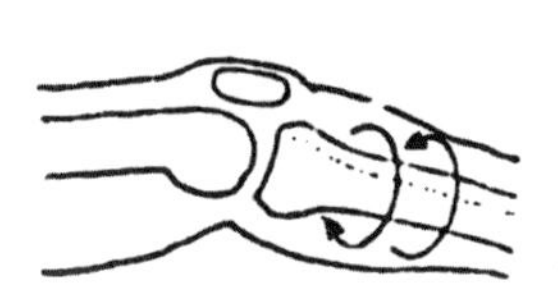

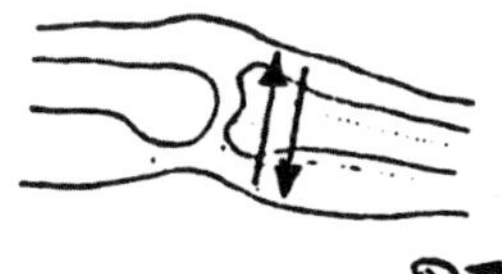

這些動作可充分地預防膝部的硬化。

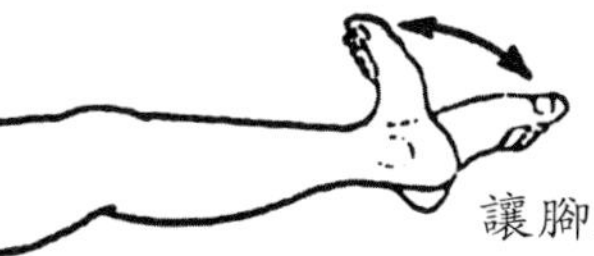

讓腳趾和腳關節自由地活動。

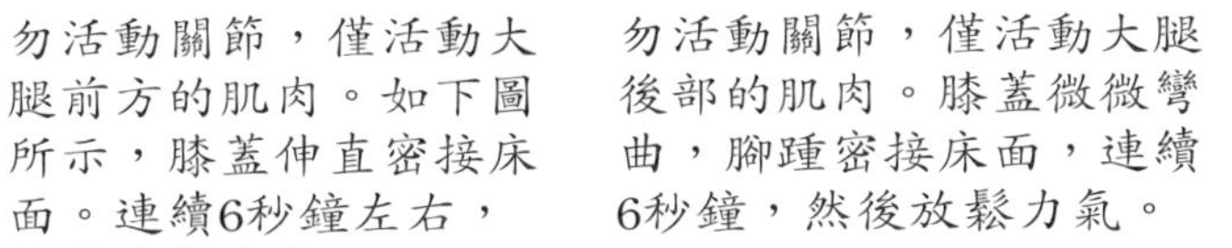

導引養生功

全系列為彩色圖解附教學光碟

張廣德養生著作　每冊定價 350 元

1 疏筋壯骨功+VCD

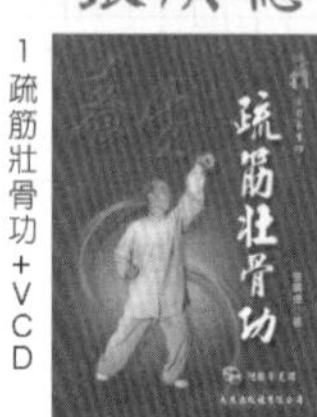

定價350元

2 導引保健功+VCD

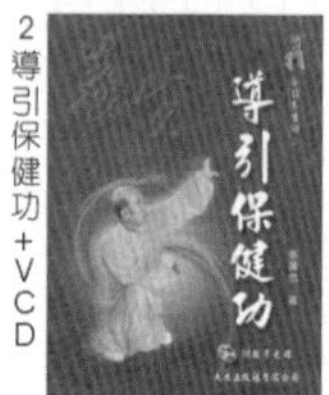

定價350元

3 頤身九段錦+VCD

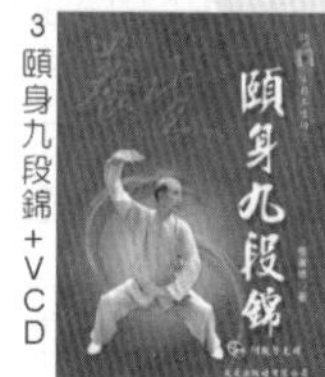

定價350元

4 九九還童功+VCD

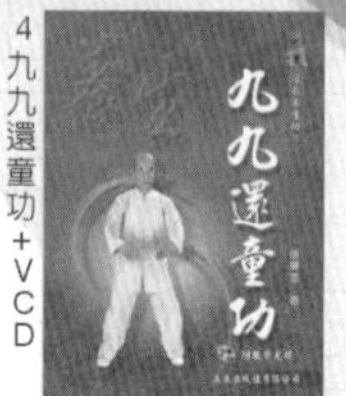

定價350元

5 舒心平血功+VCD

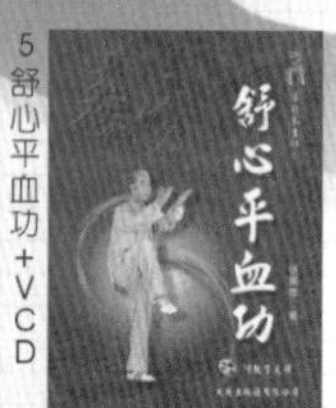

定價350元

6 益氣養肺功+VCD

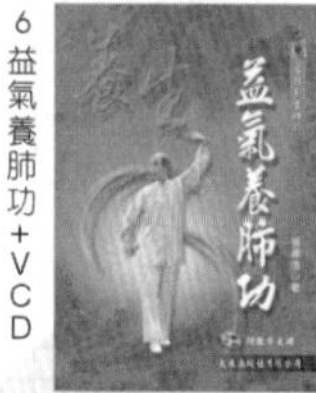

定價350元

7 養生太極扇+VCD

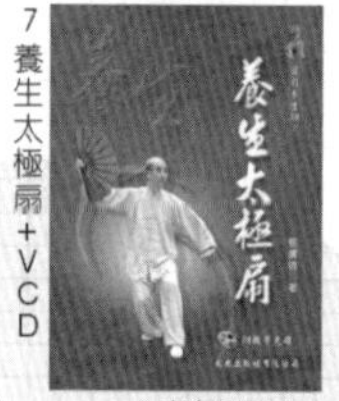

定價350元

8 養生太極棒+VCD

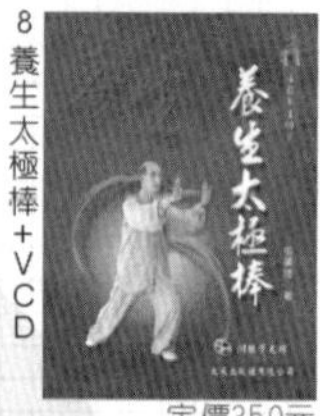

定價350元

9 導引養生形體詩韻+VCD

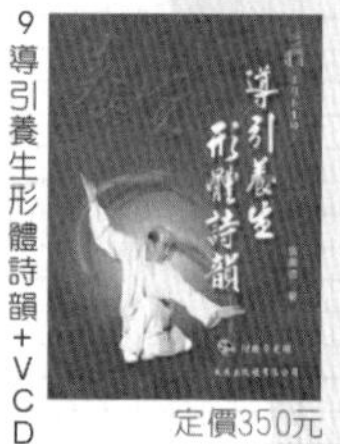

定價350元

10 四十九式經絡動功+VCD

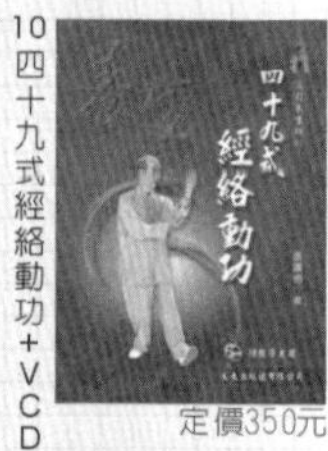

定價350元

輕鬆學武術

1 二十四式太極拳+VCD

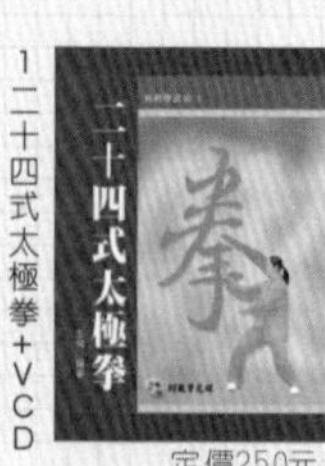

定價250元

2 四十二式太極拳+VCD

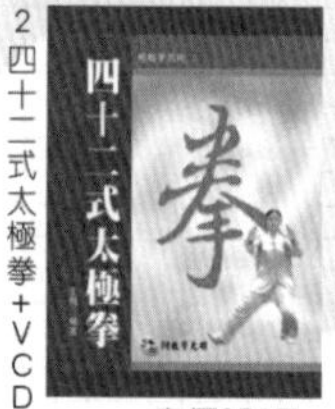

定價250元

3 八式十六式太極拳+VCD

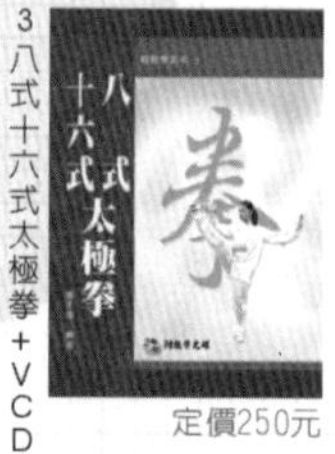

定價250元

4 三十二式太極劍+VCD

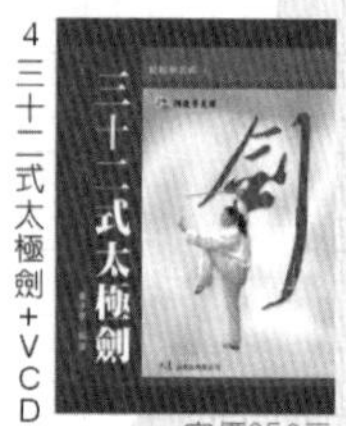

定價250元

5 四十二式太極劍+VCD

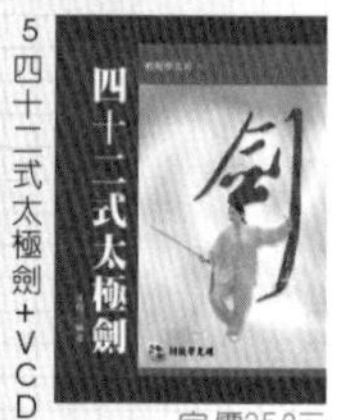

定價250元

6 二十八式木蘭拳+VCD

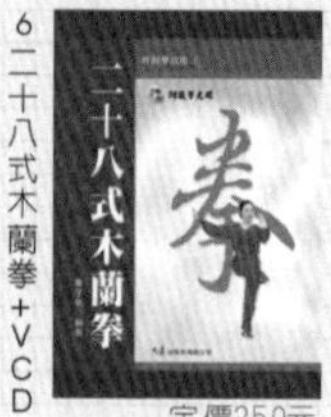

定價250元

7 三十八式木蘭扇+VCD

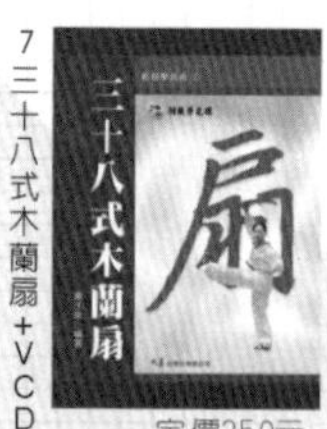

定價250元

8 四十八式太極劍+VCD

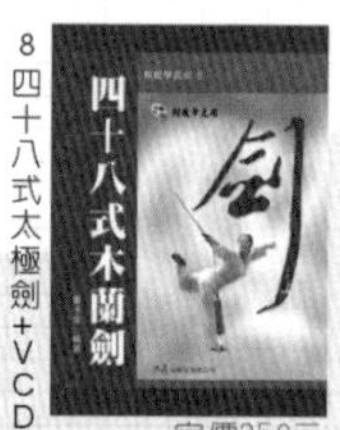

定價250元

太極跤

1 太極防身術

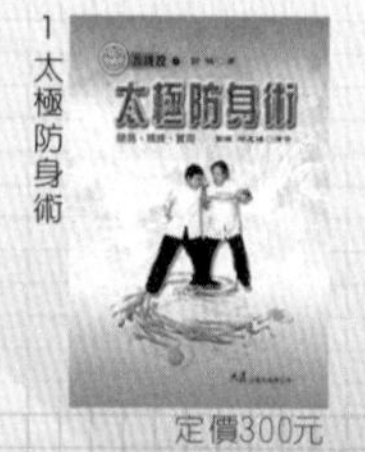

定價300元

2 擒拿術

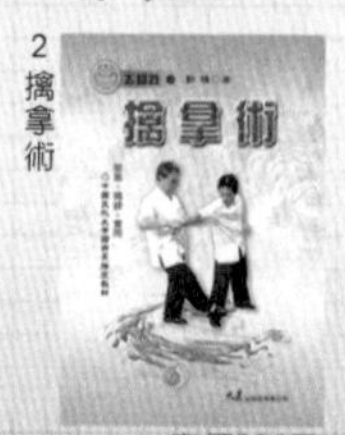

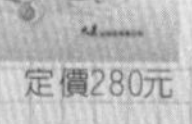

定價280元

3 中國式摔角

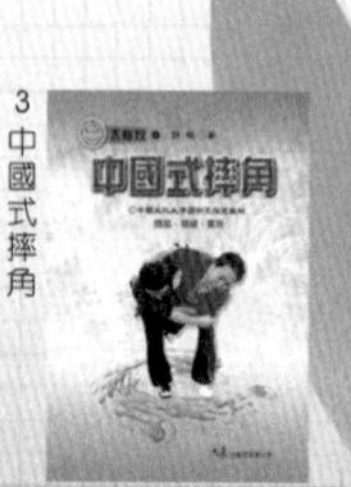

定價350元

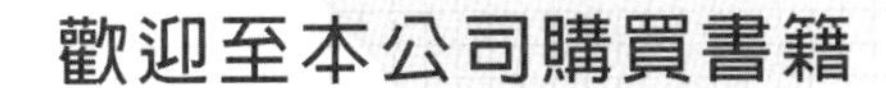

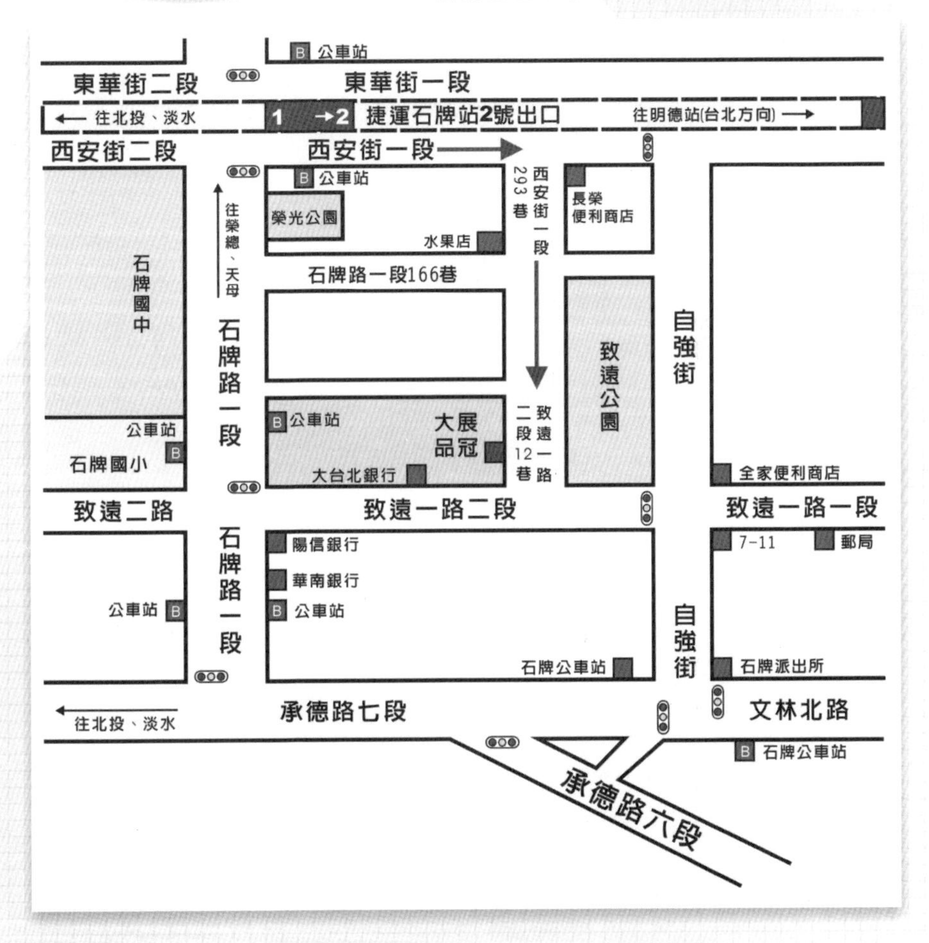

建議路線

1.搭乘捷運・公車

淡水線石牌站下車，由石牌捷運站２號出口出站(出站後靠右邊)，沿著捷運高架往台北方向走(往明德站方向)，其街名為西安街，約走100公尺(勿超過紅綠燈)，由西安街一段293巷進來(巷口有一公車站牌，站名為自強街口)，本公司位於致遠公園對面。搭公車者請於石牌站(石牌派出所)下車，走進自強街，遇致遠路口左轉，右手邊第一條巷子即為本社位置。

2.自行開車或騎車

由承德路接石牌路，看到陽信銀行右轉，此條即為致遠一路二段，在遇到自強街(紅綠燈)前的巷子(致遠公園)左轉，即可看到本公司招牌。

國家圖書館出版品預行編目資料

腦中風復健與護理／崔毅 主編

－初版－臺北市，大展，2011[民100.12]

面；21公分－（健康加油站；46）

ISBN 978-957-468-846-3（平裝）

1.腦中風

415.922　　100020647

腦中風復健與護理

主 編 者／崔　　毅
發 行 人／蔡 森 明
出 版 者／大展出版社有限公司
社　　址／台北市北投區（石牌）致遠一路2段12巷1號
電　　話／(02) 28236031・28236033・28233123
傳　　真／(02) 28272069
郵政劃撥／01669551
網　　址／www.dah-jaan.com.tw
E-mail／service@dah-jaan.com.tw
登 記 證／局版臺業字第2171號
承 印 者／傳興印刷有限公司
裝　　訂／建鑫裝訂有限公司
排 版 者／千兵企業有限公司
初版1刷／2011年（民100年）12 月

定　價／220元

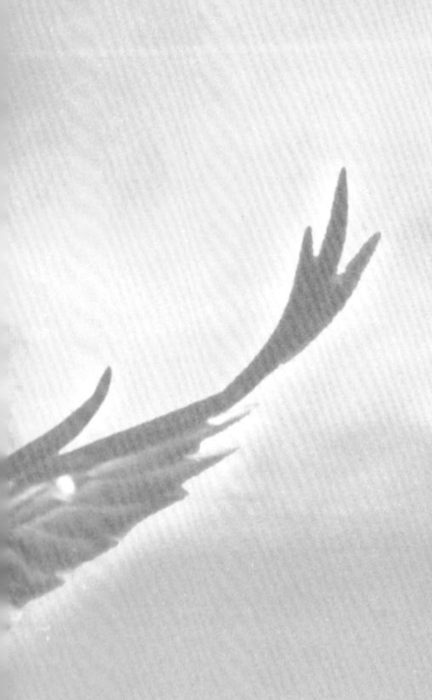

大展好書　好書大展

品嘗好書　冠群可期

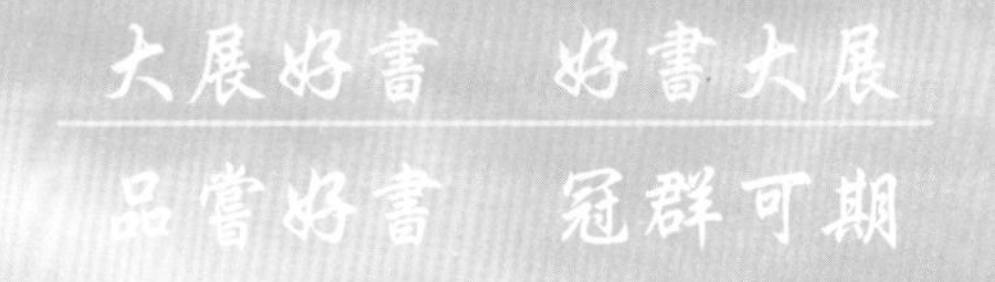
大展好書　好書大展
品嘗好書　冠群可期

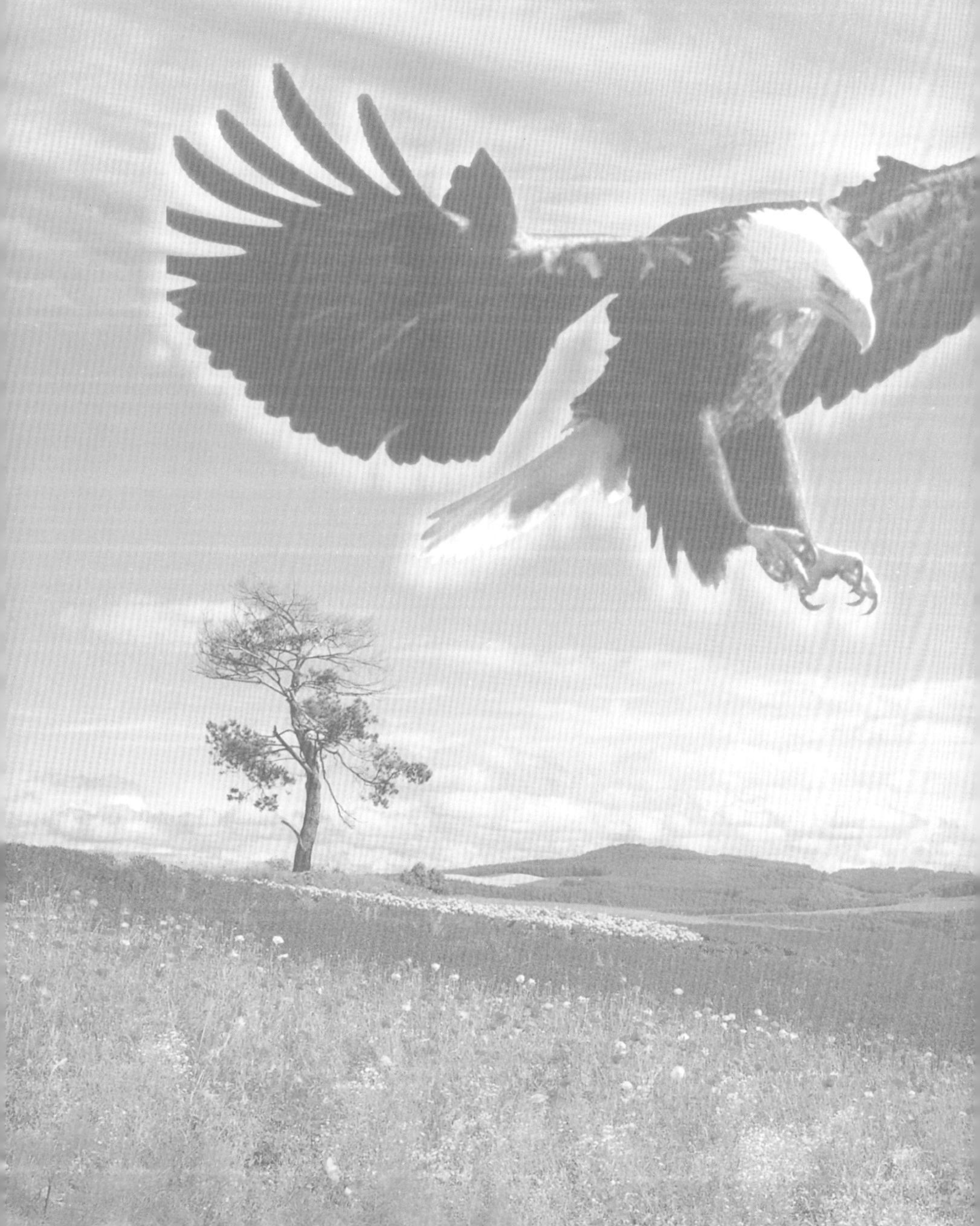